Lehrbuch Nährstofftherapie

Grundlagen und Anwendung der Orthomolekularmedizin

Dr. Eleonore Blaurock-Busch

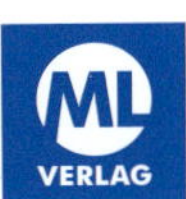

Wichtiger Hinweis: Soweit in diesem Werk eine Dosierung oder Anwendungsform erwähnt wird, hat die Autorin größte Sorgfalt walten lassen, dass diese dem derzeitigen Wissensstand von Forschung und klinischer Erfahrung entsprechen. Die hier vorgestellten Informationen stellen keine Therapieanleitung und keine Aufforderung zur Selbstbehandlung dar. Der Leser muss selbst prüfen, ob die gegebenen Empfehlungen seinen oder den individuellen Anforderungen des jeweiligen Patienten entsprechen. Es liegt nicht in der Absicht der Autorin, medizinische Diagnosen zu stellen oder Therapien zu verordnen. Die Zielsetzung besteht darin, Informationen auf dem orthomolekulartherapeutischen Sektor anzubieten.

Gender-Hinweis: Aus Gründen der besseren Lesbarkeit wird auf eine geschlechtsspezifische Differenzierung verzichtet. Entsprechende Begriffe gelten im Sinne der Gleichbehandlung grundsätzlich für alle Geschlechter. Die verkürzte Sprachform beinhaltet keine Wertung.

Widmung

Dieses Nachschlagewerk der Orthomolekulartherapie ist den Therapeuten gewidmet, die trotz allem kostbare Zeit finden, um sich mit alternativen Therapien zu befassen.

Mögen wir alle lernen, mit den Gesetzen der Biochemie gewissenhaft umzugehen.

2. Auflage 2023

Druck: Generál Druckerei GmbH, Szeged

Lektorat: Inez Ulrich

Titelbild: © Praewpan – stock.adobe.com

www.ml-buchverlag.de

ISBN (Buch): 978-3-96474-412-8
ISBN (E-Book/PDF): 978-3-96474-413-5

Inhaltsverzeichnis

Vorwort

Bei uns kann heute jeder und zu jeder Zeit so ziemlich alles essen, auf was er Lust hat. Wichtig ist für den Verbraucher meist nur, dass die Vielfalt der Nahrungsmittel gut aussieht, gut schmeckt und in ausreichender Menge vorhanden ist. Dabei machen wir uns in unserer heutigen Konsumgesellschaft leider keine Gedanken mehr darüber, woher ein Nahrungsmittel kommt und wie es produziert und konserviert wurde.

Als Folge dieser Einstellung ist eine staatlich geförderte Agrar-Industrie entstanden, die durch ihre Anbauweise vitalstoffarme und damit qualitativ minderwertigere Ausgangsprodukte liefert und eine Nahrungsmittel-Industrie, die Wohlschmeckendes sehr haltbar produziert. In der Herstellung sind aber vielfach die natürlichen Vitalstoffe verloren gegangen: Aus einem vitalstoffreichen Lebensmittel wurde so ein Nahrungsmittel, zwar mit hohem Nährwert, aber mit minderwertiger biologischer Qualität für unseren Stoffwechsel – ganz zu schweigen von den diversen industriellen Zusätzen, die durchaus als ein Teil der heutigen Umwelt-Belastungen geworden sind. Der Organismus kann so nicht optimal mit den gesund erhaltenden Vitaminen, Mineralien und Spurenelementen versorgt werden.

Des Weiteren steigt heute die Anzahl der Patienten, die mit Nahrungsmittelunverträglichkeiten geplagt sind. Bei dieser Gruppe entstehen durch enzymatische Schwächen toxische Abbauprodukte mit allgemeingesundheitlichen Erscheinungen wie Hypermobilität, ADH und Depressionen.

In Kombination mit Genussgiften (Zucker, Kaffee, Alkohol, Rauschmittel) und der stetig steigenden Belastungen aus Industrie und Umwelt, die individuell vorhandene Verdauungs-Defizite und -Schwächen noch vervielfachen können, sind heute Therapeuten mehr denn je mit Stoffwechselproblemen konfrontiert. Wir brauchen uns nicht zu wundern, wenn ein Großteil der heutigen Bevölkerung in Europa – ohne sich dessen bewusst zu sein – teils heftige Mangelerscheinungen im Mineralien-, Spurenelemente- und Vitaminhaushalt aufweist: Das Organ- und Immunsystem wird dadurch träge, Zivilisationskrankheiten wie Diabetes, chronische Erkrankungen und Autoimmunerkrankungen steigen exponentiell. Das Budget der Kranken- und Sozialkassen wird zunehmend strapaziert. Dabei wäre es in so einem Fall eigentlich preiswert und einfach, durch eine gezielte Zufuhr von Vitalstoffen die vorhandenen Defizite an Mineralien, Vitaminen und Spurenelemente zu bessern, den Stoffwechsel damit wieder zu normalisieren und damit bestimmte Erkrankungen positiv zu beeinflussen.

Leider ist jedoch die orthomolekulare Therapie, wie sie hier anzustreben wäre, heute noch selten Bestandteil der universitären Ausbildung der Ärzte und somit allgemein nicht so gut bekannt. Deshalb ist für den interessierten Praktiker dieses Buch von Dr. Eleonore Blaurock-Busch „Klinische Orthomolekular- oder Nährstofftherapie – mit Nährstoffen heilen" nicht nur ein sehr empfehlenswertes Lehrbuch für die Arzt- und Naturheilpraxis, sondern auch ein praktisches Handbuch und Nachschlagewerk für die orthomolekulare Prävention und Therapie – auf den neuesten Stand gebracht. Zeit ist heute knapp bemessen, somit ist der Zweck dieses Buches, Informationen schnell und in leicht leserlicher Form zu vermitteln.

Das Buch ist sehr übersichtlich in drei Teile gegliedert:

Teil I ist eine Zusammenfassung der Funktion und Heilwirkung von Nährstoffen.

Teil II gibt praktische Hinweise und beschreibt den derzeitigen Stand der Orthomolekular-Medizin. Die kurz gefassten Forschungsberichte dienen dem Zweck, den Leser von der Funktion und Wirksamkeit dieser natürlichen Ursachenbehandlung zu überzeugen.

Teil III gibt Kurzinformationen zum aktuellen Stand der Labormedizin, die dem Praktiker Erkenntnisse zu herkömmlichen sowie teilweise neuen Zusatzuntersuchungen vermitteln und den Einsatz wichtiger diagnostischer Möglichkeiten erleichtern.

Mit tiefem Respekt über das Wissen und die Praxiserfahrung der Autorin kann ich dieses Buch jedem orthomolekular Interessierten als kompaktes Kompendium sehr empfehlen.

Möge das Buch die Verbreitung finden, die es verdient!

Dr. Karlheinz Graf

Präsident der Deutschen Gesellschaft für Umwelt- und Human-Toxikologie – aktiv für Mensch und Umwelt (www.dguht.de)

Einführung

Anstoß und Grundstein für dieses Buch waren die Heilerfolge, die ich in vielen Jahren, teilweise zu meinem eigenen Erstaunen, persönlich miterleben durfte. Dass die klinische Nährstofftherapie noch immer so wenig Anwendung findet, verwundert mich. Dieses Buch soll Abhilfe schaffen.

Besonders erstaunlich ist, dass in diesen Corona-Zeiten der Fokus auf der Vakzinbehandlung ruht. Dass ein jeder Virus, auch Covid-19, nur auf einem schwachen Wirtssystem existieren kann, wird kaum erwähnt. Es erklärt jedoch, weshalb ältere Menschen besonders gefährdet sind und somit bevorzugt geimpft werden.

Virologen müssen wissen, dass ein Virus in einem starken Wirtssystem inaktiv bleibt. Wäre es nicht ratsam, das Augenmerk darauf zu lenken? Bekannt ist, dass Vitamin-D-Mangel bei geriatrischen Patienten häufig vorhanden ist und dass dieser Mangel deren Allgemeinzustand schwächt.[1, 2]

Das ist nur ein Beispiel. Nährstoffmangel ist ein nicht zu übersehendes, teils folgenschweres Problem älterer Menschen. Energie- und Immunschwäche sind die Folge. Weshalb also nicht orthomolekulartherapeutische Maßnahmen einsetzen, die in der Lage sind, den Energiehaushalt wie auch das Immunsystem effektiv zu stärken? Die Nährstofftherapie ist einfach in der Anwendung, nebenwirkungsarm und kostengünstig. Sie ist eine Ursachenbehandlung, die geriatrischen Patienten, wie allen anderen Altersgruppen, zu verbessertem Wohlbefinden verhilft.[3]

Vitamin C wirkt antiviral. Dies ist seit nahezu hundert Jahren bekannt. In China und Korea wird es nun seit Anfang der Corona-Krise zum Schutz und zur Behandlung von COVID-19 eingesetzt. Der Koreaner Dr. Hyoungjoo Shin berichtete bereits im Februar 2020: „In meinem Krankenhaus in Daegu, Südkorea, nehmen seit letzter Woche alle stationären Patienten und alle Mitarbeiter Vitamin C oral ein. Ein paar hatten diese Woche leichtes Fieber, Kopfschmerzen und Husten. Diese Personen bekamen 30.000 Mil-

1 Schwartz JB et al. (2016). Response of Vitamin D Concentration to Vitamin D_3 Administration in older adults without sun exposure: A Randomized Double-Blind Trial; J. AM. GERIATR. SOC. 2016;64(1):65-72

2 Välimäki VV et al. (2016). How well are the optimal serum 25OHD concentrations reached in high-dose intermittent vitamin D therapy? A placebo-controlled study on comparison between 100 000 IU and 200 000 IU of oral D_3 every 3 months in elderly women; Clin. Endocrinol. 2016;84(6):837–4

3 Gehrke I (2012). Leitlinie 2012. Ernährung in der Geriatrie (dgem.de)

ligramm Vitamin C intravenös verabreicht. Einigen ging es nach zwei Tagen besser, und bei den meisten verschwanden die Symptome nach einer einzigen Injektion."[4]

Mediziner des Second Affiliated Hospital der Xi'an Jiaotong Universität in China haben ebenfalls über die erfolgreiche Behandlung mit Vitamin C bei Corona-Virus-Patienten berichtet. Patienten, die unter starker von COVID-19 verursachter Lungenentzündung litten, **erholten sich nach einer Hochdosisbehandlung mit Vitamin C.** Inzwischen empfiehlt die Shanghai Medical Association Hochdosis-Vitamin-C zur Bekämpfung des Corona-Viruses. Weitere Studien sind im Gange.[5]

Jede Epoche entwickelte Heilmethoden, die den Anforderungen und Gegebenheiten der jeweiligen Zeit entsprachen. Das Konzept der klinischen Orthomolekulartherapie ist die Antwort auf die Anforderungen unserer hoch industrialisierten Zeit, die sich auszeichnet durch fortschreitende Umweltverschmutzung, weitverbreitete, unausgeglichene Fabrikernährung und dem hohen Stresspegel einer immer mehr getriebenen Bevölkerung.

Nährstoffe sind körperwichtige, chemische Stoffe, die für den Erhalt eines gesunden Organismus notwendig sind. Sie wirken den Übeln der heute so vielfach missbrauchten Chemie entgegen und unterstützen die Fähigkeit des Körpers, sich selbst zu heilen, und fördern physiologische wie auch neurologische Funktionen. Migräne, ein neurovaskuläres Problem, das mehr oder weniger regelmäßig 6–18 % aller Männer und Frauen plagt, kann mit der Zufuhr an Nährstoffen wie Magnesium, Niacin, Riboflavin, Cobalamin, Coenzym Q10, Carnitin, α-Liponsäure wie auch Vitamin D erfolgreich behandelt werden.[6] Informationen der Harvard Medical School bestätigen, dass die Orthomolekulare Medizin bei chronischen Erkrankungen wie Arthritis oder Herzerkrankungen unter bestimmten Voraussetzungen Symptome lindern und auch heilen kann.[7] Bekannte Mediziner und Forscher bestätigen außerdem, dass orthomolekulartherapeutische Behandlungen die Lebensqualität von Krebskranken (wie aller Kranken) verbessert und Nebenwirkungen nach erfolgter Bestrahlung oder Chemotherapie reduziert.[8]

---

4 Yeung J et al. (2020). CNN. Aktualisiert am 28. February 2020

5 Saul AW (2020). Shanghai Government Officially Recommends Vitamin C for COVID-19. Orthomolecular Medicine News Service

6 Eshtivani EN et al. (2018). The role of nutrients in the pathogenesis and treatment of migraine headaches: Review. Biomed Pharmacotherapy 2018 Jun;102:317–325

7 Antinora L (2013). Can Diet Improve Arthritis Symptoms? Harvard Health Publ 2013, upd 2017. Quelle: https://www.health.harvard.edu/nutrition/can-diet-improve-arthritis-symptoms (letzte Einsicht 27.01.2021)

8 Hoffer A (2010). Integrative, Complementary Treatment for Cancer with Orthomolecular Medicine. PreventDisease.com. Quelle: https://preventdisease.com/news/10/042310_orthomolecular_medicine.shtml (letzte Einsicht 27.07.2021)

Der Vorteil der Nährstofftherapie ist, dass sie andere Behandlungsmethoden nicht blockiert, sondern weitgehend unterstützt.[9]

Seit Jahrzehnten wurde die Funktion und Wirkung der klinische Nährstoff- oder Orthomolekulartherapie wissenschaftlich bestätigt. Forschungsarbeiten häufen sich und sind Teil dieses Buches. Sie geben dem Praktiker Anregung und Hilfestellung, der heute mehr denn je zeitlich beschränkt und somit kaum in der Lage ist, die Vielzahl der Veröffentlichungen zu erfassen. Die hier zusammengestellte Information mit Stichwortverzeichnis erlaubt dem unter Zeitdruck stehenden Therapeuten, Wichtiges schnell zu erfassen.

Teil I ist eine Zusammenfassung der Funktion und Heilwirkung von Nährstoffen. Obgleich etliche Bücher Informationen dieser Art enthalten, war es notwendig, diese Übersicht einzubauen. Die klinische Nährstofftherapie befindet sich in einer fortwährenden Entwicklung, was bedeutet, dass Informationsmaterial ständig dem neuesten Stand angeglichen werden muss. Zeit ist heute knapp bemessen, somit ist der Zweck dieses Buches, Informationen schnell und in leicht leserlicher Form zu vermitteln.

Teil II gibt praktische Hinweise und ist dem derzeitigen Stand der Orthomolekularmedizin angepasst. Die kurz gefassten Forschungsberichte dienen dem Zweck, den Leser von der Funktion und Wirksamkeit dieser natürlichen Ursachenbehandlung zu überzeugen.

Teil III gibt Kurzinformationen zum aktuellen Stand der Labormedizin, die dem Praktiker Erkenntnisse zu herkömmlichen sowie teilweise neuen Zusatzuntersuchungen vermitteln und den Einsatz wichtiger diagnostischer Möglichkeiten erleichtern.

9 Braverman E (1979). Orthomolecular Medicine and Megavitamin Therapy. Future and Philosophy. ORTHOMOLECULAR PSYCHIATRY 1979(8)4: 265–272

Teil I:
Funktion und Heilwirkung von Nährstoffen

Klinische Nährstofftherapie – weshalb?

Klassische Ernährungserkrankungen wie Skorbut, Pellagra, Beriberi und Rachitis sind in zivilisierten Ländern heute kaum mehr auffindbar; ernährungsbedingte Erkrankungen sind jedoch keineswegs am Abklingen. Arbeiten der amerikanischen Forscher Dr. med. Cheraskin und Dr. med. Ringsdorf verdeutlichten schon vor Jahrzehnten, dass zum Beispiel 80 % der amerikanischen Bevölkerung deutliche Fehlernährungssymptome aufwiesen, die durch Anamnese und Laborbefunde dokumentiert wurden, und dass 83 % aller stationären Patienten unter wenigstens einer Vitaminmangelerscheinung litten. Nicht weniger als 68 % zeigten schon damals zwei oder mehrere Mangelerscheinungen.

Heute ist nicht alles besser. Laut dem Ökotrophologen Professor Dr. Nicolai Worm der Deutschen Hochschule für Gesundheitsmanagement Saarbrücken zeigen Blutuntersuchungen, dass bei vielen Deutschen in den Wintermonaten eine unzureichende Versorgung mit 25-Hydroxy-Vitamin-D_3 vorliegt. Dies ergab eine repräsentative Untersuchung des Bundesforschungsinstituts für Ernährung und Lebensmittel (Max-Rubner-Institut) aus den Jahren 2005–2008. Mehr als zwei Drittel der Bevölkerung zeigten in den Wintermonaten einen Vitamin-D-Mangel. Deutlich mehr als die Hälfte der Deutschen wiesen Werte unter 20 ng/ml auf. Geht man nach den Empfehlungen des Robert Koch-Instituts, darf der Blutspiegel von Vitamin D_3 nicht unter 20 ng/ml (50 nmol/l) liegen. Gemessen an der Osteoporose-Leitlinie des Dachverbands Osteologie zeigen deutlich mehr als die Hälfte der Bevölkerung einen Vitamin-D-Mangel. In den Wintermonaten sind es sogar mehr als zwei Drittel.[1]

Mediziner der Universität Lübeck konnten ebenfalls eine Vitamin-D-Unterversorgung der deutschen Bevölkerung in allen untersuchten Altersgruppen, sowohl bei Frauen als auch Männern Norddeutschlands, nachweisen. Insbesondere im stationären Bereich waren ohne Ausnahme alle untersuchten Personen mit Vitamin D unterversorgt. In den sonnenarmen Monaten war die Vitamin-D-Defizienz besonders stark ausgeprägt. In den Monaten Januar bis April zeigten mehr als 30 % der untersuchten Personen einen schweren Vitamin-D-Mangel.[2]

Nach Schätzung des Medizinischen Dienstes der Krankenkassen leiden in Deutschland bereits 1,6 Millionen der über 60-Jährigen an einer chronischen Mangelernährung. Vitamin B_{12} fehlt häufig.

1 Vitamin D Mangel ist weit verbreitet. Pharm.Zeitung 16, 2011
2 Kramer et al_Vitamin D 2008-2010_DGIM 2012.ppt Quelle: https://www.uni-luebeck.de /universitaet/universitaet.html

Biochemiker wie der Nobelpreisträger Dr. Linus Pauling und der Stressforscher Dr. med. Hans Selye bestätigten bereits vor Jahrzehnten, dass Stress den Bedarf an gewissen Nährstoffen deutlich erhöhen kann. Jede Krankheit bedeutet Stress für den Körper. So leiden weltweit rund 370 Millionen Menschen unter Diabetes. Dass diese Krankheit über Jahre hinweg Folgeschäden an Gefäßen und Nerven verursacht, ist bewiesen. Bekannt ist auch, dass Diabetes mit einem erhöhten Magnesiumbedarf einhergeht. Nachdem der Körper von Diabetikern den lebensnotwendigen Zucker nicht mehr in die Zellen aufnehmen kann, wird dieser vermehrt mit dem Urin ausgeschieden. Dabei geht auch Magnesium verloren.

Wissenschaftler fanden über Langzeitstudien heraus, dass Menschen mit ausreichender Magnesiumversorgung wesentlich seltener an Diabetes erkrankten als Menschen, deren Magnesiumbedarf nicht ausreichend gedeckt wurde.[3] Tatsächlich fördert Magnesiummangel die Insulinresistenz und erhöht das Risiko, an Diabetes 2 zu erkranken. Weiterhin fördert Magnesiummangel nicht nur die Entstehung, sondern auch die Folgeschäden der Zuckerkrankheit.

Die Fettleibigkeit bei Kindern wurde mit einem alarmierenden Anstieg der Prävalenz von pädiatrischem Typ-2-Diabetes in Verbindung gebracht, wobei Hyperinsulinämie und Insulinresistenz mit niederen Magnesiumwerten im Blut in Verbindung gebracht werden konnten.[4]

Tatsächlich hat sich, allen pharmakologischen Entwicklungen zum Trotz, die Sterblichkeitsrate von Diabetikern (Diabetes mellitus) keinesfalls verbessert. Der Amerikaner Dr. med. Buttram des Rosemont College in Philadelphia berichtet, dass sich die Juvenile-Diabetes-Rate in den letzten dreißig Jahren verdreifacht hat. Der steigende Genuss raffinierter Kohlenhydrate wie Zucker und Weißmehl hat sicher einen Einfluss auf diese negative Entwicklung. Leider werden erste Anzeichen einer Zuckerstoffwechselstörung wie Hypoglykämie-Symptome und die damit verbundenen Nährstoffanforderungen meist zu lange ignoriert. Der Chrom- oder Zinkstoffwechsel wird selten beachtet, obwohl diese Spurenelemente für den Insulinstoffwechsel sehr wichtig sind.[5, 6]

Bereits 1989 wurde von der Internationalen Diabetes-Föderation (IDF) die St.-Vincent-Deklaration abgegeben, in der Vorschläge und Empfehlungen enthalten sind, die die Diabetes-Morbidität und -Mortalität durch regelmäßige Kontrolluntersuchungen um

3 Dae Jung Kim et al. (2010). Magnesium intake in relation to systemic inflammation, insulin resistance, and the incidence of diabetes. Diabetes Care 2010. Dec;33(12):2604-10.

4 Huerta MG et al. (2005). Magnesium Deficiency Is Associated With Insulin Resistance in Obese Children. Diabetes Care 2005; 28(5):1175–1181.

5 Chausmer AB (1998). Zinc, insulin and diabetes. J Am Coll Nutr 1998 Apr;17(2):109–15.

6 Anderson RA (2000). Chromium in the prevention and control of diabetes. Diabetes Metab. 2000 Feb;26(1):22–7

30 % und mehr reduzieren sollen. Auch 1992 sind diese Empfehlungen nur punktuell in einzelnen Zentren, nicht aber von der Masse der deutschen Ärzteschaft beherzigt worden. Die Mineralstoffdiagnostik oder Nährstofftherapie wurde nicht erwähnt.

Eine „globale Epidemie" nennt die International Diabetes Federation (IDF) die weltweite Verbreitung von Diabetes. In ihrem Jahresbericht warnt die Organisation davor, dass sich die Stoffwechselerkrankung mit weltweit rund 425 Millionen Betroffenen bzw. 8,8 % der Weltbevölkerung zu einem der größten Gesundheitsprobleme der Welt entwickelt.[7] Laut der International Diabetes Federation (IDF) gab es im Jahr 2019 weltweit rund 98.200 Neuerkrankungen von Diabetes Typ 1 bei Kindern bis 15 Jahre.[8]

Ergebnisse einer Studie des Robert Koch-Instituts zur Gesundheit Erwachsener (DEGS1) zur Prävalenz von Diabetes mellitus in Deutschland zeigen für das Jahr 2012 einen Anstieg der Erkrankung. So litten im Jahre 1998 rund 5,8 % der Deutschen unter Diabetes mellitus. Das Jahr 2012 zeigte einen Anstieg auf 7,2 %. Häufige Komplikationen bei diagnostiziertem Diabetes mellitus sind Nierenerkrankungen. Im Jahre 2005 wurde in Deutschland bei rund 4,6 % der weiblichen Diabetiker über 18 Jahre auch eine diabetische Nierenerkrankung festgestellt. Die Kosten hierfür sind immens und steigend. Allein der Verbrauch von Antidiabetika in Deutschland belief sich im Jahr 2018 auf insgesamt rund 2,23 Milliarden definierte Tagesdosen.

Präventiv- und orthomolekular-orientierte Mediziner sind in der Minderheit. Das ist erstaunlich, nachdem chronischen Erkrankungen in unserer älter werdenden Gesellschaft zunehmen und somit eine Herausforderung für die Weiterentwicklung der medizinischen Versorgung bedeuten. Zwar werden innovative, insbesondere sektorenübergreifender Versorgungsformen staatlich gefördert, doch die gezielte Förderung der Orthomolekulartherapie lässt auf sich warten.

Unsere heutige Krisenmedizin nimmt erste Warnsignale nur zögernd wahr, wenngleich ein erheblicher Teil der chronischen Stoffwechselerkrankungen auf Störungen spezifischer Nährstoffsysteme beruht und somit kostengünstig behandelt werden kann. Die medizinischen Forscher Dr. Bates, Cartlidge und Jackson bestätigten bereits 1989, dass die Behandlung der Multiplen Sklerose (MS) mit Omega-Fettsäuren erfolgreich ist.[9] Fischöle sind

7 Radke R (2020). Statistiken zum Thema Diabetes. Statista Quelle: https://de.statista.com/themen/262/diabetes/ (letzte Einsicht 22.1.2021)

8 Yayıcı Köken Ö et al. (2020). Prevalence of Obesity and Metabolic Syndrome in Children with Type 1 Diabetes: A Comparative Assessment Based on Criteria Established by the International Diabetes Federation, World Health Organisation and National Cholesterol Education Program. J Clin Res Pediatr Endocrinol. 2020; 12(1):55-62.

9 Bates D et al. (1989). A double-blind controlled trial of long chain n-3 polyunsaturated fatty acids in the treatment of multiple sclerosis. Journal of Neurology, Neurosurgery, and Psychiatry 1989;52:18-22

besonders reich an Eicosapentaensäure (EPA). Letztere dient wie die Arachidonsäure als Substrat für die 5-Lipoxygenase und wird zu Leukotrienen B_5 (LTB5) metabolisiert. Omega-Fettsäuren wirken entzündungshemmend. In Kombination mit Vitamin E und Selen wirken diese Nährstoffe der Lipidperoxidation entgegen. Die Nährstofftherapie wäre somit für Multiple-Sklerose-Patienten eine ursächliche, logische und kostengünstige Behandlung.

Forschungsberichte bestätigen dies und doch wird weitgehend nicht anerkannt, dass Autoimmunerkrankungen mit Nährstoffen günstig beeinflusst werden können. Al Ammar und Kollegen durchforschten und evaluierten 5.554 Studien, die sich mit der Verabreichung von Fischöl und Omega-3-Fettsäuren bei MS befassten. Die Schlussfolgerung der Forschergruppe war: Omega-3- und Fischölergänzungen verringern die Rückfallrate und wirken sich günstig auf Entzündungsmarker aus. Zusätzlich wird die Lebensqualität der MS-Patienten verbessert.[10]

Wie bereits erwähnt, steigt der Nährstoffbedarf nicht nur unter Stress oder während des Krankheitsprozesses, der Altersprozess erhöht ebenfalls den Bedarf. Mit zunehmendem Alter nimmt die Leistungsfähigkeit vieler Organe ab. Das wirkt sich auch auf die Ernährung aus. Appetit und Verzehrmenge verringern sich, vor allem, weil ältere Menschen weniger Hunger verspüren. Dies liegt unter anderem daran, dass Muskelmasse und Bewegung abnehmen. Ein 75-Jähriger verbraucht etwa 25 % weniger Energie als ein 25-Jähriger, der Nährstoffbedarf bleibt dagegen weitgehend unverändert. Für Calcium und die Vitamine D, B_6, B_{12} und C sowie für Protein ist der Bedarf möglicherweise sogar erhöht. Das heißt, das Essen muss insgesamt eine höhere Nährstoffdichte aufweisen. Aber „hohes Alter stellt nicht per se einen Risikofaktor dar", betont Helmut Heseker, Professor für Ernährung und gesundheitlichen Verbraucherschutz an der Universität Paderborn. Etwa 70 % der 80- bis 90-Jährigen und rund ein Drittel der über 100-Jährigen sind noch in der Lage, sich selbst zu versorgen. Allerdings wird die diätetische Versorgung den Nährstoffansprüchen des alternden Körpers selten gerecht.

Eine Umfrage der Universität Bonn, an der rund 360 gesunde, mobile Senioren aus Euskirchen teilnahmen, zeigte, dass die Aufnahme von Vitamin D und Folsäure (Folat) deutlich unter den Empfehlungen der Deutschen Gesellschaft für Ernährung (DGE) lag. Bei 12,5 % der untersuchten Senioren zeigten sich sehr niedrige Vitamin-B_{12}-Spiegel im Blut, obwohl die Zufuhr über den Empfehlungen lag. Zurückzuführen ist das auf die altersbedingte, geringere Produktion von Magensäure, Verdauungsenzymen und dem von der Magenschleimhaut gebildeten Intrinsic Factor, der die Aufnahme von Vitamin B_{12} er-

10 AlAmar WA et al. (2019). Effect of omega-3 fatty acids and fish oil supplementation on multiple sclerosis: a systematic review. Nutr Neurosci 2019 Aug 28; 1–11

möglicht. Hierdurch sinkt die Verwertbarkeit von Vitamin B_{12}, das vorwiegend in Fleisch, Fisch, Eiern oder Milch enthalten ist. Außerdem leiden schätzungsweise 20–50 % der Senioren an einer chronisch atrophischen Gastritis, die die Funktion der Magenschleimhaut weiter eingeschränkt.[11]

Der menschliche Organismus benötigt Nährstoffe auch für die Stärkung seiner Abwehrkräfte. Neue Forschungsergebnisse, die auf der Konferenz der European Society of Clinical Microbiology and Infectious Disease (ECCVID) im September 2020 zur Bekämpfung der Coronavirus-Krankheit (online vom 23.–25. September) vorgestellt wurden, zeigen, dass ein niedrigerer Zinkspiegel im Blut bei Patienten mit COVID-19 mit einem schlechteren Ergebnis verbunden ist.[12] Die Studie wurde von Dr. Roberto Güerri-Fernández, Krankenhaus Del Mar, Barcelona, Spanien, und Kollegen durchgeführt.

Körper wie auch Psyche haben Nährstoffanforderungen, beide reagieren positiv auf eine optimale Versorgung. Somit ist nicht nur diese optimale Versorgung Ziel einer orthomolekulartherapeutischen Behandlung, sondern auch die Beseitigung biochemischer Probleme. Zusammen ist dies das Grundkonzept der Orthomolekulartherapie. Es ist nichts anderes als die Wiederherstellung der physiologischen wie auch der psychischen Harmonie – und auf dieser Harmonie basiert Gesundheit wie auch Krankheit.

In der Psychiatrie wird die Nährstofftherapie sehr zaghaft, wenn überhaupt, eingesetzt, obwohl gerade hier erstaunliche Erfolge erzielt werden können. Dr. John Blass, Mediziner und Biochemiker des Neuropsychiatrischen Institutes der University of California, Los Angeles (USLA), bestätigt, dass die Orthomolekular- oder Nährstofftherapie in Verbindung mit einer gezielten Ernährungsumstellung für psychiatrische Patienten außerordentlich wichtig ist. Der inzwischen verstorbene Psychiater und Biochemiker Dr. med. Carl C. Pfeiffer des Brain Bio Center in Princeton, New Jersey, war ein Pionier der Nährstofftherapie, die er mit erstaunlichem Erfolg bei psychisch Erkrankten einsetzte. Dr. Pfeiffer heilte mit Nährstoffen. Seine Behandlung von Schizophrenie, Autismus, Senilität, Depressionen, Hyperkinetik und einer Reihe anderer psychiatrischer Krankheiten ist legendär, seine Erfolge unumstritten. Dennoch findet diese Therapie kaum Nachahmung. Die folgenden Beispiele gelten als Anregung.

---

11 Rehrmann N (2007). UGB-FORUM 2/2007:61-64

12 EUROPEAN SOCIETY OF CLINICAL MICROBIOLOGY AND INFECTIOUS DISEASES (2020). Lower zinc levels in the blood are associated with an increased risk of death in patients with COVID-19.

Fallbeispiel: Suizidverhalten

Ralf war ein hyperaktiver Junge. Sein Verhalten verbesserte sich mit den Jahren. Er schaffte es bis zum Abitur, schrieb sich als Universitätsstudent ein und tauschte nach einem Semester das Ingenieurstudium gegen eine Elektrikerlehre ein. Musik war sein Hobby. Er spielte in einer Band, war familienbezogen, keinesfalls ein Problemfall.

Während der Weihnachtsferien erkrankte der bereits 21-jährige an Keuchhusten und Lungenentzündung. Die Gefahr wurde mit einer aggressiven Antibiotikabehandlung gebannt. Danach fiel der junge Mann in tiefste Depressionen. Die Suizidgefahr war hoch. Er konnte kaum allein gelassen werden. Psychopharmaka wurden eingesetzt, doch sein Zustand veränderte sich wenig. Ralf war arbeitsunfähig.

Noch nach 5 Monaten Psychopharmaka und Psychotherapie war der junge Mann kaum ansprechbar, ängstlich, interesselos. Untersuchungen wiesen auf deutliche Störungen des Mineralstoffwechsels. Zusätzlich zu einer Ernährungsumstellung wurde folgendes Programm eingesetzt:

- Kalzium/Magnesiumascorbat, 1 Kapsel jede 2. Stunde
- Vitamin-B-Komplex, jede 2. Stunde
- Aminosäuren-Komplex, 1 Kapsel jede 3. Stunde
- Multivitamin-/Multimineralpräparat, das Chrom, Molybdän und Selen enthält; 1 Kapsel jede 2. Stunde

Eine Woche später war Ralf wieder ansprechbar. Er nahm an Gesprächen teil und konnte dem Blick standhalten. Psychopharmaka wurden langsam abgesetzt, nach einem Monat war er wieder fähig zu arbeiten. Sein Nährstoffprogramm wurde deutlich reduziert. Ralf konnte wieder am Leben teilnehmen und seinen Beruf ausüben.

Orthomolekulartherapie als Zusatzbehandlung in der Onkologie

In der Onkologie nimmt die Nährstofftherapie die Rolle einer unterstützenden Zusatztherapie ein, die negative Chemotherapie-Auswirkungen reduzieren kann. Dies erhöht die Lebensqualität der Patienten und kann den Krankheitsverlauf wesentlich beeinflussen. Folgend ein Beispiel.

Fallbeispiel Leukämie

Der 17-jährige Steve war erfolgreicher Leistungssportler. Im Mai 1992 wurde er wegen lang anhaltendem Nasenbluten ins Krankenhaus eingeliefert. Die unerwartete Diagnose, die durch eine Knochenmarkbiopsie bestätigt wurde, lautete: akute lymphatische Leukämie (ALL). Während der ersten Juniwoche 1992 wurde mit aggressiver Chemotherapie begonnen.

Eine komplette Remission wurde erzielt, doch folgten bakterielle, fungale und virale Infekte. Er wurde weiter stationär behandelt. Ein Cholestasesyndrom führte zu einer Gallenblasenoperation. Anfang August 1992 wurde eine progressive Leukenzephalopathie diagnostiziert. Sein Gesundheitszustand verschlechterte sich zusehends. Die Kernspinresonanz wies auf akute Gehirnschwellung hin. Die neurologischen Reaktionen des Patienten waren nicht ermutigend. Er litt unter chronischer Diarrhö, hohem Fieber und war teilweise bewusstlos. Folgende Medikamente wurden täglich verabreicht. Die markantesten Nebenerscheinungen der Medikamente sind aufgeführt:

Zantic, 150 mg (Histamin-H2-Rezeptor-Antagonist kann Schwindel, Konfusion, Diarrhö, Obstipation, Erbrechen, Bauchschmerzen, hohe SGPT-Werte, Hepatitis, Leukopenie, Granulozytopenie und Thrombozytose verursachen.)

Vancomycin, 2 g täglich (dieses Antibiotikum erhöht AST, (SGOT) SGPT sowie Serumkreatininwerte. Weitere mögliche Nebenerscheinungen: Hepatitis, Schwindel, Schwäche und Kopfschmerzen.)

Diflucan, 100 mg (Antimykotikum, das Blutglukosewerte stört. Weitere Nebenerscheinungen: hepatische Störungen und Hautprobleme)

Vasotec, 5 mg (ein Angiotension-konvertierender Enzyme-Inhibitor, stimuliert Aldosteronsekretion und wirkt antihypertensiv. Nebenerscheinungen: renale Dysfunktion, Agranulozytose and Knochenmarkdepression)

KDUR 20, Kaliumchlorid

Retrovir, bekannt als AZT. Wurde aufgrund seiner antiviralen Aktivität eingesetzt. Nebenerscheinungen: akute Anämie, Granulozytopenie und Knochenmarkdepression.

Am 16. August 1992 galt der Zustand des Patienten als bedenklich. Überlebenschancen waren gering. Die Beerdigung wurde geplant.

Am 17. August traten akute Muskelspasmen auf. Es wurden 2 g Magnesiumsulfat verabreicht. Neurologische Untersuchungen waren wenig ermutigend, man vermutete irreversible Gehirnschäden.

Gegen 20:00 Uhr wurden folgende Nährstoffe in kleinen Dosen oral verabreicht:
- ½ Kapsel Aminosäurenkomplex
- ½ Kapsel hoch dosierter, hefefreier Vitamin-B-Komplex
- ½ Kapsel hoch dosierter, hefefreier Multivitamin-/Multimineralpräparat

Diese Mischung wurde dem Patienten tropfenweise eingeflößt. Der Patient war teilweise bei Bewusstsein. Schluckreflexe funktionierten. Zwanzig Minuten nach Verabreichung wurde versucht, eine Kommunikation herzustellen, die jedoch nicht zufriedenstellend erreicht wurde. Fünfzehn Minuten später war der Patient bereits nicht mehr ansprechbar.

Am nächsten Morgen, dem 18. August 1992 wurde während der routinemäßigen Blutabnahme zusätzlich eine Vollblutprobe entnommen. Dies wurde auf Mineralstoffe, Spurenelemente und Schwermetalle untersucht. Erythrozyten wurden ebenfalls auf Schwermetalle untersucht. Bei den essenziellen Spurenelementen zeigten sich deutliche Mängel.

Gegen Mittag wurden die folgenden Nährstoffe in Saft oder Nahrung (Apfelmus usw.) in 2-stündigen Abständen verabreicht:
- ½ Kapsel Aminosäurenkomplex
- ½ Kapsel hefefreier, hoch dosierter Vitamin-B-Komplex
- 500 mg Kalzium/Magnesiumascorbat
- 50 µg Selen

Die letzte Dosis erhielt der Patient um 17:00 Uhr. Danach wurde das obige Programm um folgende Nährstoffe erweitert:
- L-Lysin, 500 mg
- Vitamin B_6, 50 mg
- 2 Kapseln Lactobacillus acidophilus

Diese Nährstoffkombination wurden in 1- bis 2-stündigen Abständen verabreicht, je nach Schluckvermögen. Teils wurde die Mischung auch nur in die Mundhöhle gerieben. An diesem Abend reagierte der Patient deutlich. Er war ansprechbar, fragte nach Schmerzmitteln und einer Rücken- und Beinmassage. Sein Reaktionsvermögen war allerdings von kurzer Dauer. Danach fiel er, bis zur nächsten Nährstoffsupplementation, in eine Art Tiefschlaf.

Am 19. August um 13:30 Uhr wurden laut der Vollblut-Mineralstoffwerte zusätzlich und abwechselnd in 1- bis 2-stündigen Abständen folgende Nährstoffe verabreicht:

- 10 mg Zinkchelat (zur Reduzierung der erhöhten Vollblut-Kupferwerte, sowie zur Immunstimulierung)
- Carnitin, 500 mg (zur Unterstützung des Fett- und Zuckerstoffwechsels)
- hefefreies Chrom, 50 µg (ebenfalls zur Fett- und Zuckerstoffwechselunterstützung)

Der Patient machte erstaunliche Fortschritte. Freunde und/oder Familienmitglieder waren Tag und Nacht um ihn. Er fragte häufig nach Massagen. Nach den AZT-Gaben erbrach er meist. Diarrhö plagte ihn weiterhin. Nachts war er rastlos.

Am 20. August gegen morgen war seine Mutter bei ihm. Der Patient stand aus unerfindlichen Gründen auf und fiel. Seine Mutter, die einem Nervenzusammenbruch nahe war, machte das Nährstoffprogramm dafür verantwortlich und bestand darauf, diese Therapie abzubrechen. Sie war überzeugt, dass der Junge hirngeschädigt und dem Tode nahe war und dass jegliche Hilfe das Leiden nur hinauszögern würde. Das Nährstoffprogramm wurde abgesetzt, AZT wurde weiter verabreicht. Erneute Untersuchungen wiesen auf eine akute Anämie hin. Der Patient erhielt eine Bluttransfusion.

Am 21. August war der Zustand des Patienten, trotz Bluttransfusion, kritisch. Er war nicht in der Lage, Nahrung aufzunehmen, litt unter akuter Diarrhö und war nicht ansprechbar. An diesem Abend wurde die Nährstofftherapie wieder aufgenommen.

Der Patient wurde katheterisiert und total parenteral ernährt. Die folgenden Nährstoffe wurden mit Apfelsaft gemischt und langsam in die Ernährungssonde injiziert. Nährstoffe in Flüssigform waren nicht schnell genug verfügbar.

Am selben Tag, gegen 18:30 Uhr, wurde das folgende Nährstoffprogramm in 1,5- bis 2-stündigen Abständen fortgesetzt.

- L-Lysin, 500 mg
- Hefefreier Vitamin-B-Komplex, 1 Kapsel
- Lactobazillus acidophilus, 2 Kapseln zur Normalisierung der Darmflora
- Carnitin, 500 mg
- Aminosäurenkomplex, 1 Kapsel
- Inositol-5, abwechselnd mit Multivitamin-/Multimineralpräparat
- Kalzium/Magnesiumascorbat

Der Patient reagierte positiv. Zwanzig Minuten nach jeder Nährstoffverabreichung war er ansprechbar. Bereits am nächsten Tag war er in der Lage, selbst zu trinken. Der Katheter wurde wieder entfernt.

Am Sonntag, den 23. August, verlangte der Patient, dass er im Rollstuhl ins Freie gefahren werde. Am Tag danach war er bereits in der Lage, zu duschen und sich selbst anzuziehen. Er sah fern, sprach mit seinem Trainer, verlangte nach einem Truthahn-Sandwich.

Am 25. August, nach einem 4-monatigen Krankenhausaufenthalt, wurde Steve nach Hause entlassen. Fast ein Jahr später schloss er sein Abitur ab.

Ätiologie der Mangelerkrankungen

Nährstoffmängel und deren Ätiologie werden in zwei Kategorien eingeteilt, die primären sowie sekundären Mangelerkrankungen.

Primäre Mangelerkrankungen sind das Resultat einer falschen oder unzureichenden Nahrungsmittelzufuhr. Die Ursache hierfür mag auf einer schlechten Nahrungsmittelauswahl beruhen. Armut, Nahrungsmittelknappheit oder Unwissen werden meist verantwortlich gemacht. Primäre Mangelerkrankungen können außerdem durch kontaminierte oder vergiftete Nahrungsmittel, schlechte Anbaumethoden, falsche Bodennutzung sowie fehlerhafte Nahrungsmittelbearbeitung verursacht werden.

Sekundäre Mangelerkrankungen sind die Folge von Resorptionsproblemen und Verdauungsschwierigkeiten. Aufgrund dieser Problematik wird selbst hochwertige Nahrung unzureichend gespalten. Organbelastungen oder -schwächen sowie genetische Anforderungen können hohe Nährstoffbedürfnisse verursachen, die durch eine normale Ernährungsweise nicht gedeckt werden. Es treten, trotz ausreichender und optimaler Nahrungsmittelzufuhr, Mangelerscheinungen auf.

Primäre und sekundäre Mangelerscheinungen können getrennt oder gemeinsam auftreten.

Mangelerscheinungen – häufige Ursachen

- Ernteprobleme, die durch Trockenheit oder Fluten, schlechten oder verseuchten Boden verursacht sind
- Schlechte Bodenbearbeitung durch die Überdüngung mit Stickstoff, Kalium, Nitrat, Phosphaten oder auch Kupfer sowie eine ungenügende Zufuhr wichtiger Mineralien oder auch einen zu hohen Alkaligehalt
- Einseitige Ernährung und Eiweißmangel
- Schlechte Nahrungsmittellagerung, die Schimmel- und Bakterienwachstum begünstigt
- Kontaminierte Nahrungsmittel, verursacht durch Umweltverschmutzung, falsche Düngung oder Behandlung der Nahrungsmittel wie Vollkorn mit quecksilberhaltigen Fungiziden; Fische aus verseuchten Gewässern
- Nahrungsmittelverarbeitung wie z. B. das Entfernen lebenswichtiger Vitamine und Spurenelemente bei der Getreideverarbeitung, beim Konservieren, Sterilisieren, Einfrieren von Nahrungsmitteln. Nahrungsmittelzusätze wie Nitrate und Aluminiumsalze beeinflussen ebenfalls den Nährstoffgehalt der Nahrung.
- Verseuchtes oder kontaminiertes Wasser
- Ernährungsstörungen, verursacht durch Operationstrauma, Magen-Darmerkrankungen, chronische Diarrhöe, Anorexia nervosa, Bulimie
- Chronische Infekte, Nahrungsmittelallergien, Medikamente können u. a. ebenfalls Mangelerscheinungen auslösen

Orthomolekulartherapie als Ursachenbehandlung

Dr. T. S. Danowski, Direktor der Abteilung Endokrinologie und Stoffwechselerkrankungen der Universität Pittsburgh erklärte während eines Interviews, dass Mediziner Krankheiten allgemein als absolut betrachten. Wenn medizinisches Denken mathematischer wäre, so Dr. Danowski, wäre Kranken mehr gedient.

Altern ist, seiner Meinung nach, eine fortschreitende Erkrankung, die an einer Skala von null bis 100 % berechnet werden kann. Nicht jeder ist im Alter von 65 pensionsreif. Nicht jedes Kind ist mit sieben Jahren schulreif. Genauso ist es mit Krankheitsprozessen. Nicht jeder MS-Patient muss im Rollstuhl landen und wer kennt schon wirklich die Überlebenschancen eines Krebspatienten. Stammen nicht die derzeit angeführten Statistiken allesamt von Chemotherapie-Patienten, die wenig Unterstützung erhielten? Hätte deren Überlebenschance nicht, genau wie bei Steve, mit entsprechenden Zusatztherapien verlängert werden können?

Krankheiten haben meist mehrere und tief liegende Ursachen. Wir fragen selten, wo die Ursache für diese Erkrankung liegt. Wesentlich öfter greifen wir nach den symptombekämpfenden Pharmazeutika und ignorieren die biochemischen, psychischen oder anderen Ursachen. Viel schlimmer noch, wir setzen Symptombehandlungen ein, die biochemische Störungen weiter verschlimmern.

Die individuelle Ernährung

Die ideale Ernährung besteht aus vollwertigen Nahrungsmitteln, die den Körper mit notwendigen Nährstoffen wie Eiweißstoffen, Fettsäuren und Kohlenhydraten versorgt. In welchem Ausmaße diese Substanzen benötigt werden, wird nicht zuletzt durch die biochemische Individualität des Einzelnen bestimmt. Verdauung, körperliche Betätigung, Umwelteinflüsse (Hitze, Kälte usw.) bestimmen zusätzlich unser individuelles Nährstoffbedürfnis.

Unsere Nahrung ist der Lieferant lebensnotwendiger Nährstoffe, die zur Erhaltung unserer Gesundheit notwendig sind. Die Bedeutung und Funktion dieser Eiweiße, Aminosäuren, Vitamine, Fettsäuren, Spurenelemente und anderer Nährstoffe wird in den folgenden Seiten behandelt.

Kalorien

Das Grundkonzept fast jeder Reduktionsdiät ist der Kalorienkonsum. Somit ist es förderlich, wenn wir zuerst den Begriff „Kalorie" definieren.

Eine Kalorie entspricht der Menge Hitze, die notwendig ist, um ein Kilogramm Wasser um einen Grad Celsius zu erwärmen.

1 Gramm reines Fett = 9 Kalorien

1 Gramm reines Protein = 4 Kalorien

1 Gramm reine Kohlenhydrate = 4 Kalorien

Um die genaue Kalorienmenge spezifischer Nahrungsmittel zu erfahren, sollte man sich einer Kalorientabelle bedienen. Allgemein sind Fette höhere Kalorienträger als Proteine und Kohlenhydrate:

Je größer der Energieverbrauch, umso höher ist der Kalorienverbrauch. Das bedeutet, dass der aktive Mensch einen höheren Kalorienverbrauch hat als ein bequemer. Selbst ein geistig reger Mensch verbraucht mehr Kalorien als jemand, der geistig träge ist.

Um den Wärmehaushalt des Körpers und die Funktionen aller Organe aufrechtzuerhalten, benötigt der gesunde, normalgewichtige erwachsene Mensch pro Stunde circa 1 Kalorie pro Kilogramm Körpergewicht. Das bedeutet also, dass ein 70 kg schwerer Mensch täglich 1.680 Kalorien (1 x 70 x 24 = 1680 kcal) benötigt. Dies gilt für den Ruhezustand. Bei erhöhter Bewegung oder gesteigerter geistiger Betätigung steigt der Energieverbrauch wie auch der Kalorienbedarf.

Als Faustregel gelten folgende Formeln:

Leichte körperliche Betätigung: kg Körpergewicht x 33 = Kalorienbedarf (KB)

mittelschwere Betätigung: kg Körpergewicht x 45 = KB

schwere körperliche Betätigung: kg Körpergewicht x 60 = KB

Alter und Stoffwechselfunktionen beeinflussen den Energie- und Kalorienbedarf zusätzlich und somit sollten die obigen Formeln nicht als absolut betrachtet werden. Dennoch gelten folgende Gesetze:

a) Sobald die Kalorienzufuhr größer ist als der Energieverbrauch, steigt die Gewichtszunahme.

b) Ist die Kalorienzufuhr geringer als der Energieverbrauch, ist mit einer Gewichtsabnahme zu rechnen.

Dickleibige Menschen unterschätzen allgemein ihre tägliche Kalorienzufuhr, bestätigten amerikanische Forscher in einer 1992 veröffentlichten Studie. Ist die Kalorienzufuhr nachweislich gering und das Gewicht des Patienten unterliegt deutlichen Schwankungen, so muss mit hormonellen Störungen gerechnet werden. Allerdings liegen diese weitaus seltener vor, als allgemein angenommen. Bei Nahrungsmittelunverträglichkeiten oder ähnlichen allergischen Reaktionen, die ödemartige Probleme verursachen, ist mit starken Gewichtsschwankungen zu rechnen. Nährstoffe wie Vitamin B_6, Vitamin C und entsprechende Enzyme können hier erfolgreich eingesetzt werden.

Protein oder Eiweiß

Der Name Protein, abgeleitet vom griechischen Protos, bedeutet so viel wie das „Erste", eine berechtigte Bezeichnung. Tierische Lebewesen, einschließlich der Mensch, benötigen Proteine für normales Wachstum und die Erhaltung der Gesundheit. Muskeln, Organe, Blut, Knochensubstanzen, Haut und Haare sowie die Zellen des menschlichen Körpers bestehen aus Proteinen. Letztere werden auch für die Hormon- und Enzymproduktion benötigt.

Der tägliche Proteinbedarf wird wie folgt berechnet:

Lebensalter	g/kg Körpergewicht
0–6 Monate	3,5
7–12 Monate	3,3
1–6 Jahre	2,5
7–9 Jahre	2,0
10–14 Jahre	1,8
15–18 Jahre	1,5
19–65 Jahre	1,0
65 Jahre und älter	1,2
Schwangere	85–100 g Protein täglich
Stillende	100–120 g Protein täglich

Dieser Faustregel nach hat ein 70 kg schwerer 65-Jähriger einen täglichen Proteinbedarf von 70–80 g. Bei sehr hoher körperlicher Betätigung erhöht sich dieser Bedarf, der jedoch nicht mit tierischen Nahrungsmitteln gedeckt werden muss. Bei gezielter Nahrungsmittelzusammenstellung sind pflanzliche Proteine gleichwertig.

Die biochemische Individualität des Einzelnen sollte immer berücksichtigt werden. So mag z. B. bei einem Erwachsenen ein täglicher Proteinbedarf von 70–80 g vorliegen, doch wenn diese Menge Protein nicht vollständig abgebaut und verwertet wird, kann mit Folgeerscheinungen gerechnet werden. Wie Lothar Wendt behauptet (Naturheilpraxis 4/82, 502): „Das Rheuma ist eines der vielen Krankheitsbilder des Mesoderms, die bei Eiweißspeicherkrankheiten auftreten." Rheumatiker, wie schon Dr. Max Bircher-Benner feststellte, sprechen oft hervorragend auf eine vegetarische, eiweißarme Kost an.

Proteine sind Kombinationen verschiedener Aminosäuren. Hauptlieferanten sind Milch und Milchprodukte (Käse, Joghurt etc.), Fleisch, Fisch, Eier, Vollkorn, Bohnen, insbesondere Sojabohnen und Linsen.

Proteine werden in „komplexe" und „unvollständige Proteine" eingeteilt. Fleisch, Fisch, Geflügel, Milch und deren Produkte, Soja und dessen Produkte sowie Eier sind komplexe oder vollständige Proteine. Pflanzliche Nahrungsmittel enthalten „unvollständige" Proteine und müssen entsprechend kombiniert werden. Wird ein unvollständiges Protein allein genossen, so kann es nicht als „Eiweißspender" dienen. Angenommen, es werden verschiedene pflanzliche Lebensmittel wie Mais und Bohnen oder Vollkorn mit Milch gegessen, so werden dem Körper Nahrungsmittel verabreicht, die biologisch vollwertiges Protein zur Verfügung stellen. Die vegetarische Kost ist vollkommen. Vegetarier, die Eier und Milchprodukte essen (Ovo-Lacto-Vegetarier), haben selten eine unzureichende Proteinzufuhr. Veganer, die sich rein pflanzlich ernähren, müssen somit gewissenhafter in der Nahrungsmittelzusammenstellung sein, um Mangelerscheinungen wie Kwashiorkor (Proteinunterernährung) zu vermeiden.

Weizen enthält beispielsweise kaum Lysin, doch liefert er relativ hohe Mengen der schwefelhaltigen Aminosäuren Cystein, Cystin und Methionin. Bei Bohnen verhält es sich umgekehrt und somit ergänzen sich diese pflanzlichen Proteinlieferanten hervorragend. Diese Ergänzung unvollständiger Proteinlieferanten ist Gesetz für den gesundheitsbewussten Vegetarier.

Unvollständige Proteine, die nicht zu vollständigen ergänzt werden, dienen als Energie- oder Fettlieferanten. Eine Ernährungsweise, die über lange Zeit hinweg das Gesetz der Ergänzung verletzt, kann Erkrankungen wie Hypoproteinämie, Anämien, Skorbut, Hypokalzämie, Nierenschäden und Gewichtsprobleme verursachen.

Biologische Werte von Proteinen

Proteinhaltige Nahrungsmittel werden nach biologischem Wert eingeteilt. Dieser richtet sich nach der meistlimitierenden Aminosäure. Ausgehend von einer Skala von 0–100, die von der Ernährungs- und Landwirtschaftsorganisation der Vereinten Nationen erstellt wurde, wurde der biologisch verwertbare Anteil der Proteine folgendermaßen festgesetzt:

	Biologischer Wert
Ei, Huhn	92
Milch, Kuh	82
Fleisch	67
Fisch	80
Käse	70

Proteine sind wichtige Bestandteile der Zellen wie auch der Enzyme. Enzyme wie z. B. Pepsin sind reine Proteine. Die für die körpereigene Abwehr wichtigen Antikörper bestehen ebenfalls aus Proteinen.

Proteine sind komplexe organische Verbindungen. Sie bestehen aus Stickstoff und werden im Verdauungstrakt von Magensäure (HCl) und proteolytischen Enzymen wie Pankreatin zu Aminosäuren abgebaut. Verdauungsschwächen beeinträchtigen die Proteinverwertung, was Proteinfehlresorptionen begünstigt. Letztere können Allergien oder Autoimmunerkrankungen auslösen.

Auch Vitamin B_6 ist für den Proteinstoffwechsel und somit für unseren Organismus essenziell. Dieses Vitamin wird nach der Aufnahme in unseren Körper in ein Coenzym (Molekül zur Beteiligung an enzymatischen Reaktionen) umgewandelt, das im Eiweißstoffwechsel eine zentrale Bedeutung hat. Dies erklärt, warum eine Unterversorgung an Vitamin B_6 vielschichtige Mangelerscheinungen verursachen kann, die sich unter anderem in Hautveränderungen, Entzündungen der Nerven oder der Bindehaut des Auges äußern können. Ein besonderer Bedarf an diesem Vitamin besteht auch bei allen Erkrankungen, die mit einem erhöhten Eiweißumsatz einhergehen.

Eiweißüberlastung

Bei der Eiweißverdauung wird ein saures Milieu erzeugt. Nebenprodukte des Eiweißstoffwechsels wie z. B. Phenole, Harnsäure etc. müssen durch den Urin ausgeschieden werden. Somit wirkt eiweißreiche Nahrung nierenbelastend. Eine erhöhte Flüssigkeitszufuhr, am besten stilles Mineralwasser, „durchspült" die Nieren und ist bei eiweißreicher Nahrung besonders vonnöten.

Eiweißreiche Nahrung ist allgemein ballaststoff-, mineralstoff- und vitaminarm und somit eine häufige Ursache der Obstipation. Arthritis und rheumatische Erkrankungen, Gewichtsprobleme, Nierenerkrankungen, selbst die Krebsentwicklung kann durch eine Eiweißüberlastung erschwert werden.

Verdauungsenzyme können zur Unterstützung der Eiweißverdauung verabreicht werden. Sie fördern den Abbau der Eiweißmoleküle zu Aminosäuren, den wirklichen „Bausteinen des Lebens". Je vollständiger und schneller dieser Abbau abläuft, umso geringer ist die Vermehrung fäulniserregender Darmbakterien.

Eiweißmangel

Eiweißmangel tritt in der westlichen Bevölkerung meist dann auf, wenn der Hauptanteil der Eiweißzufuhr durch unvollständige Eiweiße bestritten wird. Als Folgen einer ungenügenden Proteinzufuhr gelten u. a.:

- Nierenfunktionsstörungen
- Anämie
- Abmagerung
- reduzierte Hämoglobinwerte
- Ödem
- verringerte Leberenzymaktivität
- Wachstumsstörungen
- Übelkeit und Brechgefühl
- Schwindelanfälle
- verringerte Spermatogenese
- Schwäche
- Katarakt (grauer Star)
- Hormonmangel
- Immunschwäche verursacht durch mangelhafte Antikörperproduktion
- Muskelschwäche oder -koordinationsprobleme

Aminosäuren

Mit dem Ausdruck Aminosäuren ist meist eine bestimmte Gruppe von α-Aminosäuren gemeint, die hauptsächlich aus den proteinogenen Aminosäuren besteht. Diese sind die Bausteine sämtlicher Proteine allen Lebens auf der Erde und neben den Nukleinsäuren Grundbausteine des Lebens.

Die für den Menschen essenziellen Aminosäuren kann der Körper nicht selbst herstellen, sie müssen daher mit der Nahrung aufgenommen werden. Aminosäuren kommen in allen Lebewesen vor. Sie sind die Bausteine von Proteinen (Eiweiß) und werden bei der Zerlegung von Proteinen freigesetzt (Proteolyse).

Die semi-essenziellen Aminosäuren können zwar vom Körper synthetisiert werden, doch nur unter bestimmten Bedingungen. Beim Wachstum und unter starker körperlicher Belastung werden sie essenziell und müssen zugeführt werden. So sind beim Neugeborenen während der ersten Lebenstage Arginin, Histidin, Cystein und Tyrosin essenzielle Aminosäuren.

Die nicht essenziellen Aminosäuren kann der menschliche Organismus selbst herstellen, vorausgesetzt, es ist das notwendige Material vorhanden.

Die Eiweißverwertung richtet sich nach dem „Alles oder Nichts"-Gesetz. Das Zellwachstum kann erst dann stattfinden, wenn alle lebenswichtigen oder essenziellen Aminosäuren gleichzeitig vorhanden sind. Eine fehlende essenzielle Aminosäure kann nicht später zugeführt und nachverwertet werden. Sie muss dem Körper mit allen anderen lebensnotwendigen Aminosäuren gleichzeitig zur Verfügung stehen. Nur in der Gemeinsamkeit können diese Eiweißbausteine für den Zellaufbau verwendet werden.

Diese Bausteine des Lebens haben wichtige Funktionen im intermediären Stoffwechsel. Die in ▶Tabelle 1, 2 und 3 angeführten Mindestmengen sind zwar notwendig für das Überleben des menschlichen Organismus, berücksichtigen jedoch nicht die erhöhten individuellen Anforderungen bei bestimmten Krankheitsbildern wie z. B. Herpes, Hypercholesterinämie etc. Es ist anzunehmen, dass die angeführten Durchschnittswerte für die Gesundung des Menschen ungenügend sind. Auch hier weisen Forschungsarbeiten daraufhin, dass Stress den Bedarf an lebenswichtigen Aminosäuren erhöht, und zwar nicht nur beim Menschen.[13, 14]

13 Batista-Silva W et al. (2019). The role of amino acid metabolism during abiotic stress release. Plant Cell Environ 2019 May;42(5):1630–1644.

14 Decker R et al. (1995). Effect of stress on amino acids and related compounds in various tissues of the rat. Life Sci 1995;57(19):1781–90

Essenzielle Aminosäuren	Mindestbedarf pro kg/kW (oder insgesamt)	Funktion/Notwendig für
L-Leucin	15 mg/kg (etwa 2,2 g)	Mangel des Enzyms α-Ketosäuredecarboxylase führt zur Ahornsirup-Krankheit
Isoleucin	7,5–28 mg/kg	Erhalt und Aufbau von Muskelgewebe
Valin	10–29 mg (etwa 1,6 g)	Wachstum, Muskelaufbau
L-Methionin	etwa 13 mg/kg (etwa 2 g)	Kreatinin-, Cholin- und Thiaminbildung. Wichtig für Fettstoffwechsel, Leber und Nieren. Wirkt harnansäuernd.
L-Threonin	16 mg/kg (das sind etwa 1–2 Gramm, je nach Gewicht)	Wachstum, Harnsäurestoffwechsel
L-Lysin	38 mg/kg (das sind etwa 1,6 g, je nach Gewicht) Therapie: 0,5–4 g	Knochenwachstum, Zellteilung, Wundheilung, antivirale Wirkung
L-Phenylalanin	14 mg/kg (etwa 2,2 g). Bei Tyrosinüberschuss weniger.	beteiligt an der Adrenalin-, Noradrenalin-, L-Dopa- und Melanin-Synthese, Ausgangsstoff für Dopamin
Tryptophan	etwa 1 g	kann zu Nicotinsäureamidbildung verwendet werden

Tab. 1: Tagesbedarf an lebenswichtigen oder essenziellen Aminosäuren

Semi-essenzielle Aminosäuren	Mindestbedarf pro kg/kW (oder insgesamt)	Funktion/Notwendig für
Arginin	zwischen 3 und 6 g	kann produziert werden, jedoch nicht in genügender Menge für normales Wachstum und Gesunderhaltung
Cystein	keine Angabe	Radikalfänger mit schwermetallbindender Wirkung. Kann in der Leber aus Serin und Methionin gebildet werden.
Histidin	800 mg	Histamin-Vorstufe
Tyrosin	keine Angabe	Vorstufe für Thyroxin, Adrenalin und Melanin

Tab. 2: semi-essenzielle Aminosäuren und deren Funktion

Nicht essenzielle Aminosäuren	Funktion
Alanin	kann in Brenztraubensäure umgewandelt werden und über das Coenzym A in den Zitronenzyklus eingebaut werden
Asparaginsäure	wichtig für Harnstoffsynthese
Cystin	kann aus Cystein hergestellt werden, wichtig für gesunde Haut und Haare
L-Glutaminsäure	Vorstufe in der Biosynthese von Ornithin, Prolin und Hydroxyprolin. L-Glutaminsäure als Bestandteil von Coenzymen, z. B. Coenzym A und Folsäure.
Glycin	wird für die Produktion der Gallenflüssigkeit sowie des Sarkosins in Muskel und Bindegewebe benötigt
Prolin	wird unter Beteiligung von Vitamin C zu Hydroxyprolin verstoffwechselt, das u. a. Kollagenbildung verwendet wird
Serin	Vorstufe der Purin- und Pyrimidin-Synthese. Bestandteil von Trypsin oder Chymotrypsin, vermittelt die Aktivität der Enzyme. Ausgangssubstanz für die Synthese von Phosphatidylserin, einem Membranlipid.

Tab. 3: Nicht essenzielle Aminosäuren und deren wichtigste Funktionen

Diagnostik des Aminosäuren- und Proteinbedarfs

Die herkömmliche Bestimmung des Aminosäuren- und Proteinbedarfs ist die Stickstoffmessung. Stickstoffwerte werden zu Gramm Protein konvertiert. Proteine enthalten durchschnittlich 16 % Stickstoff; somit ist 1 g Stickstoff gleich 6,25 g Protein.

Das Stickstoff-Gleichgewicht oder Equilibrium ist somit:

Stickstoffzufuhr – Stickstoffausscheidung (Urin, Stuhl, Haut)

Die Urin-Stickstoffausscheidung beträgt allgemein 70 % der diätischen Proteinzufuhr; die Stuhlausscheidung liegt durchschnittlich bei 10–20 %, während der Hautverlust bei etwa 5–10 % liegt. In tropischem Klima verdoppelt sich dieser Verlust.

Befindet sich der Mensch in dem sogenannten Stickstoff-Equilibrium, so gleichen sich Stickstoffeinnahme und -verlust. Um den Mindestbedarf an Protein oder Aminosäuren festzustellen, wird die Einnahme langsam verringert, bis eine negative Bilanz erzielt ist.

Der Minimalbedarf gilt somit als die niedrigste Menge, bei der ein Stickstoffausgleich stattfand.

Diese Methode der Stickstoffmessung wird heute wenig verwendet. Im Allgemeinen werden Serum- oder Plasmateste, aber auch Urinuntersuchungen zur Diagnose von Protein- oder Aminosäuren-Mangelerscheinungen verwendet. Blutmesswerte reflektieren die diätische Zufuhr an Proteinen oder Aminosäuren, wogegen 24-h-Harnwerte auf die Ausscheidung hinweisen. Erfahrungsgemäß werden diese Untersuchungen von der Nahrungszufuhr beeinflusst, somit muss eine gezielte Ernährungsüberwachung Teil der Diagnostik sein, etwa ein Diättagebuch. Erst dann kann eine aufschlussreiche Bewertung der Messwerte erfolgen.

Cholesterin und die Galle

Cholesterin ist die Ausgangssubstanz für Gallensäuren und ein Bestandteil der Gallenflüssigkeit. Eine Ernährungsweise, die den menschlichen Körper vorwiegend mit raffinierten Kohlenhydraten versorgt, reduziert die Produktion der Gallenflüssigkeit. Wird zu wenig Gallenflüssigkeit produziert oder ist die Gallenblase nicht fähig, sich entsprechend zu entleeren, können Fettpartikel nicht ausreichend gespalten werden und die Fettverdauung bleibt unvollständig.

Gleichermaßen verhindert ein Mangel an Gallenflüssigkeit die Resorption von Beta-Carotin, sowie der fettlöslichen Vitamine A, D, E und K und trägt so zu Vitaminmangelerscheinungen und Fettstoffwechselstörungen bei.

Die Cholesterinangst, wie berechtigt ist sie?

Cholesterin gilt als das Übel vieler Herzprobleme. Diese Angst ist nur teilweise berechtigt. Unverestertes Cholesterin dient als wichtiger Baustein in Zellmembranen. Es ist in die Lipiddoppelschicht aus Fettsäuren eingelagert und wichtig für die Kontrolle der Membranstabilität und der Fluidität.

Das Vitamin D_3 braucht Cholesterin als Ausgangssubstanz für die Bildung von Cholecalciferol. Außerdem können Steroidhormone von Nebenniere, Ovar und Testes ohne Cholesterin nicht aufgebaut werden: Cholesterin stellt die Ausgangssubstanz für Glukokortikoide, Mineralkortikoide, Androgene, Östrogene und Gestagene dar.

Studien demonstrieren, dass ein Cholesterinspiegel von 300 mg% das Arteriosklerose-, Thrombosen- und Herzinfarktrisiko deutlich hebt. Verringert man den Cholesterinspiegel auf 200 mg%, so wird die Thrombosegefahr wie auch das Herzerkrankungsrisiko wesentlich geringer.

In welchem Ausmaße Cholesterin allein Herzerkrankung und Thrombosen auslöst, wird noch immer rege debattiert. Studien verdeutlichen allerdings, dass sich bei geringer Cholesterinzufuhr die körpereigene Cholesterinproduktion erhöht. Menschen, die zu hohem Cholesterinspiegel neigen, behalten diesen selbst nach einer diätischen Cholesterinenthaltung bei.

Kohlenhydrate wie Zucker und auch Alkohol erhöhen Cholesterinwerte.

Arteriosklerose ist nicht nur das Resultat einer Cholesterinablagerung. Erste Ablagerungen enthalten kein Cholesterin. Fibrin, ein Protein, das zur normalen Blutgerinnung benötigt wird, wird zuerst zu den geschädigten Arterienwänden transportiert, damit nötige „Reparaturen" durchgeführt werden können. Es folgen Kollagenproteine, Kalzium und andere Metalle, Triglyceride und Phospholipide sowie Cholesterin. Diese Stoffe verbinden sich und die „Verkalkung" findet statt.

Ein hoher Cholesterinspiegel kann schon durch sportliche Betätigung verringert werden. Ballaststoffe fördern ebenfalls die Cholesterinausscheidung. Sie stimulieren die Leber und verursachen, dass mit der Gallenflüssigkeit größere Mengen Cholesterin ausgeschieden werden, was zu einer Reduzierung des Blutcholesterinspiegels führt. Folglich zirkuliert und akkumuliert weniger Cholesterin in Blutgefäßen, was das Risiko der Herzkranzgefäßerkrankungen und der Thrombosegefahr wesentlich verringert.

Eine niederländische Forschungsarbeit demonstriert, dass Patienten, die durchschnittlich 251 mg% Serumcholesterinwerte aufwiesen, diese durch einfache Umstellung auf eine ballaststoffreiche Ernährung innerhalb von nur 3 Wochen auf 223 mg% reduzieren konnten. Sobald auf Ballaststoffe verzichtet wurde, erhöhten sich Cholesterinwerte wieder.

Es konnte auch nachgewiesen werden, dass sich der Cholesterinspiegel von Patienten mit hohem Fettkonsum nach der Ballaststoffzufuhr richtet. Gesunde Patienten, die sich fettreich und ballaststoffarm ernährten, wiesen Cholesterinwerte von 206 mg% auf, während die Gruppe, die sich fett- und ballaststoffreich ernährte, weitaus niedrigere Cholesterinwerte von durchschnittlich 160 mg% zeigte. Weitere Untersuchungen demonstrieren, dass ballaststoffarm-ernährte Menschen täglich 236 mg% Gallenflüssigkeit eliminierten, während bei Personen mit ballaststoffreicher Diät die Ausscheidung der Gallenflüssigkeit bei 305 mg% lag – fast 30 % mehr.[15] Dass der Konsum von Ballaststoffen Cholesterinwerte reduzieren kann, belegten Brown und Kollegen mit ihrer Metaanalyse. Sie evaluierten 67 Studien und kamen zu der Schlussfolgerung, dass je höher der Ballaststoffkonsum, umso mehr werden LDL- und Gesamtcholesterinwerte reduziert.[16] Die Deutsche Gesellschaft für Ernährung (DGE) empfiehlt einen täglichen Konsum von mindestens 30 g Ballaststoffen.

Die Zufuhr von Zink, Chrom und Vitamin C unterbindet außerdem die Ablagerung von Cholesterin und anderen Stoffen. Lezithin, ein effektiver Emulgator, kann die Thrombosegefahr weiter reduzieren.[17]

15 Reuben D (1975). The Save Your Life Diät, Random House 1975

16 Brown MJ, Beier K (2020). Vitamin B_6 Deficiency (Pyridoxine) [Updated 2020 Feb 5]. In: StatPearls. Treasure Island (FL): StatPearls Publishing; 2020.Quelle: https://www.ncbi.nlm.nih.gov/books/NBK470579/ (letzte Einsicht 26.1.2021)

17 Zeisel, SH (1999). Choline and phosphatidylcholine. In Shils, M. Olson JA, Shike M, Ross AC, eds. Modern Nutrition in Health and Disease, 9th ed. Baltimore: Williams & Wilkins, 1999: 513–523.

Auch Vitamin C beeinflusst den Fettstoffwechsel. Sánchez-Quesada und Kollegen konnten nachweisen, dass die Gabe von 1 g Vitamin C bei Sportlern die LDL-Werte senkte.[18] Vitamin C kann oxidativem Stress entgegenwirken und die Kapillargefäße stärken, insbesondere in Verbindung mit Bioflavonen.

Im Fettstoffwechsel spielen neben Lezithin auch Cholin, Vitamin B_{12}, Biotin, die Pangamsäure und Inositol eine wichtige Rolle. Sie unterstützen Leberfunktionen und sind somit Faktoren der Cholesterinregulierung. Die B-Vitamine sind wichtig. McNeil und Kollegen wiesen nach, dass Vitamin-B-Mangel proatherogene Cholesterinablagerungen in der Aorta adventitia bei ApoE-Knockout-Mäusen verursachte.[19]

Das Spurenelement Chrom ist essenziell für einen gut funktionierenden Fettstoffwechsel. Chrommangel verursacht Zucker- und Fettstoffwechselschwäche und ist ein Faktor in der Atherosklerose-Entwicklung. Chrommangel ist häufig bei Diabetikern und Patienten mit Atherosklerose. Bei Patienten mit Glukoseintoleranz oder Diabetes verbesserte die Chromzufuhr Blutzucker, Insulin und Lipidwerte. Zusätzlich verbesserte sich der Lean-Body-Mass-Index.[20] In Verbindung mit einer vernünftigen Ernährung ist die gezielte Nährstofftherapie außerordentlich erfolgreich in der Behandlung von Hyperlipidämien und Herzerkrankungen.[21, 22]

Enzyme

Eine nährstoffreiche Ernährung garantiert nicht eine optimale Nährstoffversorgung. Verdauungsvorgänge entscheiden, ob und inwieweit die in der Nahrung enthaltenen Nährstoffe ausreichend enzymatisch aufgeschlüsselt werden, in die Blutbahn gelangen und zu den entsprechenden Körpersystemen transportiert werden. Eine optimale Nährstoffzufuhr wird somit erst gewährleistet, wenn Nährstoffe vom Körper resorbiert und verwertet wurden.

18 Sánchez-Quesada JL et al. (1998). Ascorbic acid inhibits the increase in low-density lipoprotein (LDL) susceptibility to oxidation and the proportion of electronegative LDL induced by intense aerobic exercise. Coron Artery Dis 1998;9(5):249–55.

19 McNeil Ch.et al. (2021). Nutritional B vitamin deficiency disrupts lipid metabolism causing accumulation of proatherogenic lipoproteins in the aorta adventitia of ApoE null mice. Mol. Nutr and Food Research 2012

20 Anderson RA (1997). Chromium as an essential nutrient for humans. Regul Toxicol Pharmacol. 1997;26:35–41.

21 Mozaffarian D et al. (2010). Effects on coronary heart disease of increasing polyunsaturated fat in place of saturated fat: a systematic review and meta-analysis of randomized controlled trials. PLoS Med. 2010;7:e1000252.

22 Sialvera TE et al. (2018). Structured advice provided by a dietitian increases adherence of consumers to diet and lifestyle changes and lowers blood low-density lipoprotein (LDL)-cholesterol: the Increasing Adherence of Consumers Diet & Lifestyle Changes to Lower (LDL) Cholesterol (ACT) randomised controlled trial. J Hum Nutr Diet. 2018 Apr, 31(2):197:208. doi: 10.1111/jhn.12508

Patienten mit hohem Milchkonsum sind etwa nicht immer gut mit Kalzium versorgt. Liegen Anzeichen wie Spasmentendenz, Energieschwäche und dergleichen vor, kann eine Kuhmilchunverträglichkeit vorliegen, die wiederum Ursache für eine gestörte Kalziumverwertung ist und somit eine Kalzium-Unterversorgung verursacht. Serumkalziumwerte können dabei aufgrund der funktionierenden Homöostase im Normalbereich liegen. Haar-Mineralstoffuntersuchungen weisen bei dieser Patientengruppe meist auf eine Kalzium-Unterversorgung der Gewebe, und zwar lange, bevor akute Kalzium-Mangelsymptome deutlich sind.

Bei genetischer Enzymschwäche (z. B. Laktasemangel) können die laktose- wie auch kalziumreichen Milchprodukte nicht ausreichend gespalten werden. Diese Kategorie Nahrungsmittel kann somit der Kalziumanforderung dieser Patientengruppe nicht Rechnung tragen.

Die Fähigkeit des Organismus, Nahrungsmittel in notwendige Grundsubstanzen wie Aminosäuren, Vitamine und Mineralstoffe aufzuspalten, damit sie in die Blutbahn gelangen und dort problemlos weitertransportiert werden können, hängt weitgehend (wenn auch nicht allein) von Enzymfunktionen ab.

Enzyme sind Katalysatoren, die notwendige chemische Reaktionen unterstützen oder hervorrufen. Diese Proteinstrukturen sind wichtig für Spaltungsprozesse des Kohlenhydrat-, Fett-, Eiweiß- und Aminosäurestoffwechsels. Enzyme sind wirkungsspezifisch. Beispielsweise wird das stärkespaltende Enzym Ptyalin, das nur im Speichel vorkommt, in einem neutralen oder leicht alkalischen Milieu aktiviert und durch Säure zerstört. Selbst leicht saurer Speichel reduziert oder unterbindet Ptyalinfunktionen. Die Stärkespaltung kann somit nicht ausreichend stattfinden. Zudem wird Ptyalin, sobald es mit dem Speichel in den Magen gelingt, durch die Magensäure inaktiviert.

Zu hastiges Essen oder ungenügendes Kauen resultiert in einer unzureichenden Ptyalinproduktion und ungenügender Nahrungsmitteleinspeichelung.[23] Dies allein reduziert die Stärkeverdauung. Ist der Speichel dann noch zu sauer, wie er es allgemein bei Rauchern ist, wird die Stärkeverdauung empfindlich unterbunden.

Die Verdauung beginnt tatsächlich im Mund. Das Ptyalin, eine Alpha-Amylase im menschlichen Speichel, war eines der ersten Enzyme, mit dem sich die Medizin befasste. Bekannt ist heute die Säureempfindlichkeit dieses Enzyms, das sich nur im Speichel befindet und sonst nirgendwo im menschlichen Organismus.

---

23 Ruppersberg K (2016). Stärkeverdauung durch Speichel – was kommt eigentlich dabei heraus? Ein einfacher Maltose-Nachweis am Ende der enzymatischen Hydrolyse von Amylose und die überraschende Anwesenheit von Glucose im Verhältnis 1:15. In: MNU Journal. Band 69, Nr. 5. Verlag Klaus Seeberger, 2016, 325–328

Die pH-Durchschnittswerte des Speichels, gemessen vor oder zwischen Mahlzeiten, liegen allgemein bei 6,5–6,8 pH. Wobei der pH-Wert vor dem Essen meist bei 6,8 oder höher liegt. Ist der Speichel-pH-Wert vor dem Essen 6,4 oder geringer, kann mit reduzierter Stärkeverdauung gerechnet werden.

Im Speichel von Neugeborenen wird außerdem ein Enzym produziert, die linguale Lipase, das die Spaltung der Muttermilch fördert.

Magendrüsen produzieren Pepsin, HCl, Rennin und gastrische Lipasen, eine Gruppe von Esterasen, die für die Fettspaltung notwendig sind. Phospholipasen und Triglyzeridlipasen werden von dieser Enzymgruppe gespalten. Pepsin, ein proteolytisches Enzym, benötigt einen Säuregrad von 1,8–2,0, um funktionieren zu können, und Rennin wird nur während der Kindheit produziert. Es ist für die Spaltung von Casein, einem Milcheiweiß, notwendig.

Die Bauchspeicheldrüse oder Pankreas produziert eine Vielzahl von Enzymen, die u. a. für die Kohlenhydrat- und Eiweißspaltung benötigt werden, wogegen die Leber eine Vielzahl von Enzymen und Gallensalze produziert, die für Fettspaltungen notwendig sind. Die für den Zuckerstoffwechsel notwendigen Enzyme Sukrose, Maltase und Laktase werden im Darm produziert. Proteinspaltende Enzyme wie z. B. Trypsin und Chemotrypsin verarbeiten Proteine zu Polypeptiden und Peptonen, während Enzyme wie Peptidasen Polypeptide zu Aminosäuren abbauen.

Die hier erwähnten Verdauungsenzyme stellen nur einen Bruchteil der Enzymproduktion dar, die tagtäglich im menschlichen Organismus stattfindet. Circa eine Million Zellen werden pro Stunde vom Körper produziert und allein jeder dieser Zellen enthält eine Vielfalt von Enzymen (man schätzt bis zu 1.000), die die Zellerhaltung unterstützen. Die Mehrzahl dieser Enzymfunktionen ist uns noch nicht einmal bekannt und man darf mit Recht sagen, dass Enzyme lebenswichtige Katalysatoren sind, denen mehr Aufmerksamkeit geschenkt werden sollte. Vieler dieser noch unbekannten Enzymsysteme sind möglicherweise der Schlüssel für die Krebsbekämpfung.

Die Enzymtherapie ist relativ neu und noch weitgehend unerforscht. Russische Studien zeigen, dass Paralyse durch Enzyminjektionen behoben werden konnte, während amerikanische und europäische Forschungen demonstrieren, dass schmerzhafte Entzündungen wie z. B. Bandscheibenentzündungen und Rheuma durch proteolytische Enzymtherapie verringert werden konnten.[24]

24 Leipner J et al. (2001). Therapy with proteolytic enzymes in rheumatic disorders. BioDrugs 2001;15(12):779–89.

Kohlenhydrate

Kohlenhydrate (KH) sind wichtige Energielieferanten, die als Glykogen im menschlichen Organismus gespeichert werden. Polysaccharide sind wichtig als Gerüstsubstanzen (Zellulose, Chitin, Lignin u. a.), als Bestandteil von Proteinen wie Glykoproteinen und Lipiden (Glykolipide).

Kohlenhydrate sollten den größten Teil der menschlichen Nahrung ausmachen, denn sie sind unsere Hauptenergielieferanten. Wie viele Kohlenhydrate am Tag „der größte Teil" sind, definiert die Deutsche Gesellschaft für Ernährung (DGE), wobei darauf hingewiesen wird, dass die Kohlenhydratzufuhr den individuellen Energiebedarf, den Bedarf an Protein und die Richtwerte für die Fettzufuhr berücksichtigt werden sollte. Eine vollwertige Mischkost sollte begrenzte Fettmengen und mehr als 50 % der Energiezufuhr in Form von Kohlenhydraten enthalten.

Die DGE erklärt dazu: „Auf der Basis des experimentell ermittelten durchschnittlichen Bedarfs des Erwachsenen an Protein mit hoher Qualität ergibt sich unter Einbeziehung von individuellen Schwankungen und einer häufig verminderten Verdaulichkeit in einer gemischten Kost eine empfohlene Zufuhr von 0,8 g Protein pro kg Körpergewicht. In einer ausgewogenen Mischkost entspricht dies einem Anteil des Nahrungsproteins von 9–11 % des Energierichtwerts (EN %) Unter Berücksichtigung der Umsetzung in die Praxis wird eine Zufuhr von 15 EN % als akzeptabel angesehen."[25, 26, 27]

Kohlenhydratreiche Nahrungsmittel sind alle Gemüse, Obst und Getreide. Die Nahrungsaufnahme dieser KH erfolgt meist in der Form von Disacchariden (Saccharose, Laktose) oder Polysacchariden (Stärke oder Glykogen). Von der Zelle können nur freie Monosaccharide aufgenommen werden, und somit werden Di- und Polysaccharide im Dünndarmlumen und in den Dünndarm-Mukosazellen durch Enzyme wie Amylasen in Monosaccharide gespalten und in die Blutbahn abgegeben.

---

25 DGE (2021). DGE-Position. Richtwerte für die Energiezufuhr aus Kohlenhydraten und Fett.

26 DGE (2011). Kohlenhydratzufuhr und Prävention ausgewählter ernährungsmitbedingter Krankheiten – Evidenzbasierte Leitlinie. Bonn (2011). Quelle: https://www.dge.de/wissenschaft/leitlinien/leitlinie-kohlenhydrate/?L=0 (letzte Einsicht 21.01.2021)

27 DGE, Österreichische Gesellschaft für Ernährung, Schweizerische Gesellschaft für Ernährungsforschung, Schweizerische Vereinigung für Ernährung (2008). Referenzwerte für die Nährstoffzufuhr. Neuer Umschau Buchverlag, Neustadt a. d. Weinstraße, 1. Auflage, 3. vollständig durchgesehener und korrigierter Nachdruck

Disaccharide oder Zweifachzucker

Disaccharide, auch Zweifachzucker genannt, sind doppelte oder zweifache Kohlenhydratmoleküle, die durch Enzyme im Verdauungsapparat in Monosaccharide gespalten werden. Die wichtigsten für den Körper verwertbaren Zweifachzucker sind die Saccharose, die Maltose sowie die Laktose.[28]

Saccharose oder Sukrose ist der im Haushalt am meisten verwendete weiße oder braune Zucker. Die Saccharose besteht aus den Einfachzuckern Glukose und Fruktose und wird allgemein aus Zuckerrüben oder Zuckerrohr gewonnen. Nicht mehr als 10 % der mit der Nahrung zugeführten Energie sollten in Form von Saccharose aufgenommen werden. Ein hoher Zuckerverbrauch kann zu Übergewicht, Karies, Herzinfarkt und Atherosklerose führen.

Maltose oder Malzzucker besteht aus zwei Glukose-Molekülen und entsteht während des Abbaus von Stärke. Diese Form von Zucker kommt in keimendem Getreide vor und entsteht bei der Bierherstellung. Maltose verursacht die geringsten Gärungserscheinungen im Verdauungstrakt, vorausgesetzt, es liegt kein Maltasemangel vor, der wiederum Maltoseintoleranz verursacht.

Laktose, auch Milchzucker besteht aus den Einfachzuckern Glukose und Galaktose. Laktose ist das am wenigsten lösliche Disaccharid und der am wenigsten süße Zucker, der auch langsamer als alle anderen gespalten und ins Blut aufgenommen wird. Laktose ist in der Milch aller Säugetiere enthalten, also auch in der menschlichen Muttermilch. Dieser Zweifachzucker, der durch das Enzym Laktase gespalten wird, fördert die Calciumverwertung. Laktose fördert das Wachstum darmfreundlicher Bakterien und wird somit zur Behandlung von Darmstörungen eingesetzt, insbesondere bei Kleinkindern. Laktose wird vielfach in der Neben- oder Nachbehandlung von Antibiotikatherapie angewandt. Kuhmilch enthält reichlich Laktose. Bei Laktoseintoleranz, einem ererbten oder erworbenen Kohlenhydrat-Stoffwechselproblem, wird das Enzym Laktase nicht ausreichend produziert. Amerikanische Studien zeigen, dass die Laktaseproduktion des Körpers mit zunehmendem Alter nachlässt, was wiederum dazu führt, dass die Kuhmilchverträglichkeit mit zunehmendem Alter abnimmt. Bei Laktasemangel klagen Betroffene nach dem Konsum laktosehaltiger Lebensmittel über Bauchkrämpfen, Blähungen, Übelkeit oder Durchfall.[29]

28 Raithel, M., et al. (2013). „Kohlenhydratmalassimilation häufig vorkommender Mono- und Disaccharide: Abgestuftes diagnostisches Vorgehen und Differenzialdiagnosen", in: Deutsch Ärztebl Int 2013; 110(46): 775–782

29 Thalhammer M et al. (2019). Netdoktor.at. Quelle: https://www.netdoktor.at/krankheit/laktoseintoleranz-8073 (letzte Einsicht 15.01.2021)

Bei Laktoseintoleranz-Verdacht sollte auf alle Kuhmilchprodukte und laktosehaltigen Produkte verzichtet werden. Homöopathische Tabletten sind häufig auf Milchzucker aufgebaut und müssen u. U. von laktoseintoleranten Patienten gemieden werden.

Polysaccharide

Glykogen ist ein Polysaccharid. Es dient der kurz- bis mittelfristigen Speicherung und Bereitstellung des Energieträgers Glukose im menschlichen und tierischen Organismus. Auch Pilze verwenden diese Form der Energiespeicherung, während Pflanzen Stärke als Kohlenhydratspeicher benutzen. Zucker, die nicht sofort als Energie Verwendung finden, werden zu Glykogen umgewandelt und in der Leber und den Muskeln gespeichert. Diese Notspeicherung oder Glykogenreserve ist für Stresssituationen notwendig.

Unter der Glykogenolyse versteht man den physiologischen Abbau von Glykogen zu Glukose-1-phosphat und Glukose, d. h. die Glykogenolyse ist der intrazelluläre Abbau von Glykogen, der hauptsächlich in Leber und Muskel stattfindet. Adrenalin und Glukagon (Glukagon ist ein Peptidhormon, das in den A-Zellen der Langerhans'schen Inselzellen in der Bauchspeicheldrüse, sowie in kleineren Mengen im ZNS gebildet wird) stimulieren die Glykogenspaltung. Sobald der Adrenalinvorrat erschöpft ist, wird der Glykogen-Glukose Abbau unterbrochen und die Glykogenproduktion und -speicherung fortgesetzt. Das erklärt die Energielosigkeit übergewichtiger Patienten. Durch eine gezielte Nährstoffzufuhr, die der Nebennierenunterstützung gelten sollte, wird bei diesen Patienten die Energiezunahme sowie ein folgender Gewichtsverlust ohne Kalorienreduktion deutlich.[30]

Als Glykogenspeicherkrankheiten bezeichnet man eine pathologisch gesteigerte Glykogenspeicherung in Leber, Nieren, Herz, Muskulatur und Zentralnervensystem.

Stärke

Diese ist im Aufbau homolog zu dem von Glykogen. Stärkemoleküle bestehen aus D-Glukose-Einheiten, die über glykosidische Bindungen miteinander verknüpft sind. Stärke besteht meist zu 20–30 % aus Amylose und 70–80 % aus Amylopektin. In Aus-

30 DocCheck Flexikon. Glykogenolyse. Quelle: https://flexikon.doccheck.com /de/Glyko genolyse (letzte Einsicht 23.1.2021)

nahmefällen können die Mengenverhältnisse auch abweichen, so enthält etwa der sogenannte Klebreis fast ausschließlich Amylopektin.

Stärke wird nur von Pflanzen gebildet, wie z. B. Getreide und Kartoffeln. Es ist in kaltem Wasser unlöslich, quillt und verkleistert aber in warmem Wasser ab ca. 50 °C auf. Deshalb wird Stärke auch zum Andicken von Speisen verwendet.

In der Technik wird Stärke wegen ihres Quell- und Klebevermögens zur Herstellung von Leimen, Klebstoffen und Textilappreturen verwendet.

Die in Vollkorn oder Gemüsen enthaltene Stärke kann vom Körper erst dann verwendet werden, wenn die äußere Membran dieser Stärkelieferanten durch Mahlen oder Kochen gespalten wurde. Gründliches Kauen erfüllt auch diesen Zweck. Sobald diese Kohlenhydrate durch Mahlen, Kochen oder Kauen entsprechend vorbereitet wurden, ist das Enzym Ptyalin, das sich im Speichel befindet, in der Lage, Stärke zu Dextrin abzubauen. Durch Hydrolyse der Stärke erhält der Körper Dextrin, ein reduziertes Polysaccharid, das in der Pharmazie vielfach als Hilfsstoff verwendet wird.

Das stärkespaltende Ptyalin baut Dextrin zu Maltose ab, einem Disaccharid, das zu Glukose, einem Monosaccharid, gespalten wird.

Ballaststoffe

Ballaststoffe sind Pflanzenbestandteile, die der Mensch nicht oder nur eingeschränkt verdauen kann. Sie finden sich in pflanzlichen Lebensmitteln hauptsächlich in den Randschichten des Getreidekorns sowie in Hülsenfrüchten, Gemüse und Obst, Nüssen und Samen. Ballaststoffe gehören zu den Kohlenhydraten und liefern keine oder nur wenige Kalorien. Im menschlichen Körper erfüllen sie wichtige Funktionen. Es ist empfehlenswert, mindestens 30 g Ballaststoffe aufzunehmen. Dies gelingt über den Verzehr von Vollkornprodukten, Gemüse und Obst sowie Nüssen und Hülsenfrüchten.

Ballaststoffe verzögern die Magenentleerung, regen die Darmtätigkeit an und fördern so die Verdauung. Zudem sättigen ballaststoffreiche Lebensmittel gut und können helfen, das Körpergewicht zu halten bzw. zu senken. Ballaststoffe können einen Teil des Cholesterins im Darm binden und so einen Beitrag zur Senkung des Cholesterinspiegels im Blut leisten. Im Dickdarm entfalten Ballaststoffe probiotische Wirkungen, d. h. sie versorgen die dort ansässigen Mikroorganismen mit Nährstoffen und fördern deren Wachstum.

Zellulose und Hemicellulose sind Ballaststoffe, die gewöhnlich als unlösliche Kohlenhydrate bezeichnet werden. Sie befinden sich in Früchten, Samen- und Getreideschalen sowie den Stängeln, Blättern, Wurzeln, Wurzelstöcken und Knollen von Gemüsen.

Lignin, ein weiterer Ballaststoff, befindet sich hauptsächlich in Alfalfa, ist aber vor allem ein wesentlicher Bestandteil des Holzes.

Ballaststoffe sind für den menschlichen Körper fast vollkommen unverdaulich und wurden deshalb für lange Zeit als unwichtig betrachtet. Internationale Forschungsarbeiten zeigen jedoch, dass Ballaststoffe außerordentlich wichtig für die Verdauung sind. Arteriosklerose, Hyperlipidämie, Divertikulitis, Kolitis, Darmkrebs, Hämorrhoiden und Phlebitis gelten heute bereits als Folgeerscheinungen einer ballaststoffarmen Ernährungsweise.

Dr. Denis Parsons Burkitt, bekannt vor allem durch die Erstbeschreibung des nach ihm benannten Burkitt-Lymphoms, vertrat die zu seiner Zeit sehr umstrittene Meinung, dass eine ballaststoffreiche, stuhlgangfördernde Diät Darmkarzinogene und somit die Darmkrebsgefahr reduziert. Die Richtigkeit dieser Ansicht wurde inzwischen von Forschern bestätigt.[31]

Eine ballaststoffreiche Ernährung fördert die Entwicklung gesunder Bakterien (Streptococcus und Laktobazillus). Darmkrebs ist selten bei Völkern, deren Ernährung aus vorwiegend ballaststoffreicher Nahrung besteht. Bevölkerungen, deren Hauptnahrungsmittel aus „verfeinerten", also raffinierten Lebensmitteln bestehen, weisen ein hohes Darmkrebsrisiko auf. Weltweit gilt Darmkrebs als die dritthäufigste Krebsart bei Männern und die zweithäufigste bei Frauen. Im Jahre 2018 gab es weltweit 1,8 Millionen neue Fälle. Ungarn zeigte die höchste Rate, gefolgt von Südkorea.[32]

Divertikulitis gilt als eine moderne Krankheit. Darunter versteht man die Entzündung eines Divertikels. Im engeren Sinn ist damit vor allem die Entzündung von Divertikeln des Kolons gemeint. Eine Divertikulitis anderer Darmteile (z. B. Dünndarmdivertikulitis) ist selten. Eine Divertikulitis erleiden in der Regel ältere Patienten, zunehmend sind aber auch jüngere Erwachsene (20–45 Jahre) betroffen. Die Wahrscheinlichkeit zu erkranken, steigt mit der Anzahl der vorhandenen Divertikel. Zwischen 10 und 25 % aller Patienten mit einer Divertikulose erleiden im Laufe ihres Lebens eine Divertikulitis.[33]

31 Reddy BS (1999). Role of dietary fiber in colon cancer: an overview. Am J Med 1999 Jan 25;106(1A):16–19

32 World Cancer Research Fund (2018). Coleteral cancer statistics. Quelle: https://www.wcrf. org/dietandcancer/colorectal-cancer-statistics/ (letzte Einsicht 21.1.2021)

33 DocCheck Flexikon. Divertikulitis. Quelle: https://flexikon.doccheck.com/de/Divertikulitis#Epidemiologie (letzte Einsicht 21.1.2021)

Symptome sind Übelkeit, Sodbrennen, Blähungen, Magen- und Darmkrämpfe, Obstipation und rektale Empfindlichkeit. Namhafte englische sowie amerikanische Forschungsarbeiten zeigen, dass eine ballaststoffreiche Ernährung eine wesentliche Verbesserung in der Mehrzahl aller Patienten erzielt.[34]

Obstipation oder Stuhlverstopfung ist allgemein die Folge einer unzureichenden Ballaststoffzufuhr. Wie der rege Laxativum-Verkauf zeigt, ist diese Unannehmlichkeit ein häufig auftretendes Symptom, das durch eine ballaststoffreichere Ernährung beseitigt werden kann. Dabei hilft Folgendes:

- den Ballaststoffkonsum langsam mit mehr Obst, Gemüse und Vollkorn steigern
- mehr Wasser trinken. Laut der Ernährungsberaterin der Mayo Clinic, USA, sollte ein etwa 70 kg schwerer Mann etwa 2 l Flüssigkeit zu sich nehmen, vorwiegend als Wasser.
- mehr Bewegung. Diese stimuliert die Darm peristaltik.
- Stress reduzieren. Unter Stress wird die Kommunikation von Gehirn und Verdauungstrakt blockiert.
- Wenn der Drang zur Darmentleerung besteht, sollte diesem nachgegangen werden. Das ist zwar logisch, wird aber nicht immer befolgt. Folglich wird eine normale Funktion blockiert.

Sobald der Stuhlgang sich normalisiert hat, reduziert sich auch das Hämorrhoiden-Risiko. Eine Hämorrhoide (extern oder intern) ist nichts weiter als eine geschwollene Vene, die neben der Hautoberfläche oder in der Analgegend erscheint. Stuhlbeschwerden verursachen zuerst Empfindlichkeit und eventuell Schmerz. Dünne Hautschichten schwellen an und bluten während der Stuhlentleerung oder, im Falle interner Hämorrhoiden, sobald die Zirkulation erschwert ist.

Vegetarier leiden selten unter Obstipation, Hämorrhoiden oder Divertikulitis.

Vitamine

Vitamine sind lebenswichtige Wirkstoffe, die vom menschlichen Organismus nicht ausreichend hergestellt werden können. Sie müssen deshalb mit der Nahrung zugeführt werden. Eine ausgewogene Mischkost, die reichlich Frischobst und -gemüse enthält, führt dem Körper notwendige Vitamine zu, doch ob diese Zufuhr den Ansprüchen des

34 Waldmann SD (2019). Diverticulitis in Atlas of Common Pain Syndromes (Fourth Edition). Quelle: https://www.sciencedirect.com/book/9780323547314/atlas-of-common-pain-syndromes (letzte Einsicht 21.1.2021)

Individuums genügt, wird von Forschern und Ärzten diskutiert. Stoffwechselprobleme, Organschwächen, Umweltbelastungen sowie spezifische Krankheitsbilder erhöhen Nährstoffanforderungen.

Bereits 1954 wurde während der zweiten Konferenz der Vereinigung zur Hilfe behinderter Kinder (Association for the Aid of Crippled Children) erklärt, dass eine gute Schwangerschaftsdiät die Gesundheit der Neugeborenen deutlich fördert. Tot- und Frühgeburten sowie Geburtsfehler wurden ausnahmslos mit einer mangelhaften Schwangerschaftsernährung in Verbindung gebracht.

Eine gesunde Ernährung ist während der Schwangerschaft äußerst wichtig. Allerdings gilt der Satz, dass während einer Schwangerschaft für zwei gegessen werden soll, nicht. Viel wichtiger ist es, besonders hochwertige Nahrungsmittel zu sich zu nehmen: viel frisches Obst, Gemüse und Vollkornprodukte. Scholl und Kollegen wiesen nach, dass eine verbesserte Nährstoffzufuhr bei amerikanischen Frauen mit niedrigem Einkommen die Frühgeburtenrate deutlich reduzierte und das niedrige Geburtsgewicht der Frühgeborenen maßgeblich verbesserte.[35]

Der Amerikaner Emanuel Cheraskin, Mediziner, Captain bei der US-Armee, Professor der University of Alabama und Autor richtungsweisender Bücher der Orthomolekulartherapie erklärte bereits vor Jahrzehnten, dass die Nährstoffanforderungen gleicher Alters- und Geschlechtsgruppen enorm unterschiedlich sind. Wie Linus Pauling vertrat er die Meinung, dass Stress den Vitamin-C oder Vitamin-B-Bedarf des Einzelnen um das Vielfache erhöhen kann. Zudem wird der Vitamin-E-Bedarf u. a. durch Ernährungsfehler oder Umweltbedingungen (verschmutzte Luft, Chemikalien etc.) bestimmt. Stoffwechselstörungen sowie genetische Anforderungen verursachen unterschiedliche Nährstoffbedürfnisse, die berücksichtigt werden müssen.[36]

Der von der Deutschen Gesellschaft für Ernährung festgelegte durchschnittliche Vitaminbedarf kann somit in der Krankheitsbehandlung nicht als ausreichend oder optimal gelten.

Vitamine, diese lebenswichtigen Stoffe, kann der Körper bis auf wenige Ausnahmen nicht selbst herstellen. Daher ist er auf die Zufuhr mit der Nahrung angewiesen. Eine Ausnahme stellt Vitamin D dar – das einzige Vitamin, das der Körper in nennenswerten Mengen erzeugen kann. Bakterien im menschlichen Darm bilden zwar auch Vitamin K und B_{12}, aber nicht genug, um den Organismus damit zu versorgen.

35 Scholl TO et al. (1997). Use of multivitamin/mineral prenatal supplements: influence on the outcome of pregnancy, Am J Epidemiol, 1997;146(2):134–141)

36 Cheraskin E, Ringsdorf WM (1995). Diet and Disase. Keats Publ.1995

Vitamine lassen sich in zwei Gruppen einteilen: fett- und wasserlösliche.

Fettlösliche Vitamine

Die Vitamine A, D, E, und K gehören in diese Gruppe. Sie werden am besten vom Darmtrakt resorbiert, wenn sie mit Fett zugeführt werden. Wenn der Fettstoffwechsel oder die Fettverwertung gestört ist, wird die Aufnahme der fettlöslichen Vitamine beeinträchtigt. Mineralöle oder eine ungenügende Produktion der Gallenflüssigkeit hemmen ebenfalls die Verwertung fettlöslicher Vitamine.

Fettlösliche Vitamine sind nicht wasserlöslich. Sie werden vornehmlich in der Leber gespeichert und durch den Darmtrakt ausgeschieden. Nachdem fettlösliche Vitamine sich bei einem Überangebot im Organismus, vornehmlich der Leber, anreichern, wird unter anderem häufig auf die Gefahr einer Vitamin-A- oder -D-Toxizität hingewiesen. Allerdings sind die Mengen, die toxische Symptome auslösen können, extrem hoch. Patienten mit Leberfunktionsstörungen gelten als Risikogruppe.[37, 38]

Vitamin A

In seiner biologisch aktiven Form (Retinol) kommt Vitamin A ausschließlich in tierischen Nahrungsmitteln vor. In pflanzlichen Lebensmitteln steckt das Provitamin A, auch Beta-Carotin genannt, das der Körper zu Vitamin A umwandeln kann.

Vitamin A ist wichtig für die Wachstumsprozesse vieler Zellen, für die Gesundheit der Augen und trägt dazu bei, Haut und Schleimhäute gesund zu halten. Der Referenzwert der DGE (Deutsche Gesellschaft für Ernährung e. V.) für Vitamin A wird für erwachsene Männer mit 1,0 mg Retinol-Äquivalent/Tag (= 3.333 IE) und für Erwachsene Frauen mit 0,8 mg Retinol-Äquivalent/Tag angegeben. Von diesen Referenzmengen nimmt die DGE an, dass sie von einem gesunden Menschen zum Erhalt der Gesundheit benötigt werden.

37 Hathcock JN et al. (1990). Evaluation of vitamin A toxicity. The American Journal of Clinical Nutrition, Volume 52, Issue 1990; 52:183–202

38 Vieth R. Vitamin D toxicity, policy, and science. J Bone Miner Res. 2007 Dec;22 Suppl 2:V64-8. doi: 10.1359/jbmr.07s221. PMID: 18290725.

In welchen Lebensmitteln ist Vitamin A enthalten?
Eine Normalportion Leber enthält ein Vielfaches der Tagesration. Butter und Käse sind ebenfalls reich an Vitamin A. Wie der Name verrät, enthalten Karotten besonders große Mengen, ebenso können roter Paprika, Tomaten, Brokkoli oder Aprikosen den Bedarf gut decken. Beta-Carotin wird vom Körper leichter aufgenommen, wenn gleichzeitig eine kleine Menge Fett dazu verzehrt wird.

Vitamin-A-Mangel
Eine länger andauernde Unterversorgung mit Vitamin A kann ein trockenes Hautbild sowie Lichtempfindlichkeit und in schweren Fällen Nachtblindheit zur Folge haben. Außerdem steigt unter Umständen die Anfälligkeit für Infektionen der Atemwege. Als weitere Mangelerscheinung werden Akne, trockenes, sprödes Haar, brüchige Nägel, Tränenmangel, Reproduktions- wie auch Befruchtungsschwierigkeiten angegeben.[39, 40, 41]

Akuter Vitamin-A-Mangel ist selten in Industrieländern, jedoch weitverbreitet in Entwicklungsländern. Etwa 250 Millionen Vorschulkinder leiden daran und jedes Jahr sterben etwa eine Million Kinder an diesem Mangel. Zwischen 250.000 und 500.000 Kinder erblinden dadurch. Auch führt Vitamin-A-Mangel zu einer stark erhöhten Komplikationsrate bei Infektionskrankheiten wie Masern. Bei an Masern erkrankten Kindern empfiehlt die WHO eine zweimalige Gabe an Vitamin A, die laut WHO eine masernbedingte Erblindung oder Augenschäden verhindern und außerdem die Mortalität senken kann.[42]

Vitamin-A-Überdosierung
Eine Überversorgung mit Vitamin A kann sich in Kopfschmerzen und Übelkeit äußern. Werden sehr hohe Mengen über längere Zeit eingenommen, kann es zu Leberschädigungen führen. Hypervitaminose A, ähnlich der Hypovitaminose A, wurde zwar mit einem erhöhten Frakturrisiko in Verbindung gebracht, doch gehen hier die Meinungen der Experten auseinander.[43, 44]

---

39 Dowling JE, Wald G (1958). Vitamin A deficiency and night blindness. Proc Natl Acad Sci USA.1958;44:648–61.
40 Sommer A, West KP (1995). Vitamin A deficiency: health, survival and vision. New York: Oxford University Press; 1995.
41 Sommer A (1835). Vitamin A Deficiency and Clinical Disease: An Historical Overview. The Journal of Nutrition, 2008; 138(10):1835–1839
42 WHO (2019). Measles. Quelle: https://www.who.int/news-room/fact-sheets/detail/measles (letzte Einsicht 16.1.2021)
43 Allwood MC, Hardy G (2005). Muscoskeletal. in Side Effects of Drugs Annual.
44 Hall BK (2005). Maintenance Awry – Achondroplasia. Chapt 27 in Bones and Cartilage. 2005: 358–366

Eine akute Hypervitaminose A (Einnahme über 1 Mio. IE täglich) ist selten und äußert sich in Form von Schmerzen, Schwindel und Erbrechen. Die chronische Form der Hypervitaminose A zeichnet sich durch sehr schmerzhafte Schwellungen des Periosts (Knochenhaut), Hämorrhagien, Haarausfall, Reizbarkeit und einem Anstieg der Serum-Phosphatase aus.

Der amerikanische Mediziner Dr. Robboy wies nach, dass hohe Beta-Carotin-Werte im Blut häufig bei Patienten mit Anorexia Nervosa zu finden sind und dass diese Hypervitaminose die Folge einer akuten Stoffwechselstörung ist. Blutuntersuchungen dieser Patientengruppe zeigten durchschnittlich Werte von 90 µg% Beta-Carotin, während in gesunden Testpersonen 23 µg% nachwiesen wurden. Die Durchschnittswerte von Krebspatienten mit akuter Appetitlosigkeit lagen dagegen bei 4,4 µg%.

Philipp und Kollegen untersuchten den Vitaminstatus von 24 bulimischen und 8 anorektischen Patienten. Dabei zeigte sich eine deutlich reduzierte Aufnahme der Vitamine A, E, C, B_1, B_2, B_6, B_{12} und Folat. Vier Patienten hatten sehr hohe, fast toxische Retinol-Konzentrationen. Die Aktivierung von erythrozytischer Transketolase, Glutathionreduktase und Aspartattransketolase war bei einigen Patienten verstärkt. Eine plausible Ursache ist ein Mangel an Vitamin B_1, B_2 und B_6. Fünf Patienten zeigten eine verlängerte Prothrombinzeit, möglicherweise aufgrund eines Vitamin-K-Mangels. Alle diese Ergebnisse verdeutlichen, dass der Vitaminstatus von Bulimie- und Anorexie-Patienten regelmäßig kontrolliert werden sollte, um schwere Vitaminmängel oder Vergiftungen zu vermeiden.[45]

Das wasserlösliche Provitamin A (Beta-Carotin) wird allgemein gut toleriert. Carotinbelastungen bei Vegetariern oder Kleinkindern, die karottenreich ernährt werden, zeichnen sich durch die bekannte Gelbfärbung der Haut aus. Dies ist ein erstes Belastungssymptom, das nach Carotinentzug innerhalb weniger Tage eliminiert werden kann.

Fischöle und Lebertran enthalten hohe Mengen an fettlöslichem Vitamin A. Die folgende wahre Geschichte sollte einem Pharmazeutikagebrauch-Vergleich standhalten:

Eine niederländische Fischermannschaft fing einen über 2 Meter langen Heilbutt. Einer der Fischer aß zweidrittel Pfund der Leber, was circa 30 Millionen Einheiten Vitamin A entspricht. Es zeigten sich schwere frontale Kopfschmerzen, Brechreiz, Gleichgewichtsstörungen, Hautrötungen und -schwellungen, sowie Hautschälungen. Die Dosis war nicht letal.

45 Philipp E et al. (1989). Vitamin status in patients with anorexia nervosa and bulimia nervosa. Int J of Eating Disorders 1989

Pangamsäure wird fälschlicherweise auch Vitamin B_{15} genannt. Es wird als eine nicht lebensnotwendige Substanz eingestuft, denn der Körper muss diese nicht über die Nahrung aufnehmen, er kann sich selbst damit versorgen. Ob es zu einem Mangel kommen kann, ist nicht ausreichend erforscht.

Es lässt sich aufgrund der unzureichenden Forschung kaum etwas zur Langzeitversorgung über Nahrung oder Supplemente sagen. Weder von der Europäischen Behörde für Lebensmittelsicherheit (EFSA) noch vom Bundesinstitut für Risikobewertung (BfR) gibt es bislang eine Einschätzung. Eine Suche zu den Begriffen Pangamsäure oder Pangaminsäure auf der Webseite der Deutschen Gesellschaft für Ernährung (DGE) ergab keine Information.

Pangamhaltige Präparate können, je nach Produkt, ein variierendes Gemisch an Stoffen wie z. B. Dimethylglycin (DMG), Glycin, Gluconsäure oder Diisopropylamin-Dichloracetat – oder in manchem Fällen auch Dimethylglycin als alleinigen Wirkstoff enthalten. Diemthylglycin ist eine chemische Verbindung aus der Gruppe der Karbonsäuren und Glycinderivate mit der Summenformel C4H9NO2.

Pangamsäure ist ein Ester der Glukonsäure und Dimethylglycin mit der Summenformel C10H19NO8. Die Pangamsäure ist ein Zwischenprodukt des Cholin-Stoffwechsels, doch ist nicht klar, wie die Pangamsäure in den Stoffwechsel eingreift.

Die amerikanische Behörde für Lebensmittel und Arzneimittel (FDA) nahm aufgrund der mangelhaften Datenlage und der unklaren Zusammensetzung pangamhaltiger Präparate diese bereits 1995 vom Markt.

Vitamin D

Vitamin D nimmt eine Sonderstellung unter den Vitaminen ein. Der Körper kann einen Teil davon mithilfe von Sonnenlicht selbst herstellen. Dieses Vitamin gehört zur Gruppe der Sterole und ist wichtig für die Produktion verschiedener Hormone. Die wichtigsten Calciferole sind Ergocalciferol (Vitamin D_2) und Cholecalciferol (Vitamin D_3), die aus ihren Provitaminen Ergosterol bzw. 7-Dehystrosterol durch Ultraviolettstrahlung entstehen. 7-Dehydrosterol kann auch im Organismus mithilfe der Gallenflüssigkeit im Darmtrakt aus Cholesterin synthetisiert werden. In der Leber wird es zu 25-Hydrovitamin-D-3 umgewandelt. Proteinträger transportieren es zu den Nieren, wo es weiter verarbeitet wird. Grant und Kollegen untersuchten, inwieweit Vitamin D das Risiko einer Covid-19-Erkrankung beeinflusst. Sie kamen zu der Meinung, dass eine entsprechende Supplementation die Abwehr wie auch den Krankheitsablauf wesentlich verbessern kann.[46] Dieser Meinung sind inzwischen weitere Forscher.[47, 48] Dr. Suika und Kollegen der Mayo Clinic vertreten die Meinung, dass eine entsprechende Vitamin-D-Diagnostik und Therapie bei Covid-19 wie auch bei anderen Patienten mit infektiösen Erkrankungen in Betracht gezogen werden sollte.[49, 50]

Vitamin D ist wichtig für den Kalzium- und Phosphorstoffwechsel, die Knochen- und Zahnbildung, die Formierung spezieller Ribonukleinsäuren, beeinflusst Immun- und Enzym- wie auch neurologische Funktionen. Vitamin D_3 besitzt ein breites Wirkungsspektrum. Es wirkt nicht wie ein klassisches Vitamin, sondern vielmehr wie ein Hormon, das zahlreiche körperliche Prozesse regelt.[51]

In welchen Lebensmitteln ist Vitamin D enthalten?
Vitamin D kommt nur begrenzt in Lebensmitteln vor. Am höchsten ist die Konzentration in fetten Fischsorten, beispielsweise Dorschleber, Lachs, Hering oder Makrele. Angereicherte Milch, aber auch Leber und Eigelb enthalten Vitamin D.

Vitamin-D-Mangel
Vitamin-D-Mangelerscheinungen sind häufiger in sonnenarmen Ländern anzutreffen. So zeigt sich Vitamin-D-Mangel bei Frauen häufiger in den Wintermonaten.[52] Auch kommt Vitamin-D-Mangel häufig bei Frauen islamischer Länder vor, die zwar im sonnenverwöhnten Klima wohnen, doch durch ihre körperverhüllende Kleidung keinen Sonnenstrahlen ausgesetzt sind. Depression ist nicht selten die Folge. Tatsächlich besteht ein Zusammenhang in der Ätiologie neurologischer Erkrankungen, einschließlich Depressionen und Vitamin-D-Mangel.[53] Dass Vitamin-D-Mangel psychiatrische Störungen auslöst, scheint auch genetisch bedingt. Die Vitamin-D-Rezeptoren (VDR) und damit

46 Grant WB et al. (2020). Evidence that Vitamin D Supplementation Could Reduce Risk of Influenza and COVID-19 Infections and Deaths. Nutrients 2020 Apr 2;12(4):988.

47 Boucher BJ (2020). Vitamin D status as a predictor of Covid-19 risk in Black, Asian and other ethnic minority groups in the UK. Diabetes Metab Res Rev. 2020;36(8):e3375

48 Xu Y et al. (2020). The importance of vitamin d metabolism as a potential prophylactic, immunoregulatory and neuroprotective treatment for COVID-19. Transl Med. 2020 Aug 26;18(1):322. doi: 10.1186/s12967-020-02488-5.

49 Kennel KA et al. (2010). Vitamin D deficiency in adults: when to test and how to treat. Mayo Clin Proc. 2010; 85: 752-758

50 Siuka D et al. (2020). Vitamin D Supplementation During the COVID-19 Pandemic. Mayo Clin Proc. 2020 Aug;95(8):1804-1805.

51 Zittermann A, Gummert JF (2010). Nonclassical vitamin D action. Nutrients. 2010 Apr;2(4):408-25. doi: 10.3390/nu2040408. Epub 2010 Mar 25. Review. PubMed PMID: 22254030

52 Shipowick CD et al. (2009). Vitamin D and depressive symptoms in women during the winter: a pilot study. Appl. Nurs. Res 2009; 22(3), 221-225.

53 Cuomo A et al. (2017). Depression and Vitamin D Deficiency: Causality, Assessment, and Clinical Practice Implications. Neuropsychiatry 2017; 7(5)

assoziierten Enzyme (CYP 24A1, CYP 27B1) im Cortex, Thalamus, Kleinhirn, Substantia Nigra, Amygdala und Hippocampus scheinen dabei eine Rolle zu spielen.[54, 55]

Osteoporose und Osteomalazie ist vielfach von Vitamin-D-Mangel begleitet. Jia und Kollegen der orthopädischen Fakultät der Kunming Medical University, China, weisen darauf hin, dass Vitamin-D-Rezeptoren den Knochenstoffwechsel beeinflussen.[56]

Laut Lips und van Schoor beeinflusst Vitamin-D-Status die Knochendichte sowie den Knochenstoffwechsel. Der aktive Vitamin-D-Metabolit 1,25(OH)2D stimuliert die Aufnahme von Kalzium aus dem Darm. Folgen eines Vitamin-D-Mangels sind sekundärer Hyperparathyreoidismus und Knochenschwund, der zu Osteoporose und Knochenbrüchen führt. Weitere Folgen eines Vitamin-D-Mangels sind Mineralisierungsdefekte, die langfristig Muskelschwäche und Osteomalazie verursachen können.[57]

Ein gestörter Vitamin-D-Stoffwechsel beeinflusst die Pathogenese des sekundären Hyperparathyreoidismus bei chronischen Nierenerkrankungen. So ist der allmähliche und fortschreitende Rückgang von 1,25-Dihydroxyvitamin-D im Verlauf einer chronischen Nierenerkrankung das Ergebnis mehrerer Mechanismen, die die Nierenfunktionen einschränken, sodass der 1,25-Dihydroxyvitamin-D-Spiegel trotz steigender Parathormonspiegel nicht aufrechterhalten werden kann.[58]

Dr. Anthony Norman (1938–1975), herausragender US-Biochemiker, Professor der University of California, Pionier der Vitamin-D-Forschung und Autor wegweisender Schriften, vertrat bereits vor Jahrzehnten die Meinung, dass schon die tägliche Zufuhr von nur 100 IE Vitamin D die Kalziumresorption positiv beeinflusst und einem Absinken des Plasma-Kalziumspiegels entgegenwirkt.

Seit dem Mittelalter wird Lebertran medizinisch verwendet. Bereits 1824 wurde es als Mittel zur Rachitisbehandlung erwähnt, etwa zwei Jahre nachdem bekannt wurde, dass Sonnenlicht in Form der damals populären Sonnenkuren ebenfalls zur Verhütung bzw. Behandlung dieser Krankheit eingesetzt werden kann. Im Jahre 1919 demonstrierte Dr. McCallum, dass Vitamin A nicht, wie gewöhnlich angenommen, die wirksame Sub-

54 Prufer K et al. (1999). Distribution of 1,25-dihydroxyvitamin D_3 receptor immunoreactivity in the rat brain and spinal cord. J. Chem. Neuroanatomy 1999;16(2):135–145

55 Eyles DW et al. (2005). Distribution of the vitamin D receptor and 1 alpha-hydroxylase in human brain. J. Chem. Neuroanatomy 2005;29(1):21–30

56 Jia Fu et al. (2013). Vitamin D receptor (VDR) BsmI polymorphism (rs1544410) can affect BMD variation and circulating osteocalcin levels. Genet Test Mol Biomarkers 2013 Jan;17(1):30–4

57 Lips P, van Schoor NM (2011). The effect of vitamin D on bone and osteoporosis. Best Pract Res Clin Endocrinol Metab. 2011 Aug;25(4):585–91.

58 Al-Badr W, Martin KJ (2008). Vitamin D and Kidney Disease. CJASN September 2008, 3 (5) 1555–1560

stanz des Lebertrans ist. Erst 1922 wurde Vitamin D_3 als der antirachitische Bestandteil verantwortlich gemacht. Die Chemiker Hans Brockmann und Adolf Windaus et al. isolierten 1935 aus Fischleberölen den Wirkstoff Vitamin D_3.[59]

Als klassische Mangelerscheinungen gelten Wachstumsstörungen, Rachitis, Osteomalazie. Begleiterscheinungen eines Vitamin-D_3-Mangels sind Müdigkeit, Arthritis, Zahnkaries.

Die Empfehlungen zur Diagnostik und Therapie des Vitamin-D-Mangels beruhen in erster Linie auf den wissenschaftlich gesicherten, positiven Effekten bei Rachitis, Osteomalazie, Knochenbrüchen und Stürzen. Studien haben gezeigt, dass die Supplementierung von Vitamin D die Gesamtsterblichkeit und Infekte reduziert und auch in der Schwangerschaft positive Effekte wie eine Verminderung der Häufigkeit von Frühgeburten hat. Diskutiert werden daneben günstige Auswirkungen auf die Herzgesundheit, auf Krebs und Autoimmunerkrankungen.

Vitamin-D-Bedarf

Die folgende Information wurde der DGE Webseite entnommen und gilt für Personen mit fehlender körpereigener Bildung.

Der Referenzwert für die Vitamin-D-Zufuhr beträgt bei fehlender körpereigener Bildung 20 µg täglich. Dieser von der DGE aus Studien abgeleitete Schätzwert gilt für alle Altersgruppen ab einem Lebensjahr. Bei regelmäßigem Aufenthalt im Freien trägt unter hierzulande üblichen Lebensbedingungen die körpereigene (endogene) Bildung in der Haut zu 80–90 % zur Vitamin-D-Versorgung bei.

Demgegenüber hat die Vitamin-D-Zufuhr über die Ernährung mit den üblichen Lebensmitteln nur einen relativ geringen Anteil (10–20 %) an der Vitamin-D-Versorgung. Deshalb ist deren Erfassung nicht geeignet, um den tatsächlichen Versorgungszustand zu beurteilen. Als Marker für die Beurteilung der Versorgung wird die Konzentration von 25-Hydroxyvitamin-D im Blutserum herangezogen, weil diese die Vitamin-D-Zufuhr über die Ernährung und die körpereigene Vitamin-D-Bildung widerspiegelt.

59 Watson RR (2013). Handbook of Vitamin D in human health. Wageningen Academic, 2013;14, 398.

Diagnostik

Die DGE spricht von einem Vitamin-D-Mangel bei Serumkonzentrationen des Markers 25-Hydroxyvitamin-D (Synonym: 25-OH-Vitamin-D, Calcidiol) unterhalb von 30 nmol/l Serum. Dies entspricht 12 ng/ml. Von einer guten Vitamin-D-Versorgung in Bezug auf die Knochengesundheit spricht man, wenn die Blutkonzentration dieses Markers mindestens 50 nmol/l Serum beträgt. Dies entspricht 20 ng/ml. Bei fehlender körpereigener Vitamin-D-Bildung wird diese Konzentration mit einer Zufuhr von 20 µg Vitamin D täglich erreicht.[60]

Hypervitaminose D

Als Hypervitaminose D bezeichnet man eine Überversorgung des Körpers mit Vitamin D, die nicht zwingend mit einer Intoxikation einhergehen muss. Eine Hypervitaminose D entsteht meist durch eine Überdosierung von Vitamin-D-Präparaten. Die Überdosierung kann akut oder chronisch erfolgen. Akut tritt sie bei Einzelgabe beim Erwachsenen ab etwa 50 mg, entsprechend 2.000.000 IE ein. Eine alimentäre Hypervitaminose D ist nicht möglich.

Eine Überversorgung mit Vitamin D wird definiert durch einen Calcidiolspiegel im Serum von über 400 nmol/l bzw. 160 ng/ml. Erhöhte Calcitriol-Spiegel können auch bei primärem Hyperparathyreoidismus oder bei einigen granulomatösen Erkrankungen (z. B. Sarkoidose, Tuberkulose) auftreten.

Die Symptome der akuten Hypervitaminose D sind in erster Linie durch die erhöhte Kalziumkonzentration im Blut bedingt. Zu ihnen gehören:

- Polyurie und Hyperkalzurie mit Polydipsie und Dehydration
- Allgemeinsymptome: Müdigkeit, Anorexie, Gewichtsabnahme, Pruritus
- gastrointestinale Symptome: Erbrechen, Übelkeit, Bauchschmerzen, Obstipation
- Hypertonie
- Arrhythmie
- neurologische Symptome wie Schwindel, Kopfschmerzen, Desorientierung

▶

60 DGE (2012). Ausgewählte Fragen und Antworten zu Vitamin D. Quelle: https://www.dge.de/wissenschaft/weitere-publikationen/faqs/vitamin-d/?L=0 (letzte Einsicht 21.1.2021)

Eine chronische Vitamin-D-Intoxikation führt weiterhin zu:

- Osteoporose
- Kalzifikationen der Gefäße und Weichteile
- Nephrolithiasis
- Niereninsuffizienz

Therapie bei Vitamin-D-Mangel

Die Therapie ist abhängig von der Schwere der Symptome. Basismaßnahmen bei Hypervitaminose D bzw. leichter Intoxikation sind eine Unterbrechung der Vitamin-D-Zufuhr und kalziumarme Diät, die Korrektur einer Dehydratation, Erhöhung der Trinkmenge und ggf. Gabe von kalziumsparenden Diuretika.[61]

Die folgende Information zur Vitamin-D-Supplementierung entstammt der Synlab Fachinformation für Ärzte und wurde am 17.1.2021 abgerufen:

Eine häufig praktizierte Vorgehensweise bei der Vitamin-D-Therapie ist es bei Werten des 25-OH-Vitamin D <50 nmol/l (20 ng/ml) eine Supplementierung zu beginnen und die Dosis nach dem Wert des 25-OH-Vitamin-D auszurichten, wobei meistens in einer Dosis von 800–1.000 IE (20–25 µg) täglich supplementiert wird. Bei sehr niedrigen Ausgangsspiegeln kann jedoch auch eine Dosis bis 2.000 IE (20 µg) täglich erforderlich sein.

Als sehr grobe Faustregel gilt, dass 1.000 IE (25 µg) täglich den 25-OH-Vitamin-D-Wert um ca. 25 nmol/l oder 10 ng/ml (bis ca. 50 nmol/l oder 20 ng/ml) erhöhen, wobei der Anstieg des 25-OH-Vitamin-D bei niedrigen Ausgangswerten stärker ist als bei hohen Werten.

Das 25-OH-Vitamin-D steigt individuell sehr variabel, wobei vor allem übergewichtige Menschen mehr Vitamin D benötigen.

Nach Beginn einer Supplementierung sollte man zumindest 2 (bis 3) Monate warten, bis eine erneute 25-OH-Vitamin-D-Testung zur Therapiekontrolle durchgeführt wird, da es etwa so lange dauert, bis sich ein Steady State ausgebildet hat.

In der Schwangerschaft gelten die gleichen Empfehlungen wie für Nicht-Schwangere.

61 EFSA (2012). Scientific Opinion on the Tolerable Upper Intake Level of Vitamin D. EFSA Journal 2012;10(7):2813.

Vitamin E

Dieses lipophile Vitamin ist in allen Membranen tierischer Organismen vorhanden, kann jedoch von tierischen Organismen nicht selbst gebildet werden. Nur photosynthetisch aktive Lebewesen wie Pflanzen und Cyanobakterien können Vitamin E bilden. Allgemein versteht man unter Vitamin E eine ganze Reihe von Wirkstoffen. Als besonders wichtig gelten die Tocopherole und Tocotrienole.

Der Name Tocopherol stammt aus dem Griechischen: toco = Entbindung, Niederkunft, und phero = ich bringe. Das Suffix „ol" weist auf die Eigenschaften des Alkohols hin. Alle vier Tocopherole – alpha, beta, gamma und delta – werden als biologisch wichtig betrachtet. Die alpha-Form ist die biologisch aktivste Form und wirkt als Redoxsystem. Die Peroxide, die in vivo bei Wegfall des Schutzes durch Tocopherol entstehen, wirken stark toxisch durch Inaktivierung von Enzymen und Hormonen. Membranen sind wegen ihres hohen Gehaltes an Polyensäuren besonders empfindlich gegen Peroxidbildung, die eine Veränderung der Membranstruktur zur Folge hat. In Verbindung mit Selen wird die Antioxidantienfunktion deutlich erhöht.

Die antioxidativen Eigenschaften des Vitamin E werden auch in der Lebensmittelindustrie genutzt: Öle mit einem Gehalt an ungesättigten Fettsäuren (Omega-3-Fettsäuren) sind von Natur aus anfällig für oxidativen Stress und werden schnell ranzig. Zum Schutz davor werden hochwertige Öle in lichtundurchlässigen Flaschen aufbewahrt und mit Vitamin E versetzt.

Somit gilt Vitamin E als ein Radikalfänger. Als lipophiles Antioxidans schützt Vitamin E die Zellmembranen vor der Lipidperoxidation. Damit wird verhindert, dass Elektronen von Lipiden an reaktive Radikale abgegeben werden und in weiterer Folge eine durch radikalische Kettenreaktion ausgelöste Zellzerstörung stattfindet. Dabei wird Vitamin E als Elektronenakzeptor oxidiert und durch Vitamin C, Ubichinol (Coenzym Q10) oder Glutathion regeneriert.

Eine weitere wichtige Funktion des Vitamins ist die Steuerung der Keimdrüsen, weshalb es auch als Antisterilitäts-Vitamin bekannt ist. Bereits1922 entdeckten die kalifornischen Forschern Dr. Evans und Dr. Bishop in Versuchen an Ratten, dass eine Vitamin-E-freie Ernährung die Fortpflanzung der Testtiere verhindert. Seitdem wird dieses Vitamin auch als das „Antisterilitäts-Vitamin" bezeichnet.[62]

62 Arscott G, Parker JE (1967). Effectiveness of Vitamin E in Reversing Sterility of Male Chickens Fed a Diet High in Linoleic Acid. Journal of Nutrition 1967; 91(2):219–22

Vitamin E spielt eine Rolle bei der Regulation der Blutgerinnung. Bereits 1989 stellte eine Studie (Jandak et al.) fest, dass durch die Gabe von 134 mg (natürliches) Vitamin E die Thrombozytenaggregation um 75 % vermindert wurde. Bei 268 mg betrug die Reduktion 82 %. Personen, die bereits Gerinnungshemmer einnehmen, sollten mit der Zufuhr von Vitamin E vorsichtig sein. Die gerinnungshemmenden Eigenschaften von Vitamin E können die Gerinnungshemmung der Medikamente zusätzlich verstärken.

Der menschliche Körper kann dieses Vitamin in Leber und Fettgewebe speichern und ist in der Lage, langfristige Depots anzulegen. Diese können nach und nach abgebaut werden, sodass hohe, einmalige Gaben eine anhaltende Wirkung erzielen können.

In welchen Lebensmitteln ist Vitamin E enthalten?
Es findet sich in pflanzlichen Ölen oder Getreidekeimen, insbesondere in Weizenkeimöl, wie auch in Eiern oder Milch.[63]

Vitamin-E-Mangel
Bei Gendefekten oder auch bei Störungen der Fettverdauung (z. B. Pankreasinsuffizienz oder Störung des Gallenflusses) kann es zu dem sehr seltenen Vitamin-E-Mangel kommen. Laut der EU-Kommission ist ein ernährungsbedingter Mangel sehr unwahrscheinlich.[64] Ein erhöhter Bedarf besteht bei erhöhtem Konsum von ungesättigten Fettsäuren.[65]

Als mögliche Mangelsymptome werden neurologische und neuromuskuläre Störungen wie Neuropathien, Schilddrüsenstörungen und eine erhöhte Infektanfälligkeit genannt.

Vitamin E wird eingesetzt bei Patienten, die antirheumatische Medikamente wie Diclofenac erhalten, bei Diabetes Mellitus Typ 2 in Kombination mit Vitamin C, um die Produktion der AGEs (Advanced Glycation Endproducts) zu hemmen und eine erhöhte Thrombozyten-Aggregationsneigung zu mindern, bei erhöhtem Cholesterinspiegel sowie topisch bei Altersflecken.[66]

63 Gröber, U (2011). Mikronährstoffe: Metabolic Tuning – Prävention – Therapie ; mit 134 Tabellen, 3. Aufl., Weinheim, Deutschland: Beltz Verlag, 2011

64 Verordnung Nr. 432/2012 der Kommission vom 16.5.2012

65 Mutschler E et al. (2012). Arzneimittelwirkungen: Pharmakologie – Klinische Pharmakologie – Toxikologie, vollständig überarbeitete und erweiterte Auflage. Stuttgart, Deutschland: Wissenschaftliche Verlagsgesellschaft Stuttgart, 2012

66 Gröber, U (2018). Mikronährstoff-Beratung: Ein Arbeitsbuch. Stuttgart, Deutschland: Wissenschaftliche Verlagsgesellschaft Stuttgart, 2018

Praxistipps

Die Aufnahme von Vitamin E kann durch die gleichzeitige Aufnahme von mittelkettigen, gesättigten Fettsäuren (in z. B. Kokosfett, Butter oder Milch) gesteigert werden. Durch die Aufnahme von langkettigen, mehrfach ungesättigten Fettsäuren (z. B. Fischöl) wird die Vitamin-E-Aufnahme allerdings gehemmt. Fischölpräparate sollten somit nicht in Kombination mit Vitamin E verabreicht werden.[67]

Vitamin E kann auch während einer Eisentherapie bei eisenarmen Kindern und Kleinkindern von Vorteil sein. Laut Tang und Kollegen können durch Eisen verursachte Entzündungen die Eisenaufnahme im Darm verringern. Auch kann eine erhöhte Exposition die Darm-Mikrobiom-Situation verändern. Antioxidantien wie Vitamin E wurden mit einem verringerten Oxidationspotenzial in Verbindung gebracht.[68]

Marko und Kollegen berichten, dass eine verbesserte Vitamin-E-Versorgung das Immunsystem älterer Patienten schützt.[69]

Hypervitaminose E

Der Vitamin-E-Gehalt herkömmlicher Nahrungsergänzungsmittel reicht nicht aus, um eine Hypervitaminose auszulösen. Bei Patienten mit Blutgerinnungsstörungen sowie bei Personen, die Medikamente zur Blutverdünnung einnehmen, ist bei der Vitamin E Versorgung Vorsicht angebracht, es könnte die Wirksamkeit von Blutgerinnungshemmern wie Marcumar durch zu viel Vitamin E herabgesetzt werden.

Die Obergrenze der tolerierbaren Aufnahme (UL = Upper Limit) wird mit 1.000 mg täglich angegeben, was 1.100 IE synthetischem oder 1.500 IE natürlichem Vitamin E entspricht. Diese Obergrenze basiert auf dem nachteiligen Effekt einer erhöhten Blutungsneigung, die in Rattenstudien beobachtet wurde. In einer Studie mit Vitamin-E-Präparaten bei Frauen wurde allerdings festgestellt, dass diese Blutungsneigung positive Auswirkungen auf die Vorbeugung von Venenthrombosen hat.[70]

67 Domke A et al. (2004). Verwendung von Vitaminen in Lebensmitteln : Toxikologische und ernährungsphysiologische Aspekte – Teil I, in: BfR Wissenschaft, Jg. 03/2004, 2004

68 Tang M et al. (2016). Effect of Vitamin E With Therapeutic Iron Supplementation on Iron Repletion and Gut Microbiome in US Iron Deficient Infants and Toddlers. J Pediatr Gastroenterol Nutr 2016 Sep;63(3):379–85.

69 Marko MG et al. (2007). Age-associated decline in effective immune synapse formation of CD4(+) T cells is reversed by vitamin E supplementation. J Immunol. 2007;178(3):1443–1449.

70 Traber MG, Manor D (2012). Vitamin E in Advances in Nutrition, 2012; 3,(3):330–331

Vitamin K

Dieses Koagulationsvitamin wurde 1929 von dem dänischen Wissenschaftler Dr. Henrik Dam entdeckt. Namensgebend für die Vitamin-K-Gruppe war die indirekte Wirkung auf die Blutgerinnung (Koagulation). Weiterhin dient Vitamin K als Kofaktor im Osteokalzin-Stoffwechsel. Auch wird es für den Stoffwechsel der Matrix-Gla-Proteine (MGP) benötigt.[71] Diesen gehören Osteokalzin und die Gerinnungsfaktoren II, VII, IX und X sowie Protein C und S an. MGP ist ein Verkalkungsinhibitor, der im Knorpelgewebe und vor allem in der Gefäßwand von glatten Gefäßmuskelzellen produziert und sezerniert wird.[72]

Unter der Bezeichnung Vitamin K werden 14 ähnliche Verbindungen (chemisch: Abkömmlinge des 2-Methyl-1,4-Naphtochinon) mit unterschiedlich starker Wirksamkeit zusammengefasst.

Die Vitamine K_1 (Phyllochinon, auch Phytomenadion) und K_2 (Menachinon, auch Menadion) bilden zusammen mit weiteren Verbindungen das fettlösliche Vitamin K, das zur Herstellung verschiedener Blutgerinnungsfaktoren benötigt wird. Diese sind fettlöslich und zeichnen sich durch eine gute Hitzebeständigkeit aus. Von Säuren, Basen wie auch Licht werden sie jedoch leicht zerstört.

Vitamin K_1 (Phyllochinon) wird über die Nahrung aufgenommen und dem Körper zugeführt. Es findet sich hauptsächlich in grünem Gemüse und wurde zuerst aus Alfalfa isoliert. Besonders Rosenkohl und Grünkohl sind reich an diesem Vitamin. Auch Salat und Schnittlauch sind gute Quellen.

Vitamin K_2 (Menachinon) wird hauptsächlich von Darmbakterien wie etwa dem Escherichia coli produziert. Lactobazillus oder Bifidobakterien können die Vitamin-K-Produktion unterstützen. Nur geringe Mengen werden in der Leber gespeichert. Bei Funktionsstörungen der Gallenblase reduziert sich die Vitamin-K-Resorption.[73]

Das synthetische Vitamin K wird als Vitamin K_3 oder Methylnaphthochinon bezeichnet. Weiterhin genannt werden Vitamin K_4 (Menadiol, auch Hydrochinon), K_5, K_6, K_7 und andere.[74]

---

71 Shearer MJ, Newman P (2014). Thematic review series: Fat-soluble vitamins: Vitamin K: Recent trends in the metabolism and cell biology of vitamin K with special reference to vitamin K cycling and MK-4 biosynthesis. Journal of Lipid Research, January 2014

72 Krüger T, Floege J (2010). Matrix-Gla-Protein (MGP). Der Nephrologe 2010. Ausgabe 2.

73 Pearson, DA (2007). "Bone Health and Osteoporosis: The Role of Vitamin K and Potential Antagonism by Anticoagulants", in: Nutrition in Clinical Practice, Okt. 2007

74 Martens (2018). Vitamin K_1, K_2 & K_7: Diese Lebensmittel enthalten es. Quelle: https://www.jameda.de /gesundheit/ernaehrung-fitness/vitamin-k2-diese-lebensmittel-decken-den-bedarf/ (letzte Einsicht 23.1.2021)

Vitamin-K-Mangel

Die Vitamin-K-Synthese findet im Darm statt, dort wird es vornehmlich aufgenommen. Mangelerkrankungen sind selten. Nachdem im Darm Neugeborener während der ersten Tage vermutlich kein Vitamin K produziert wird, ist der Vitamin-K-Vorrat während der ersten Lebenstage begrenzt. Bei Frühgeburten kann es durch einen Vitamin-K-Mangel zu Blutungen oder Blutsturz kommen.

Bei Erwachsenen ist Vitamin-K-Mangel meist die Folge von Leber- oder Nierenerkrankungen. Störungen der Prothrombinsynthese sind Folgeerscheinung. Als Mangelerscheinungen gelten eine verringerte Blutgerinnung und Neigung zu innerlichen und subkutanen Blutungen. Darmerkrankungen, Antibiotika oder dauernde Aspirinzufuhr können die Vitamin-K-Produktion empfindlich stören.[75]

Vitamin-K-Bedarf

Die durch die EFSA (Europäische Behörde für Lebensmittelsicherheit) empfohlene Tagesdosis unterscheidet nicht zwischen der Aufnahme von Vitamin K_1 und K_2, ist jedoch altersabhängig. Laut der Deutschen Gesellschaft für Ernährung (DGE) gelten folgende Vorgaben:

Säuglinge zwischen 7 und 11 Monaten etwa 4–10 µg

Kinder je nach Altersstufe zwischen 15 und 50 µg

Jugendliche ab 15Jahren und Erwachsene ab 18 Jahren je nach Alter etwa 60–80 µg

Anfang des Jahres 2017 wurden diese Zufuhrempfehlungen von 1993 erneut bestätigt. Da der Bedarf an Vitamin K_2 zum großen Teil von der Funktionalität des Darms abhängt, postulieren Wissenschaftler, dass zwischen 10 und 50 % des Vitamin-K_2-Bedarfs mittels der intestinalen Eigenproduktion abgedeckt werden können.

Hypervitaminose K

Vitamin K wird leicht renal ausgeschieden. Vergiftungserscheinungen sind selten. Bei gesunden Erwachsenen ist bei einer Vitamin-K-reichen Ernährung mit keinen negativen Symptomen zu rechnen. Bei Neugeborenen dagegen kann ein Vitamin-K-Überschuss den Zerfall roter Blutkörperchen (Hämolyse) auslösen und somit gefährlich werden.

75 Vermeer, C (2012). Vitamin K: the effect on health beyond coagulation – an overview in: Food and Nutrition Research, April 2012

Diagnostik: Inwieweit die Blutgerinnung eines Patienten funktioniert, kann mit dem INR-Wert bzw. Quick-Wert bestimmt werden.[76]

Vitamin-K_2-Forschung

Vitamin K_2 und Krebs

In zahlreichen Zellkultur- und Tierstudien konnte eine krebshemmende Wirkung von Vitamin K festgestellt werden. Auch beim Menschen scheint dieser Effekt zu existieren. So stellten Wissenschaftler aus Heidelberg in einer Studie mit fast 25.000 Teilnehmern im Alter zwischen 35 und 64 Jahren fest, dass durch eine relativ hohe

Aufnahme von Vitamin K_2 das Krebs- und Sterberisiko gesunken war. Bei Männern war der Effekt stärker als bei Frauen. Vitamin K_1 hatte dagegen keinen Einfluss auf das Krebsrisiko.[77]

Vitamin K_2 und Atherosklerose

Jüngste Untersuchungen haben gezeigt, dass ein Vitamin-K_2-Mangel für eine gestörte Kalziumregulation verantwortlich sein könnte und dass niedrige Spiegel dieses Vitamins aufgrund eines Mangels an Kalzium in den Knochen und einer übermäßigen Speicherung von Kalzium in den Arterien mit einem erhöhten Risiko für Herzkrankheiten und Arteriosklerose verbunden sind.[78]

Die niederländische Rotterdam-Studie untersuchte 4.807 Frauen und Männer im Alter von 55 Jahren oder älter. Diese kontrollierte Studie lief über einen Zeitraum von 10 Jahren und konnte nachweisen, dass durch die Gabe von natürlichem Vitamin K_2 das Risiko der Arterienverkalkung und das Risiko für einen Herz-Kreislauf-Tod um 50 % gesenkt werden konnte.[79]

Eine andere Studie 2009 zeigte, dass eine erhöhte Einnahme von Vitamin K_2 bei älteren Patienten das Mortalitätsrisiko um 25 % senken konnte.[80]

▶

76 Gressner, AM & Arndt, T (2019). Lexikon der Medizinischen Laboratoriumsdiagnostik, Springer-Verlag, 2019;3. Auflage

77 Nimptsch, K et al. (2010). Dietary vitamin K intake in relation to cancer incidence and mortality: results from the Heidelberg cohort of the European Prospective Investigation into Cancer and Nutrition (EPIC-Heidelberg). In: American Journal of Clinical Nutrition 2010; 91(5):1348-1358

78 Raspini B et al. (2015). The role of Vitamin K_2 in osteoporosis and cardiovascular disease prevention. Agro Food Industry Hi Tech 2015; 26(2):31-35

79 Geleijnse et al. (2004). The Rotterdam Study. Nutritional Epidemiology 2004; 134: 3100-3105

80 Beulens JW et al. (2009). High dietary menaquinone intake is associated with reduced coronary calcification. Atherosclerosis 2009; 203(2):489–493

In einer weiteren niederländischen Kohortenstudie mit 16.057 postmenopausalen Frauen wurden die Teilnehmerinnen in 2 Gruppen über einen Zeitraum von mehr als 8 Jahren lang beobachtet. Dabei konnte ein eindeutiger Zusammenhang zwischen der Einnahme von Vitamin K_2 MK-7 und dem Risiko, eine koronare Herzkrankheit zu entwickeln, festgestellt werden.[81]

Im Jahr 2008 untersuchten Wissenschaftler der Universität Utrecht bei 564 postmenopausalen Frauen, ob die tägliche Aufnahme von Vitamin K_1 und K_2 möglicherweise einen Einfluss auf das Ausmaß einer Arterienverkalkung hat. Die Wissenschaftler stellten fest, dass rund 60 % der Frauen Kalkablagerungen in den Herzkranzgefäßen hatten. Die Vitamin-K_2-Aufnahme von ungefähr 45 µg täglich konnte das Risiko einer Gefäßverkalkung um 20 % senken im Vergleich zu den Frauen, die deutlich weniger Vitamin K_2 zu sich nahmen.

Wasserlösliche Vitamine

Diese Gruppe Vitamine wird relativ leicht resorbiert und leicht mit dem Urin ausgeschieden. Wasserlösliche Vitamine sind wenig stabil und werden leicht durch Sauerstoff, Licht oder Hitze zerstört.

Vitamin C (Ascorbinsäure)

Von den wasserlöslichen Vitaminen ist Vitamin C am sauerstoffempfindlichsten. Lagerung, Kochen wie auch Licht zerstören dieses lebenswichtige Vitamin leicht und somit sind sekundäre Mangelerscheinungen relativ häufig.

Die Vitamin-C-Megatherapie ist eine der umstrittensten Vitamintherapien. Der Biochemiker und mehrfache Nobelpreisträger Dr. Linus Pauling, einer der bekanntesten Vitamin-C-Verfechter, ist überzeugt, dass der Vitamin-C-Bedarf der meisten Menschen weitgehend ungedeckt ist.

81 Boker LK et al. (2001). Prospect-EPIC Utrecht: Study design and characteristics of the cohort population. European Journal of Epidemiology 2001;17:1047–1053.

Vitamin C gilt als ein „Radikalfänger“ und unterstützt eine Reihe wichtiger Funktionen. Dazu gehören:

- Kollagenformierung
- Stärkung der Blutgefäße
- Förderung der Wundheilung
- Förderung der Hämoglobinsynthese und Eisenresorption
- Unterstützung der Synthese der Nebennierenhormone und der Stressabwehr
- Unterstützung der Tryptophan-, Phenylalanin- und Tyrosinfunktion
- Förderung der Folatsynthese
- Antihistamin-Funktionen
- Blockierung von Nitrosaminbildung

Vitamin-C-Mangel

Skorbut ist eine akute Vitamin-C-Mangelerkrankung. Diese wurde zum ersten Mal zu Zeiten Hippokrates um ca. 400 v. Chr. beschrieben. Allerdings wurde erst im 18. Jahrhundert vom englischen Schiffsarzt James Lind nachgewiesen, dass die Symptome durch das Essen von Zitrusfrüchten verhindert werden können. Selbst nach dieser Erkenntnis blieb Skorbut unter den Seefahrernationen ein Problem, da lange Schiffsreisen allgemein zu Mangelernährung bei der Schiffsbesatzung führte. Auch ein Jahrhundert nach James Lind wurde vielerorts noch geglaubt, dass Skorbut durch regelmäßige Hygiene und Sport vermieden werden kann.

Skorbut, auch Seefahrerkrankheit genannt, verursacht Symptome wie Zahnfleischbluten und Zahnausfall, Schwäche, geschwollene Hände und Füße, Infektanfälligkeit, Fieber und unterschiedliche Blutungen. Vor allem an den Beinen treten flächige Hauteinblutungen auf, die sich als dunkle, lilafarbene Flecken (Purpura) bemerkbar machen. Ein Skorbut manifestiert sich vor allem an Geweben mit hohem Kollagen-Turnover wie Bindegewebe, Knochen, Knorpel und Blutgefäßen. Bei akutem Skorbut treten häufig starke Knochen- und Muskelschmerzen auf.[82]

82 DocCheck Flexikon. Skorbut https://flexikon.doccheck.com/de/Skorbut (letzte Einsicht 23.1.2021)

Bei Säuglingen wird der Skorbut als Möller-Barlow-Krankheit oder Möller-Barlow-Syndrom bezeichnet. In industrialisierten Ländern kommt ein derart akuter Mangel so gut wie nicht mehr vor. Chronische Unterversorgungen sind jedoch bekannt. Zu den Symptomen einer Vitamin-C-Mangelversorgung zählen:

- Häufige Blutungen
- Entzündetes und blutendes Zahnfleisch (dadurch oft Zahnlockerung und Zahnausfall)
- Verzögerte Wundheilung
- Erhöhte Ödemneigung
- Gelenkschmerzen
- Verminderte Kollagenbildung

Vitamin-C-Bedarf

Die von der Deutschen Gesellschaft für Ernährung (DGE) Berechnung der empfohlenen Tageszufuhr wurde 2015 erhöht. Sie ist 110 mg für Männer und 95 mg für Frauen. Für weibliche Raucher wurden 135 mg, für männliche Raucher 154 mg berechnet, wobei berücksichtigt wurde, dass Raucher einen etwa 40 % höheren Bedarf als Nichtraucher aufweisen.

Für Schwangere ab dem 4. Monat wurde ein Vitamin-C-Bedarf von 105 mg berechnet, für Stillende etwa 125 mg.

Für Kinder unter 4 Jahren 20 mg, von 4–10 Jahren 30–45 mg; Kinder/Jugendliche unter 15 Jahren 65–85 mg.

Dr. E. Cheraskin demonstrierte bereits vor Jahrzehnten, dass sich der Vitamin-C-Bedarf im Alter erhöht. Er wies auch darauf hin, dass psychiatrische Patienten allgemein einen erhöhten Bedarf aufweisen. Beispielsweise scheiden Schizophreniker oder Drogenabhängige weitaus weniger Vitamin C aus als „normale" Menschen, weil sie weniger davon aufnehmen. Der Bedarf dieser Patientengruppen ist somit deutlich erhöht.[83, 84]

Tetrazykline können einen Vitamin-C-Mangel begünstigen, da die Ausscheidung über die Nieren durch Tetrazykline gesteigert wird. Im Rahmen der Mikronährstoffmedizin werden deshalb Gaben von 200–500 mg/Tag empfohlen, um einen Mangel als Nebenwirkung zu vermeiden.

83 Cheraskin E. Ringsdorf WM (1995). Diet and Disase. Keats Publ.1995
84 Subotičanec K et al. (1991). Vitamin C status in schizophrenia. Biol Psychiatry 1991; 28(11):959–66

Hypervitaminose C

Eine Hypervitaminose C ist nicht bekannt, da der Körper überschüssiges Vitamin C mit dem Urin ausscheidet.[85]

Diagnostik

Bestimmungen des Gehaltes an Ascorbinsäure bzw. an ihren Folgeprodukten in biologischen Proben könnten möglicherweise medizinische Rückschlüsse auf verschiedene Krankheitsbilder zulassen. Es ist jedoch nicht klar, ob die Messung des Vitamin-C-Wertes tatsächlich etwas bringt. Die Normalwerte von Vitamin C im Blut sind nicht eindeutig definiert und es ist daher schwierig, die Höhe des Vitamin-C-Wertes korrekt zu beurteilen. Normalerweise wird ein Blutwert von 5–15 mg/l angenommen.

Gesicherte Aussagen über die Wirksamkeit hoher Dosen an Vitamin C (im Gramm-Bereich) bei Krankheiten wie Krebs und Zirrhose sind nur möglich, wenn die komplexen biochemischen Vorgänge, an denen das Vitamin C beteiligt ist, verfolgt werden können.

Therapie: die orale Vitamin-C-Titration

Megadosen Vitamin C werden medizinisch verwendet, vor allem in der Krebstherapie, doch ist deren Nutzen wissenschaftlich noch immer stark umstritten.[86] In den USA nutzen Orthomolekular-Therapeuten die Vitamin-C-Titration, um den individuellen Bedarf festzustellen, der für eine orale Vitamin-C-Therapie nötig wäre. Dieser individuelle Bedarf ist im akuten Krankheitsfall meist sehr hoch und ändert sich dem Zustand entsprechend. Diese Form der Diagnostik wird unter medizinischer Aufsicht durchgeführt.

Die Ascorbinsäure oder deren Ascorbate sind in Pulverform in Apotheken erhältlich und am preiswertesten in der Anwendung, können jedoch bei empfindlichen Patienten Magenverstimmung verursachen. Vitamin-C-Tabletten oder Kapsel eignen sich nicht, denn deren Verwertung findet nicht schnell genug statt. Bei Nierenerkrankungen ist die Vitamin-C-Titration kontraindiziert.

Der Patient wird angewiesen, viertel- bis halbstündlich einen halben bis einen Teelöffel Ascorbinsäure, aufgelöst in Wasser oder Saft, zu trinken, und zwar so lange, bis Durchfall eintritt. Kinder und schwächliche Patienten sollten entsprechend weniger nehmen und gut überwacht werden. Die verabreichte Menge muss festgehalten werden.

---

85 Neumeister, B. et al. (2009). Klinikleitfaden Labordiagnostik, Elsevier/Urban & Fischer Verlag 2009, 4. Auflage

86 Naidu KA (2003). Vitamin C in human health and disease is still a mystery? An overview. Nutr 2003 Aug 21;2:7.

Die Titriermenge, die benötigt wurde, um Durchfall zu erzielen, richtet sich allgemein nach dem Gesundheitszustand und der Stresssituation des Patienten.

Während der Titration muss der Patient ausreichend Wasser trinken. Sobald Diarrhö eintritt, wird die Ascorbinsäure-Zufuhr abgesetzt.

Die Vitamin-C-Menge, die für eine weiterführende Therapie benötigt wird, ist die Menge, die für die Titration benötigt wurde, minus etwa einen halben bis einen Teelöffel. Diese Tagesmenge wird über den Zeitraum verabreicht, bis wieder Diarrhö eintritt. Dann wird weiter reduziert.

Achtung: Vitamin C fördert die Oxalatsteinbildung bei anfälligen Patienten. Diese Gefahr kann durch zusätzliche Vitamin-B_6-Gaben unterbunden werden, wobei die dafür notwendige Menge individuell bestimmt werden muss. Kalziumsupplemente sollten nicht mit Vitamin C verabreicht werden.

Diese Vitamin-C-Titration wird nur für die Gestaltung einer oralen Vitamin-C-Therapie vorgeschlagen und eingesetzt.

Forschung zu Vitamin C

Diabetes

Diabetiker zeigen einen erhöhten Bedarf, da ein hoher Blutzuckerspiegel die Vitamin-C-Aufnahme in den Zellen stört. Durch den niedrigeren Vitamin-C-Spiegel in den Zellen sind Immunreaktionen von Diabetikern eingeschränkt. Eine Studie der Deakin University zeigt, dass die Einnahme von 500 mg Vitamin C zweimal täglich Menschen mit Typ-2-Diabetes helfen kann, den Blutzuckerspiegel tagsüber niedrig zu halten und die Erhöhungen, die normalerweise nach den Mahlzeiten verzeichnet werden, zu minimieren. Associate Professor Wadley sagte, dass „die antioxidativen Eigenschaften von Vitamin C dazu beitragen, dem hohen Gehalt an freien Radikalen bei Menschen mit Diabetes entgegenzuwirken, und es ist ermutigend zu sehen, dass dies eine Reihe von häufigen Komorbiditäten der Krankheit, wie Bluthochdruck, begünstigt".[87]

87 Deakin University (2019). Humble Vitamin C tablet key to Deakin diabetes breakthrough. Quelle: https://www.deakin.edu.au/about-deakin/news-and-media-releases/articles/humble-vitamin-c-tablet-key-to-deakin-diabetes-breakthrough (letzte Einsicht 23.1.2021)

Nebennieren

Die Nebenniere gehört zu den Organen mit der höchsten Konzentration an Vitamin C im menschlichen Körper. Die Nebennierenrinde wie auch die Medulla verzeichnen hohe Vitamin-C-Werte. Ascorbinsäure ist ein Kofaktor, der sowohl bei der Katecholamin-Biosynthese als auch bei der Nebennierensteroidogenese benötigt wird. Mäuse mit deutlich niedrigem Vitamin-C-Gehalt verstarben frühzeitig.[88]

Wundheilung/Schmerzreduktion/Frakturen

Der Vitamin-C-Bedarf erhöht sich während operativen Eingriffen, möglicherweise durch den erhöhten oxidativen Stress. Eine Vielzahl von Studien bestätigen dies. Bei unkomplizierten chirurgischen Patienten können mehr als 500 mg Vitamin C täglich benötigt werden, Patienten auf der chirurgischen Intensivstation weit mehr.[89, 90]

Vitamin C, Kalzium und Zink beschleunigen die Wundheilung wie auch die Heilung von Frakturen. Dr. James Greenwood, Jr., Baylor Medical College, demonstrierte, dass Vitamin-C-Therapie bei Patienten mit chronischen Rückenschmerzen eine deutliche Schmerzreduktion erzielte. Vitamin C unterstützt die Kollagenformierung, den Knochenbau und reduziert das Frakturrisiko.[91]

Toxinabwehr

Schon vor Jahrzehnten berichteten Forscher, dass Vitamin C die Formierung der karzinogenen Nitrosamine[92, 93] und den dadurch verursachten Magenkrebs verhütet.[94] Die Rolle von Vitamin C bei Metallbelastungen, vor allem Blei-Intoxikationen bei Kindern wurde vielfach untersucht. Dabei zeigte sich, dass hohe Ascorbinsäurewerte im Serum mit geringen Blutbleiwerten einhergingen. Patienten mit niedrigen Ascorbinsäurewerten im Serum zeigten erhöhte Blutbleiwerte.[95]

---

88 Patak P et al. (2004). Vitamin C is an important cofactor for both adrenal cortex and adrenal medulla. Endocr Res 2004 Nov;30(4):871–5.

89 Fukushima R, Yamazaki E. Vitamin C requirement in surgical patients. Curr Opin Clin Nutr Metab Care 2010 Nov;13(6):669-76.

90 Yamazaki E, Horikawa M, Fukushima R. Vitamin C supplementation in patients receiving peripheral parenteral nutrition after gastrointestinal surgery.Nutrition. 2011 Apr;27(4):435-9.

91 Sahni S et al. Protective effect of total and supplemental Vitamin C intake on the risk of hip fracture--a 17-year follow-up from the Framingham Osteoporosis Study. Osteoporos Int. 2009 Nov;20(11):1853-61

92 Tannenbaum SR- Preventive action of Vitamin C on nitrosamine formation. Int J Vitam Nutr Res Suppl 1989; 30:109-13.

93 Weisburger JH. Vitamin C and prevention of nitrosamine formation. Lancet 1977 Sep 17;2(8038):607.

94 Schmähl D. Nitrosamines and gastric cancer. Acta Hepatogastroenterol (Stuttg)1978 Oct;25(5):333-4.

95 Simon JA, Hudes ES. Relationship of ascorbic acid to blood lead levels. JAMA1999 Jun 23-30;281(24):2289-93.

Eisenstoffwechsel
Vitamin C unterstützt die Eisenresorption und ist wichtig für die Hämoglobinformierung. Vitamin C moduliert den Eisenstoffwechsel durch Stimulierung der Ferritinsynthese.[96]

Der Vitamin-B-Komplex

B-Vitamine fördern die Energieproduktion, da sie den Kohlenhydratstoffwechsel unterstützen. Spezifische B-Vitamine fördern den Fett- und Proteinstoffwechsel und sind notwendig für Funktionen des Nervensystems.

Vitamin B_1 – Thiamin

Bereits 1882 erkannte der Japaner Kanehiro Takaki, dass die schon um 2600 vor Chr. in China bekannte Beriberi-Krankheit durch zweckmäßige Ernährung geheilt werden kann. Es wurde erkannt, dass diese akute B_1-Mangelerscheinung vorwiegend bei Menschen auftrat, die sich von geschältem Reis ernährten. Vitamin B_1 befindet sich in den Samenschalen des Reises, die entfernt werden. In Vollkornmehl und braunem Reis ist Vitamin B_1 enthalten. Vitamin B_1 ist vorwiegend in pflanzlichen, doch auch in tierischen Nahrungsmitteln enthalten. Gute Mengen sind in Brauereihefe, Weizenkeimen und -kleie, Hülsenfrüchten, Eigelb, Geflügel, Fisch, Milch, sowie magerem Fleisch und Leber enthalten.

Bedarf
Vitamin B_1 ist wichtig für den Kohlenhydratstoffwechsel, wie auch für die Verwertung von Fetten und Protein.

Der Mindestbedarf für Erwachsene liegt zwischen 1 mg und 1,3 mg/Tag. Säuglinge benötigen zwischen 0,2 und 0,4 mg, Kinder und Jugendliche zwischen 0,8 und 1,4 mg, je nach Alter, Geschlecht und Energiezufuhr (DGE).

Würde dieses Vitamin dem Körper für ca. 14 Tage nicht zugeführt, wären die ohnehin niedrigen Reserven zu 50 % aufgebraucht.

Thiamin ist für die Funktion des Nervensystems unentbehrlich. Weiterhin ist Thiamin notwendig für den Kohlenhydrat-, Fettsäuren- und Aminosäuren-Stoffwechsel sowie für normales Wachstum, die Fruchtbarkeit und Stillfähigkeit. Dieses Vitamin unterstützt u. a. den Muskeltonus des Verdauungsapparates und fördert somit indirekt die Verdauung.

96 Lane DJR, Richardson DR. The active role of Vitamin C in mammalian iron metabolism: much more than just enhanced iron absorption! Free Radic Biol Med 2014 Oct;75:69-83.

Das sehr hitzeempfindliche Vitamin wird im Darm über den aktiven Thiamintransporter, ein Transportprotein, das nur Thiamin transportiert, aufgenommen.

Die **Thiamin-responsive megaloblastische Anämie (TRMA)** ist eine seltene ererbte Erkrankung im Kindesalter. Die typische klinische Triade von Thiamin-responsiver Anämie (makrozytär), nicht autoimmunologischem Diabetes mellitus und einer sensorineuralen Taubheit ist oft mit einer Thrombozytopenie assoziiert. In der Knochenmarkbiopsie zeigen sich megaloblastäre Veränderungen und „Ring-Sideroblasten". Eine Besserung der Symptomatik erzielt man durch eine Thiamintherapie.[97]

Bei dieser Erbkrankheit kommt es durch Mutationen im SLC19A2-Gen zur Funktionsunfähigkeit des aktiven Thiamintransporters. Hierdurch kann das in der Nahrung in niedrigen Konzentrationen vorliegende Thiamin nicht mehr ausreichend aufgenommen werden. Dies führt zum charakteristischen Krankheitsbild der TRMA mit einem Diabetes mellitus, Schwerhörigkeit und einer megaloblastären Anämie. Unbehandelt führt die TRMA zum Tode. Durch Verabreichung einer hohen Dosis von Thiamin kann ausreichend Thiamin über den Darm durch Diffusion aufgenommen werden.[98]

Leichte Mangelerscheinungen sind oft Begleiterscheinungen gastrointestinaler Erkrankungen, vor allem wenn Diarrhö oder Erbrechen akute Probleme sind. Extreme Abmagerungskuren oder Fehldiäten können Mangel verursachen. Alkoholiker sowie Menschen, die sich vorwiegend von Weißmehl ernähren, zeigen häufig Thiamin-Mangelerscheinungen. Dr. med. Joseph Brozek von der University of Minnesota berichtete, dass thiaminarme Patienten einen außerordentlichen Verlust der Sinneswahrnehmungen aufweisen. Eine Thiamintherapie steigerte neurologische und geistige Funktionen.

97 MGZ. Thiamine-Responsive Megaloblastische Anämie (TRMA). Medizinisch Genetisches Zentrum. Quelle: https://www.mgz-muenchen.de/erkrankungen/diagnose/thiamine-responsive-megaloblastische-anaemie-trma.html (letzte Einsicht 24.1.2021)

98 Neufeld E, Thiamin-responsive megaloblastäre Anämie mit Diabetes mellitus und sensorineuraler Schwerhörigkeit. Orphanet: Suche / Krankheit 2012, (letzte Einsicht 24.1.2021)

Symptome

- Störungen des Kohlenhydratstoffwechsels und Nervensystems (u. a. Polyneuropathie)
- Reizbarkeit und Depressionen
- Müdigkeit, Sehstörungen, Appetitlosigkeit, Konzentrationsschwäche, Muskelatrophie
- Blutarmut (Anämie)
- häufige Kopfschmerzen
- Gedächtnisstörungen (Korsakow-Syndrom), Verwirrungszustände
- Herzversagen, Ödeme, Tachykardie, niedriger Blutdruck, Kurzatmigkeit (Dyspnoe)
- verringerte Produktion von Antikörpern bei Infektionen
- gestörte Energieproduktion
- schwache Muskulatur (besonders die Wadenmuskulatur)

Forschung

Alzheimer

Alzheimer-Patienten zeigen eine verminderte Glucose- und Sauerstoffverwertung im Gehirn, die mit einem Thiaminmangel einhergeht. Der Mangel könnte nicht nur die Folge, sondern die Ursache der Krankheit sein. Auch können niedrige Thiaminpyrophosphatwerte in Blut und Gehirn als Diagnosekriterium zur Abgrenzung von Alzheimer zu anderen Formen der Demenz verwendet werden.[99, 100]

Wernickes Enzephalopathie

Thiaminmangel tritt häufig bei schwerer Unterernährung auf, die mit chronischem Alkoholismus, HIV-AIDS und Magen-Darm-Erkrankungen verbunden ist und häufig zu Wernickes Enzephalopathie (Wernicke-Korsakoff-Syndrom) führt.[101]

Vitamin B_2 – Riboflavin

Dieses orange-gelbe fluoreszierende Pigment oder Flavin wurde bereits 1879 in Milch gefunden und Lactoflavin genannt. Erst 59 Jahre später, im Jahre 1928, wurde dieser Nährstoff der B-Vitamingruppe eingegliedert und Vitamin B_2 benannt. Erst 1935 konnte Vitamin B_2 erstmalig von dem deutschen Forscher Dr. Kuhn und Mitarbeitern synthetisch hergestellt werden. Henry W. Sebrell, Jr., der Columbia University bezeichnete diesen Nährstoff später als Riboflavin.

99 Gibson GE et al. (2016). Vitamin B_1 (thiamine) and dementia. In: Annals of the New York Academy of Sciences. Band 1367, Nr. 1, 1. März 2016, S. 21–30, doi:10.1111/nyas.13031, PMID 26971083, PMC 4846521

100 Gibson GE et al. (2013). Abnormal thiamine-dependent processes in Alzheimer's Disease. Lessons from diabetes. In: Molecular and Cellular Neurosciences., 1. Juli 2013;55: 17–25

101 Butterworth RF (2007). Thiamin deficiency and brain disorders Cambridge University Press

Riboflavin ist ein wasserlösliches und sehr lichtempfindliches Vitamin aus der Gruppe der B-Vitamine. Riboflavin wird leicht durch Sonnenlicht, UV-Strahlen und Basen zerstört. Setzt man z. B. ein Glas Milch dem Sonnenlicht aus, so wird der Großteil des Riboflavingehalts innerhalb einer Stunde zerstört. Milch, die in Glasflaschen aufbewahrt wird, verliert auf diese Weise fast jegliches Riboflavin. Pasteurisation, Bestrahlung oder Trocknen von Milch zerstören ebenfalls dieses Vitamin.

Der menschliche Körper speichert nur geringe Mengen Riboflavin. Der Großteil wird vom Harn ausgeschieden. Werden hohe Mengen supplementiert, verfärbt sich der Urin orange-gelb. Selbst Megadosen Riboflavin sind unschädlich.

Funktionen

Im Stoffwechsel des menschlichen Körpers spielt Riboflavin eine zentrale Rolle: Es ist die Vorstufe für Coenzyme, die an zahlreichen Reaktionen im Körper beteiligt sind. Riboflavin ist wichtig für die Zellfunktion, für das Wachstum und die Entwicklung. In Form seiner Coenzyme ist es Bestandteil von Enzymen und so an zahlreichen Reaktionen im Körper beteiligt, u. a. am Energie- und Proteinstoffwechsel. Auch am Stoffwechsel anderer B-Vitamine (Niacin, Pyridoxin und Folat) ist Riboflavin beteiligt.

Vitamin B_2 ist wichtig für normales Wachstum, die Blutbildung, Zellatmung und -erhaltung. Es unterstützt die Lichtanpassung der Augen.

- Säuglinge (4–12 Monate): 0,3 mg/Tag
- Kinder (1–4 Jahre): 0,4 mg/Tag
- Kinder (4–7 Jahre): 0,5 mg/Tag
- Kinder (7–10 Jahre): 0,7 mg/Tag
- Jugendliche, männlich: 1,6 mg/Tag
- Erwachsene, männlich (25–65 Jahre): 1,5 mg/Tag
- Jugendliche, weiblich: 1,2 mg/Tag
- Erwachsene, männlich (65 Jahre und älter): 1,4 mg/Tag
- Erwachsene, weiblich (25 Jahre und älter): 1,2 mg/Tag
- Schwangere: 1,9 mg/Tag

Riboflavin ist in Milch und Milchprodukten, Innereien, Fleisch, Eier, Hefe, Grüngemüse, Hülsenfrüchten und Nüssen enthalten, jedoch nicht in Getreide. Allerdings unterstützt eine stärkereiche Diät die Riboflavinsynthese des Darmtrakts. Eine fett- und proteinreiche Ernährung sowie Störungen der Darmflora hemmen die Riboflavinsynthese.

Laut DGE liegt der Mindestbedarf für Erwachsene zwischen 1 mg und 1,4 mg/Tag. Säuglinge benötigen zwischen 0,3 und 0,4 mg, Kinder und Jugendliche zwischen 0,7 und 1,6 mg, je nach Alter, Geschlecht und Energiezufuhr.[102]

Mangel

Ein alleiniger Riboflavinmangel tritt selten auf, er geht meist mit weiteren Nährstoffdefiziten einher. Die Entwicklung eines Riboflavinmangels wird durch die Einnahme von bestimmten Medikamenten (z. B. Psychopharmaka und Chemotherapeutika) und durch Alkoholmissbrauch begünstigt. Es treten Symptome an Haut und Schleimhäuten auf, wie Entzündungen der Mundschleimhaut und der Zunge, Einrisse in den Mundwinkeln und schuppende Ekzeme. Bei einem schweren Riboflavinmangel kommt es neben einer Anämie (Blutarmut) auch zu Störungen des Pyridoxin- und Niacinstoffwechsels.

Bei einem schweren Mangel an Riboflavin kann es zu einer Anämie kommen. Auch grauer Star und Sehstörungen sowie neurologische Störungen sind möglich.[103] Darüber hinaus kann eine mangelhafte Versorgung mit Riboflavin die Konzentration der Aminosäure Homocystein im Blut erhöhen.

Hypervitaminose B_2

Es ist nicht bekannt, dass dieses Vitamin ab einer gewissen Menge schädliche Wirkungen hervorruft. Überdosierungen sind auch kaum möglich, da der Körper überschüssiges Riboflavin mit dem Urin und auch dem Stuhl ausscheidet.[104]

Eisen und Riboflavin

Riboflavinmangel hat tief greifende Auswirkungen auf die Eisenaufnahme, den Stoffwechsel von Tryptophan, sowie mitochondriale Funktionen, Riboflavinmangel wurde mit Magen-Darm-Trakt- und Hauterkrankungen in Verbindung gebracht. Zudem unterstützt Riboflavin und den Stoffwechsel anderer Vitamine. Riboflavinmangel wurde mit Hauterkrankungen in Verbindung gebracht.[105]

Fettstoffwechsel

Riboflavinmangel wirkt sich vor allem auf den Fettstoffwechsel aus. Flavin-Coenzyme funktionieren mit Transferasen, Dehydrogenasen, Oxidoreduktasen, Monooxygenasen,

102 DGE. Riboflavin (Vitamin B_2). Quelle: https://www.dge.de/wissenschaft/referenzwerte/riboflavin (letzte Einsicht 23.02.2021)

103 Cumming R.G. et al. (2000). Diet and Cataract: the Blue Mountains Eye Study; Ophtalmology

104 Felchner C. (2019). Riboflavin: Bedeutung, Tagesbedarf, Mangel. Quelle: https://www.mylife.de/gesunde-ernaehrung/riboflavin/ (letzte Einsicht 24.01.2021)

105 Thakur K et al. (2017). Riboflavin and health: A review of recent human research. Crit Rev Food Sci Nutr 2017;57(17):3650-3660.

Hydroxylasen und Oxidasen für Reaktionen, die essenzielle Fettsäuren, Phospholipide und Etherlipide bilden und Sphingosin, Cholesterin und Steroidhormone synthetisieren. Personen mit marginalem Riboflavinmangel leiden unter Hautdyskrasie, die für diejenigen charakteristisch sind, die essentiellen Fettsäuremangel zeigen. Die mitochondriale Fettsäureoxidation wird bei Riboflavinmangel deutlich beeinträchtigt.[106]

Vitamin B_3 – Niacin

Niacin ist die Bezeichnung für Nikotinsäure (Pyridin-3-Carbonsäure), Nicotinamid (Niacinamid oder Pyridin-3-Carboxamid) und verwandte Derivate. Der Körper kann aus der Aminosäure Tryptophan auch selbst Niacin bilden. Außerdem nehmen wir Vitamin B_3 aus Nahrungsmitteln auf.[107]

Alle Gewebe im Körper wandeln absorbiertes Niacin in seine wichtigste metabolisch aktive Form, das Coenzym Nicotinamid-Adenin-Dinukleotid (NAD), um. Mehr als 400 Enzyme erfordern NAD, um Reaktionen im Körper zu katalysieren, was mehr ist als bei jedem anderen vitaminabgeleiteten Coenzym [Pentberthy 2012]. NAD wird auch in eine andere aktive Form umgewandelt, das Coenzym Nicotinamid-Adenin-Dinucleotid-Phosphat (NADP).[108]

Vorkommen und Bedarf

Niacin findet sich vor allem in tierischen Produkten wie Fleisch, Fisch und Innereien. Schweine- und Kalbsleber sind gute Lieferanten. Im Pflanzenbereich findet man dieses Vitamin in Weizenkeimen, Vollkornprodukten (Mais ist ein schlechter Lieferant) und Nüssen, allerdings in viel geringeren Mengen. Zudem wird pflanzliches Vitamin B_3 schlechter aufgenommen als das tierischen Ursprungs.

Der tägliche Mindestbedarf für Erwachsene liegt zwischen 11 und 16 mg, für. Schwangere und Stillende zwischen 14 und 16 mg. Säuglinge/Kleinkinder benötigen zwischen 2 und 5 mg, Kinder und Jugendliche zwischen 10 und 17 mg, je nach Alter und Geschlecht.

US-Studien zeigen, dass die meisten Amerikaner den täglichen Bedarf an Niacin erreichen oder sogar überschreiten.[109] In Deutschland dürfte das ähnlich sein. Bei Alkoholikern und Patienten mit chronischem Durchfall kann es jedoch zu Niacinmangel kommen.

---

106 Pinto JT, Zempleni J. (2016). Riboflavin. Advances in Nutrition, Volume 7, Issue 5, September 2016:973–975

107 Kirkland JB (2014). Niacin. In: Ross AC, Caballero B, Cousins RJ, Tucker KL, Ziegler TR, eds. Modern Nutrition in Health and Disease, 11th ed. Baltimore, MD: Williams & Wilkins; 2014:331-40

108 Bourgeois C, Moss J (2010). Niacin. In: Coates PM, Betz JM, Blackman MR, Cragg GM, Levine M, Moss J, White JD, eds. Encyclopedia of Dietary Supplements, 2nd ed. New York, NY: Informa Healthcare; 2010:562–9.

109 NHI Fact Sheet (2021). Niacin – Health Professional Fact Sheet. Quelle: https://ods.od.nih.gov/factsheets/Niacin-HealthProfessional/ (letzte Einsicht 25.1.2021)

Die Aminosäure Tryptophan wird im Körper zur Nikotinsäure umgewandelt. Zusätzlich werden geringe Mengen Nikotinsäure im Darm synthetisiert. Mangelhafte Proteinzufuhr oder Darmfunktionsstörungen können Ursache eines Vitamin-B_3-Mangels sein.

Vitamin B_3 ist wichtig für eine gesunde Haut, Schleimhäute und Nerven. Es funktioniert als Coenzym und unterstützt die Verarbeitung von Fetten, Proteinen und Kohlenhydraten sowie die Histaminproduktion.

Vitamin-B_3-Mangel

Niacinmangel kommt in unseren Breiten selten vor. Eine chronische Unterversorgung mit Vitamin B_3 führt zu Appetitlosigkeit und allgemeiner Schwäche. Bei Alkoholikern und Patienten mit chronischem Durchfall kann B_3-Mangel auftreten.[110] Eine dauerhaft einseitige, niacinarme Ernährung verursacht die Vitamin-B_3-Mangelkrankheit Pellagra. Deren typische Symptome werden unter den „3 Ds" – Dermatitis (Entzündung der Haut), Diarrhö (Durchfall) und Demenz – zusammengefasst.[111] Weitere Symptome eines Vitamin-B_3-Mangels sind brennende Hände und Füße, sowie neurologische Probleme.

Überdosierung

Selbst bei sehr hoher Einnahme von 3–4 g wird Niacin fast vollständig absorbiert. Einmal absorbiert, werden physiologische Mengen an Niacin zu NAD metabolisiert. Ein Teil des überschüssigen Niacin wird von roten Blutkörperchen aufgenommen, um einen Reservepool zu bilden. Die Leber methyliert alles verbleibende Niacin zu N1-Methyl-Nicotinamid, N1-Methyl-2-Pyridon-5-Carboxamid und anderen Pyridon-Oxidationsprodukten, die dann im Urin ausgeschieden werden. Nach sehr hoher Niacineinnahme kann nicht metabolisierte Nikotinsäure und Nicotinamid auch im Urin nachgewiesen werden.

Niacin wirkt gefäßerweiternd. Hohe Niacingaben können Nebenwirkungen wie Hautrötungen, Hitzegefühl, Hautjucken, in extremen Fällen Leberschäden und Magen-Darm-Beschwerden verursachen.

In vereinzelten Fällen konnte bei empfindlichen Personen mit erhöhtem Harnsäurespiegel die Einnahme hoher Dosen Nikotinsäure Gichtanfälle auslösen.

Diagnostik

Die Untersuchung von Niacin im Blut ist kein zuverlässiger Indikator für den Niacinstatus.

110 Onmeda (2020). Niacin. Quelle: https://www.onmeda.de/naehrstoffe/niacin.html (letzte Einsicht 25.1.2021)

111 Schöninger S (2021). Vitamin B_3 (Niacin). Apotheken Umschau. Quelle: https://www.apotheken-umschau.de/gesund-bleiben/ernaehrung/vitamin-b3-niacin-711981.html (letzte Einsicht 24.1.2021)

Das derzeit zuverlässigste Maß für den Niacinstatus ist die Harnausscheidung der beiden wichtigsten methylierten Metaboliten, N1-Methyl-Nicotinamid und N1-Methyl-2-Pyridon-5-Carboxamid. Die Ausscheidungsraten bei Erwachsenen von mehr als 17,5 µmol/Tag dieser beiden Metaboliten entsprechen einem angemessenen Niacinstatus, während die Ausscheidungsraten zwischen 5,8 und 17,5 µmol/Tag einen niedrigen Niacinstatus widerspiegeln. Der Niacinstatus eines Erwachsenen ist mangelhaft, wenn die Harnausscheidungsraten weniger als 5,8 µmol/Tag betragen.[112]

Ein weiteres Maß für den Niacinstatus berücksichtigt die Tatsache, dass die NAD-Werte abnehmen, wenn sich der Niacinstatus verschlechtert, während die NADP-Werte relativ konstant bleiben.[113]

Der „Niacin-Index" (das Verhältnis von Erythrozyten NAD zu NADP-Konzentrationen) unter 1 legt nahe, dass eine Person Gefahr läuft, Niacinmangel zu entwickeln.

Diabetes mellitus und Lipide

Dass Niacin den Lipidstoffwechsel positiv beeinflusst, wurde bestätigt. Die Mediziner Dres. Tavintharan und Kashyap weisen darauf hin, dass Niacin bei Patienten mit Diabetes mellitus Typ 2, die oft niedrige HDL-Spiegel aufweisen, effektiv und sicher angewendet werden kann.[114]

In einer Placebo-kontrollierten Studie mit insgesamt 468 Probanden einschließlich 125 Diabetikern mit diagnostizierter peripherer arterieller Erkrankung zeigte sich, dass die Anwendung von Niacin bei Diabetikern HDL-Werte signifikant erhöhte, LDL- und Triglycerid-Werte dagegen signifikant reduzierte. Bei den Placebo-Patienten wurde dies nicht verzeichnet.[115]

Topisches Niacinamid und Anti-Aging

In einer Studie, die 50 weiße Frauen involvierte, verbesserte topisches Niacinamid das Auftreten von Hautfalten, Hautvergilbung sowie die Elastizität der Haut.[116] Weitere Forschungen berichten über Erfolge bei der Beseitigung von Hautpigmenten. Möglicherweise schützt Vitamin B_3 auch vor UV-Strahlen und Hautkrebs.

---

112 Institute of Medicine (1998). Food and Nutrition Board. Dietary Reference Intakes: Thiamin, Riboflavin, Niacin, Vitamin B_6, Folate, Vitamin B_1 B_{12}, Pantothenic Acid, Biotin, and Choline. Washington, DC: National Academy Press, 1998. (letzte Einsicht 27.1.2021)

113 Gibson, RS (2015). Principles of Nutritional Assessment, Second Edition. New York: Oxford University Press.

114 Tavintharan S, Kashyap ML. The benefits of niacin in atherosclerosis. Current Atherosclerosis Reports 2001; 3:74–82

115 Elam MB, Hunninghake DB, Davis KB, et al (2020). Effect of niacin on lipid and lipoprotein levels and glycemic control in patients with diabetes and peripheral vascular disease. The ADMIT Study: A Randomized Trial. JAMA 2000, 284:1263–1270.

116 Bisset DL et al. (2005).Niacinamide: A B vitamin that improves aging facial skin appearance. Dermatol Surg 2005 Jul;31(7 Pt 2):860–865

Ein Bericht des Deutschen Ärzteblatts weist darauf hin, dass die Einnahme von Nicotinamid, dem Amid der Nicotinsäure (Niacin, Vitamin B_3), in einer randomisierten klinischen Studie die Häufigkeit von nicht melanotischen Hauttumoren und aktinischen Keratosen verminderte. Das rezeptfreie Mittel erwies sich als gut verträglich.[117]

Osteoarthritis

Eine randomisierte Studie beobachtete 12 Wochen lang 72 Patienten mit Arthrose während der Behandlung mit Niacinamid oder einem identischen Placebo. Überwacht wurden die Schmerzauswirkung, Gelenkbewegung und -flexibilität, Erythrozyten-Sedimentationsrate, das komplette Blutbild, Leberfunktionstests, Cholesterin, Harnsäure und Fastenblutzucker. Niacinamid verbesserte die Gelenkflexibilität, reduzierte Entzündungen und ermöglichte eine Reduzierung der entzündungshemmenden Medikamente. Bei der Placebogruppe wurden diese Erfolge nicht verzeichnet.[118]

Kardiovaskuläre Erkrankung

Niacins Rolle in der Behandlung kardiovaskulärer Patienten wurde seit Jahrzehnten diskutiert, mit unterschiedlichen Ergebnissen.

Duggal und Kollegen führten eine systematische Suche nach wissenschaftlichen Arbeiten durch, die sich mit diesem Thema befassten. PubMed-, EMBASE- und Cochrane-Bibliotheksdatenbanken wurden durchsucht. Sieben Studien mit insgesamt 5137 Patienten erfüllten die Inklusionskriterien der Forscher und wurden u. a. anhand der Cochran-Q-Statistik analysiert. Das Ergebnis dieser Metaanalyse zeigte, dass mit Niacin eine signifikante Verringerung kardiovaskulärer Ereignisse erzielt werden kann. Eine signifikante Abnahme der koronaren und kardiovaskulären Mortalität konnte jedoch nicht festgestellt werden.[119]

Vitamin B_6 – Pyridoxin

Im Jahre 1936 bestimmten und benannten Dr. Szent-Györgi und Dr. Birch die verschiedenen Formen dieses Vitamins. Der häufig verwendete Name Pyridoxin bezieht auch die Formen Pyridoxal und Pyridoxamin ein.

117 Ärzteblatt (2015). Vitamin B_3-Derivat beugt Hautkrebs in Studie vor. Quelle: https://www.aerzteblatt.de/nachrichten/64556/Vitamin-B3-Derivat-beugt-Hautkrebs-in-Studie-vor (letzte Einsicht 25.1.2021)

118 Jonas WB et al. (1996). The effect of niacinamide on osteoarthritis: a pilot study. Inflamm Res1996 Jul;45(7):330–4. Kelm S (2018). Vitamin D. Apotheken Rundschau. Quelle: https://www.apotheken-umschau.de/mein-koerper/haut-und-haare/vitamin-d-711907.html (letzte Einsicht 23.01.2021)

119 Duggal JK et al. (2010). Effect of niacin therapy on cardiovascular outcomes in patients with coronary artery disease. J Cardiovasc Pharmacol Ther 2010 Jun;15(2):158–66.

Pyridoxal und Pyridoxamin werden im Körper zu Pyridoxal-5'-Phosphat umgebaut und dienen als Coenzyme, die für über 100 enzymatische Prozesse benötigt werden, z. B. für die Bildung vieler Neurotransmitter und Hormone wie auch für die Antikörperproduktion. Vitamin B_6 ist auch notwendig für den Fettsäurestoffwechsel sowie für die Biosynthese von Hämoglobin (anämische Patienten, die auf Eisen- und Folsäuretherapie nicht reagieren, sprechen oft auf Vitamin B_6 an).

Weiterhin ist Vitamin B_6 wichtig für die Glykogenkonversion sowie die Tryptophan-Nikotinsäure-Synthese. Vitamin B_6 erhöht den Dopamingehalt des Gehirns.

Vorkommen und Bedarf
Dieses Vitamin findet sich reichlich in unserer Nahrung, vor allem in Innereien und Fleisch, Fisch, Milch und Milchprodukten, Kartoffeln, Getreide, Gemüse und Hülsenfrüchten.

Der tägliche Mindestbedarf für Erwachsene liegt zwischen 1,4 und 1,6 mg. Schwangere und Stillende benötigen zwischen 1,4 und 1,8 mg. Säuglinge/Kleinkinder benötigen zwischen 0,1 und 0,3 mg, Kinder und Jugendliche zwischen 0,6 und 1,6 mg, je nach Alter.[120]

Mangel und Mangelerscheinungen
Ein akuter Vitamin-B_6-Mangel ist selten und tritt typischerweise mit anderen B-Komplex-Mängeln auf. Frühe Symptome eines Vitamin B_6-Mangels sind in der Regel mild oder flüchtig. Typische Symptome bei schwerem Mangel sind Hautausschläge, Veränderungen des mentalen Status und Depressionen.[121]

Als weitere Symptome gelten:

- Dermatitis, Glossitis, Cheilose
- Infantile Konvulsionen sind oft Zeichen eines Vitamin-B_6-Mangels, verursacht durch einen Mangel dieses Vitamins in der Schwangerschaft (Brechreiz während der Schwangerschaft deutet auf B_6-Mangel hin).
- Gefühllosigkeit in Händen und Füßen
- grünlicher Urin (verursacht durch Xanthurensäure)
- Schwindel, Brechreiz, Erbrechen
- Nierensteine
- Anorexia Nervosa, Verwirrung, Konvulsion (Anorexie-Patienten sollten B_6 vor den Mahlzeiten einnehmen, besonders morgens)
- Ödeme

120 DGE (2021). DGE-Position. Richtwerte für die Energiezufuhr aus Kohlenhydraten und Fett.
121 Brown M.J. (2020). Vitamin B_6 Deficiency (Pyridoxine) [Updated 2020 Feb 5]. In: StatPearls [Internet]. Treasure Island (FL): StatPearls Publishing; 2020 Quelle: https://www.ncbi.nlm.nih.gov/books/NBK470579/ (letzte Einsicht 26.1.2021)

Ein Survey der US-amerikanischen National Health and Nutrition Examination an der 2.686 Probanden beteiligt waren, ergab, dass die CRP-Spiegel in umgekehrter Beziehung zur gesamten Vitamin-B_6-Aufnahme (sowohl aus Nahrungsmitteln als auch aus Nahrungsergänzungsmitteln) standen. Patienten mit leicht erhöhten Pyridoxal-5'-Phosphat-Konzentrationen im Blut wiesen eine geringere Entzündungsneigung auf.[122]

Informationen der US National Institutes of Health (NIH) zeigen, dass 24 % der Bevölkerung, die kein Vitamin B_6 supplementieren, niedrige Blut-Plasmawerte (<20 nmol/l) aufweisen, was einen deutlichen Mangel reflektiert.[123]

Diagnostik

Vitamin B_6 wird aus dem Blut bestimmt.[124, 125] Als Referenz- bzw. Normalwerte für Pyridoxal-5'-Phosphat gelten:

Serum/Plasma: 20–30 nmol/l (400–600 ng/dl)

Vollblut: 24–88 nmol/l (500–1.800 ng/dl)

Überdosierung

Bei längerer Einnahme hoher Vitamin-B_6-Dosen steigen die Blutwerte an. Dosen von mehr als 1 g Pyridoxin täglich können Neuropathie, Gedächtnisschwäche und Reflexstörungen auslösen.

Pyrrolurie

Bei der Pyrrolurie kommt es zum Konzentrationsanstieg der Pyrrole im Organismus, sodass diese nicht mehr über den Stuhl, sondern als Kryptopyrrol im Urin ausgeschieden werden. Wird Kryptopyrrol gebildet, kommt es gleichzeitig zum Abfall der Konzentrationen an Zink und Vitamin B_6. Dieser Prozess erfolgt jedoch nur in Form einer Komplexbildung mit Zink und Vitamin B_6; Kryptopyrrol reagiert leicht mit Aldehyden, sodass Pyridoxal-5-Phosphat, die aktive Form des Vitamin B_6, zur Reaktion kommt. Dieses Zwischenprodukt wird mit Zink komplexiert und ausgeschieden. So entzieht das Kryptopyrrol dem Organismus die beiden essenziellen Nutrienten. Es kommt zum kombinierten

122 Morris MS et al. (2010). Vitamin B-6 intake is inversely related to, and the requirement is affected by inflammation status. J Nutr. 2010;140(1):103–110.

123 NHI Fact Sheet (2021). Niacin – Health Professional Fact Sheet. Quelle: https://ods.od.nih.gov/factsheets/Niacin-HealthProfessional/ (letzte Einsicht 25.1.2021)

124 Dormann A et al. (2009). Laborwerte. Urban & Fischer, München.

125 Rybak ME et al. (2005) Clinical Vitamin B_6 Analysis: An Interlaboratory Comparison of Pyridoxal 5'-Phosphate Measurements in Serum. Clinical Chemistry, 2005; 51, (7): 1223–1231,

Defizit von Zink und Vitamin B_6, welches zahlreiche weitere stoffwechselbedingte Krankheiten sowie psychische oder psychosomatische Störungen nach sich ziehen kann.

Dr. Carl C. Pfeiffer verabreichte in solchen Fällen 1.000 mg B_6 zweimal täglich. Pfeiffer notierte, dass Patienten mit Pyrrolurie typischerweise nicht träumen. Sobald Traumerlebnisse verzeichnet werden, ist der Vitamin-B_6-Bedarf gesättigt. Bei zu hoher B_6-Supplementation werden Alpträume verzeichnet.

Herz-Kreislauf-Erkrankungen

Niedrige zirkulierende Pyridoxal-5'-Phosphat-Konzentrationen im Blut wurden mit dem Auftreten entzündlicher Erkrankungen in Verbindung gebracht. Morris und Kollegen zeigten in ihren Studien, dass Entzündungen an der Entwicklung von Herz-Kreislauf-Erkrankungen beteiligt sind und dass Vitamin B_6 die entsprechenden Marker wie das CRP senken kann.

Epilepsie

Einige Antiepileptika, einschließlich Valproinsäure (Depaken®, Stavzor®), Carbamazepin (Carbatrol®, Epitol®, Tegretol® und andere) und Phenytoin (Dilantin®) erhöhen die Katabolismusrate von Vitamin B_6, was zu niedrigen Plasma-PLP-Konzentrationen und hohen Homocysteinwerten führt. Hohe Homocysteinspiegel bei antiepileptischen Drogenkonsumenten könnten das Risiko von epileptischen Anfällen und systemischen vaskulären Ereignissen, einschließlich Schlaganfall, erhöhen und die Fähigkeit zur Kontrolle von Anfällen bei Patienten mit Epilepsie verringern. Darüber hinaus verwenden Patienten in der Regel Antiepileptika über Jahre, was das Risiko einer chronischen vaskulären Toxizität erhöht.

Immunität

Vitamin B_6 ist notwendig für verschiedene enzymatische Reaktionen u.a. dem Tryptophan-Kynurenin-Stoffwechsel. Bei unzureichender Vitamin-B_6-Versorgung erhöht sich das Entzündungsrisiko, insbesondere bei älteren Erwachsenen.[126]

Stimmung

Im Gehirn katalysiert ein Vitamin-B_6-abhängiges Enzym die Synthese von zwei Hauptneurotransmittern: Serotonin und Dopamin. Andere Neurotransmitter, einschließlich Glutamat, D-Serin und GABA (Gamma-Aminobuttersäure) werden ebenfalls in Reaktionen synthetisiert, die durch von Vitamin B_6 abhängigen Enzymen katalysiert werden.

126 Paul L et al. (2013). Mechanistic perspective on the relationship between pyridoxal 5'-phosphate and inflammation. Nutr Rev. 2013;71(4):239–244.

Während Glutamat und D-Serin für Lernfunktionen des Gedächtnisses wichtig sind, ist GABA eine Aminosäure, die als Neurotransmitter wirkt, um eine beruhigende Wirkung zu erzielen. Es kann helfen, Angstgefühle, Stress, Müdigkeit und Schlaflosigkeit zu lindern. Vitamin B_6 beeinflusst somit Neurotransmitter- und Gehirnfunktionen.[127]

Homozystinurie

Neun Patienten mit Homozystinurie wurden täglich mit 500 mg Pyridoxin behandelt. Sechs der Patienten zeigten reduzierte Methioninwerte und eine deutliche Reduktion der Plasma-Homocysteinwerte. Fünf dieser Patienten fühlten sich nach der Pyridoxinbehandlung deutlich besser. Serum- und Erythrozythen-Folatwerte sanken, und die zusätzliche Zufuhr von 5–10 mg täglich Folsäure verursachte eine weitere Besserung bei den Patienten, die auf die Pyridoxintherapie angesprochen hatten. In allen Patienten war eine subjektive klinische Besserung erkennbar.[128]

Boers und Kollegen demonstrierten jedoch, dass eine hoch dosierte Pyridoxinbehandlung bei den Patienten mit Homozystenurie nicht die Toleranz gegenüber Methionin reflektiert. Die Pyridoxinbehandlung milderte zwar die biochemischen Anomalien bei den Patienten, ließ jedoch ihre beeinträchtigte Fähigkeit, mit größeren Methioninbelastungen umzugehen, im Wesentlichen unverändert.[129]

Anmerkung

Thiamin und Pyridoxin verhalten sich dann antagonistisch, wenn eines der Einzelvitamine in wesentlich höheren Dosen verabreicht wird. Bei Pyridoxintherapie sollte somit nicht nur der Folat-, sondern auch der Thiaminstatus beachtet werden.[130]

Vitamin B_{12} – Cobalamin

Vitamin B_{12} ist ein Sammelbegriff für verschiedene Verbindungen mit demselben chemischen Grundgerüst, den sogenannten Cobalaminen.

Im Inneren des Moleküls dieses komplexen Vitamins befindet sich ein Kobaltatom, daher der Name Cyanocobalamin. Die Struktur des Vitamin B_{12} ist der des Chlorophylls ähnlich. Letzteres enthält Magnesium im Zentrum. Auch ähnelt es dem Hämoglobin-Molekül, das Eisen als Zentralatom besitzt und ebenfalls aus einem System von vier Pyrrolringen besteht. Die verschiedenen Vitamin-B_{12}-Formen werden alle als Cobalamine bezeichnet.

127 Clayton PT (2006). B_6-responsive disorders: a model of vitamin dependency. J Inherit Metab Dis. 2006;29(2-3):317–326.
128 Wilcken B., Turner B (1973). Homocystinuria: reduced folate levels during pyridoxine treatment. Arch. Dis Child. 1973; 48:58–62
129 Boers GH et al. (1983). Pyridoxine treatment does not prevent homocystinemia after methionine loading in adult homocystinuria patients. Metabolism 1983 Apr;32(4):390–7.
130 Gaby AR (1992). Literature Review & Commentary, Townsend Newsletter July 1992:570.

Sie sind alle aktiv, jedoch ist das Cyanocobalamin am aktivsten und wird häufig für subkutane Injektionen verwendet.

Erst im Jahre 1926 erkannten die US-Mediziner Dr. Minot und Dr. Murphy, dass sich bei regelmäßigem Essen von Leber die Symptome der perniziösen Anämie (PA) schnell besserten. In den Jahren, die dieser Entdeckung vorausgingen, starben jährlich mehr als 10.000 Amerikaner an dieser Krankheit allein. Leber wurde somit das Standardheilmittel für perniziöse Anämie (PA). Im Jahre 1934 erhielten die Forscher den Nobelpreis für ihre Entdeckung.

Im Jahre 1948 gelang es den amerikanischen Wissenschaftlern Parker und Smith, einige Mikrogramm einer roten kristallinen Verbindung zu isolieren, die ebenfalls Remission der PA und anderer Anämien erzielte. Diese Verbindung wurde B_{12} genannt.

Die chemische Natur dieser Verbindung wurde erst 1955 nachgewiesen. Die akute Form 5-Desoxy-adenosylcobalamin ist als Coenzym an der Umlagerung von Alkylresten beteiligt, z. B. bei der Isomerisierung von Methylmalonyl-CoA in Succinyl-CoA. Bei einem Mangel kommt es daher zu einer erhöhten Ausscheidung von Methylmalonsäure im Urin. Cobalamin ist außerdem an der RNA- und DNA-Biosynthese beteiligt. Mangel betrifft erst Gewebe mit hoher Zellteilungsrate, wie z. B. das blutbildende Gewebe.

Funktionen

Notwendig für normale Zellfunktionen (insbesondere des Nervensystems) und Funktionen des Darmtrakts.

Notwendig für Regeneration von Knochenmark und Bildung roter Blutkörperchen. Bei Vitamin B_{12}-Mangel ist das Knochenmark unfähig, gesunde rote Blutkörperchen zu produzieren. Zellen vergrößern sich zwar, sind aber in geringeren Mengen vorhanden und können den Hämoglobintransport nur unvollständig durchfahren. Sauerstoffarmut ist die Folge.

- Notwendig für Protein-, Fett- und Kohlenhydratstoffwechsel
- Verbessert Carotinresorption und Konversion zu Vitamin A
- Notwendig für Reproduktion und Laktation

Vorkommen und Bedarf

Vitamin B_{12} kommt in der Nahrung meist gebunden an Eiweiße vor. Gute Lieferanten sind Fleisch, Fisch, Eier, Milch und Milchprodukte. Geringe Mengen befinden sich in pflanzlichen Produkten, wie zum Beispiel in Sauerkraut. Der menschliche Körper kann Vitamin B_{12} nicht selbst herstellen.

Die Resorption im Ileum ist beim Menschen nur nach Bindung an den Intrinsic Factor möglich. Der Intrinsic Factor ist ein in den Parietalzellen der Magenmukosa gebildetes Glykoprotein, das mit dem aus der Nahrung aufgenommenen Vitamin B_{12} einen Komplex bildet und dadurch seine Resorption ermöglicht. Bei älteren Menschen ist der Intrinsic Factor oft nicht oder nicht ausreichend vorhanden. Fehlt dieser, kann die aktive Vitamin-B_{12}-Aufnahme nicht reibungslos ablaufen – es kommt zu einer Vitamin-B_{12}-Aufnahmestörung.

Vitamin B_{12} kann im menschlichen Körper von Mikroorganismen synthetisiert werden, doch das von der Darmflora gebildete Cobalamin ist für den Organismus nur unzureichend nutzbar.

Im Blut wird Cobalamin an spezifische Transportproteine, die Transcobalamine, gebunden.

Mangel und Mangelerscheinungen

Die meisten Menschen nehmen mehr als die empfohlene Tagesdosis zu sich, dennoch sind Mangelerscheinungen bekannt. Bei Veganern ist Mangel an Vitamin B_{12} bekannt.

Ein Vitamin-B_{12}-Mangel macht sich oft erst nach Jahren bemerkbar, weil der Körper über große Vitamin-B_{12}-Depots verfügt. Eines der ersten Symptome ist Blutarmut. Zudem kann ein Vitamin B_{12}-Mangel Haarausfall, Gedächtnisschwäche, depressive Verstimmung und weitere Symptome auslösen. Anzeichen wie Zungenbrennen, Kribbeln und Taubheitsgefühle, Gangunsicherheit oder Verwirrtheit können Anzeichen eines Vitamin-B_{12}-Mangels sein.

Senioren sind überdurchschnittlich von einem Vitamin-B_{12}-Mangel betroffen. Kommen zusätzlich Faktoren wie Folatmangel auf, kann eine megaloblastäre Anämie die Folge sein. Bei anhaltender Gastritis wird ebenfalls wenig Vitamin B_{12} aufgenommen. Zusätzlich wirken sich Medikamente, welche die Magensäurebildung unterbinden (sogenannte Protonenpumpenhemmer wie Omeprazol), ungünstig auf die Vitamin-B_{12}-Versorgung aus.

Vitamin-B_{12}-Mangelerscheinungen sind mannigfaltig und oft von motorischen und/oder psychischen Problemen begleitet. Starkes Herzklopfen, Herzschmerzen, Atemlosigkeit, Ödem, Schwäche, Haarverlust, Diarrhö, intensiv braune Verfärbung in Gelenkgegenden, Licht- und Geräuschempfindlichkeit, Gedächtnisschwund, Depression, Altersdemenz, Psychosen und dergleichen. Vitamin-B_{12}-Mangelerscheinungen konnten bei vielen psychiatrischen Patienten diagnostiziert werden.

Überdosierung

Bisher sind keine schädlichen Effekte bekannt.

Diagnostik

Die Symptome bei Vitamin-B_{12}-Mangel können diffus sein und den Betroffenen schon beeinträchtigen, noch bevor die Unterversorgung mit medizinischen Messmethoden feststellbar ist. Da neurologische Vitamin-B_{12}-Mangelsymptome (Sensibilitätsstörungen, Ausfall der Reflexe etc.) irreversibel sein können, ist es wichtig, die Unterversorgung möglichst früh zu erkennen.

Lange Zeit war der Standard bei Vitamin-B_{12}-Mangel die Messung des Gesamt-Vitamin-B_{12} im Serum. Dies ist jedoch ein später und unspezifischer Biomarker – also ein wenig sensitiver Vitamin-B_{12}-Mangel-Test. Aussagekräftiger ist die Messung von Holotranscobalamin (Holo-TC). Es zeigt den Status des tatsächlich aktiven Vitamin B_{12} an.[131]

Vitamin B_{12}/Folat im Serum (ein B_{12}-Mangel ist häufig mit Folatmangel kombiniert)

- Wird Vitamin B_{12} zweimalig unterhalb von 150 pg/ml gemessen, gilt ein Mangel als nachgewiesen.
- Vitamin-B_{12}-Werte oberhalb 300–400 pg/ml schließen einen B_{12}-Mangel weitgehend aus.

Aussagekräftiger ist die Messung von Holotranscobalamin (Holo-TC)

- Bei Werten von <35 pmol/l ist ein Vitamin-B_{12}-Mangel wahrscheinlich.
- Werte von 35–50 pmol/l gelten als „Graubereich".
- Bei Werten >50 pmol/l ist ein Mangel unwahrscheinlich.

Antikörperbestimmung

Die Bestimmung der Antikörper sollte bei gesichertem Vitamin-B_{12}-Defizit oder bei grenzwertigen Werten mit Blutbildveränderungen erfolgen. Intrinsic-Factor-Antikörper (IFA) haben einen hohen prädiktiven Wert bezüglich perniziöser Anämie (Sensitivität 70 %). Falsch-positive IFA sind äußerst rar.

Antikörper gegen Parietalzellen (PCA) haben eine höhere Sensitivität (bis 90 %), kommen aber auch bei etwa 20 % der Patienten mit anderen Autoimmunerkrankungen vor.[132]

---

131 Nexo E, Hoffmann-Lucke E (2011). Holotranscobalamin, a marker of vitamin B_{12} status: analytical aspects and clinical utility. Am J Clin Nutr 2011;94(1):359 - 365

132 Herrmann W et al. (2003). Functional vitamin B_{12} deficiency and determination of holotranscobalamin in populations at risk. Clin Chem Lab Med 2003; 41: 1478–88

Der **Schilling-Test** wird heute nur noch selten durchgeführt.

Geriatrie

Bei jedem 5. US-Bürger im Rentenalter könnten neurologische Probleme und Senilität durch Vitamin B_{12}-Supplementation verhütet werden. Menschen dieser Altersgruppe sezernieren ungenügende Mengen Intrinsic Factor, was zu mangelhafter Vitamin-B_{12}-Resorption führt. 20 % der über 60 Jahre alten Bevölkerung und 40 % der über 80-Jährigen leiden unter atrophischer Gastritis. Das in der Nahrung enthaltene Vitamin B_{12} wird somit schlecht verwertet.[133]

Hirnatrophie im Alter

Eine prospektive Studie in Neurology zeigt eine deutliche Assoziation zwischen der Serumkonzentration von Cobalaminen und der kernspintomografisch bestimmtem Hirngröße. Angaben zum Einfluss auf kognitive Leistungen werden in der Studie nicht gemacht. Das Oxford Project to Investigate Memory and Ageing (OPTIMA) begleitete eine Gruppe von 107 Personen im Alter von 61–87 Jahren, die zu Beginn der Studie gesund waren und nicht in betreuten Einrichtungen lebten. Die Probanden wurden zu Beginn der Studie intensiv untersucht. Unter anderem wurden dabei die Konzentrationen verschiedener Vitamine bestimmt. Nach fünf Jahren wurden die Probanden erneut untersucht. Dabei fanden die Forscher der Universität Oxford, dass die altersbedingte Hirnatrophie bei den Probanden mit den niedrigsten Vitamin-B_{12}-Konzentrationen in der Ausgangsuntersuchung am meisten fortgeschritten war. Im Drittel mit den niedrigsten Vitamin-B_{12}-Konzentrationen (< 308 pmol/l) wurde ein sechsfach vermehrter Verlust an Hirnvolumen festgestellt.[134]

Folate (Folacin, Folsäure, Pteroylglutaminsäure)

Die Folsäure wird zur Gruppe der B-Vitamine gerechnet. Vereinzelt wird dieses auch als Vitamin B_9 oder Vitamin B_{11} bezeichnet, noch seltener ist der Name Vitamin M. Der menschliche Körper kann die Folsäure nicht selbst herstellen, deshalb muss es über die Nahrung aufgenommen werden. Es wird zwischen sogenannten Folaten, die in der Natur vorkommen, und der industriell hergestellten Folsäure unterschieden.

---

133 Russel R (1991). Food and Nutrition Research Briefs, US Dept. Ag. (Human Nutrition Research Ctr on Aging, Tufts, Boston MA), July–Sept. 1991.

134 Vogiatzoglou A. et al. (2008). Vitamin B_{12} status and rate of brain volume loss in community-dwelling elderly. 2008; 71(11)

Während der dreißiger und Vierzigerjahre erkannten Forscher, dass gewisse Tiere wasserlösliche Substanzen für normales Wachstum und zur Anämievermeidung benötigen. Mitchell und Mitarbeiter isolierten eine solche Substanz aus Spinat und benannten sie Folsäure (lat.: folium = Blatt). Sulfonamide hemmen die Folatsynthese, Tuberkulostatika, Kontrazeptiva steigern den Bedarf.

Folat ist notwendig für die Aminosäuren- und Nukleinsäuresynthese. Es wird für die Erythrozytenbildung roter Blutkörperchen und somit zur Verhinderung einer Anämie benötigt.

Vorkommen und Bedarf
Folate sind in grünen Blattgemüsen enthalten. Weitere Lieferanten sind:
- Tomaten, Spargel, Kohl
- Hülsenfrüchte: z. B. Sojabohnen, Erbsen
- Weizenkleie und Vollkornprodukte
- Eigelb und Leber enthalten ebenfalls Folat

Synthetisch hergestellte Folsäure wird teilweise Kochsalz oder Vitaminsäften beigemischt.

Das in Lebensmitteln vorhandene Folat wird durch Lagerung und normales Kochen leicht zerstört.

Die Deutsche Gesellschaft für Ernährung (DGE) empfiehlt folgende Tageszufuhr (gerechnet in sogenannten Folat-Äquivalenten):
- Erwachsene und Kinder ab 13 Jahren: 300 µg,
- Schwangere sollten 550 µg aufnehmen, stillende Frauen 450 µg
- Säuglinge unter vier Monaten: 60 µg ; Babys von vier bis unter zwölf Monaten: 80 µg
- Kleinkinder unter vier Jahren: 120 µg; Vier- bis unter Siebenjährige: 140 µg; unter 10-Jährige: 180 µg, 10- bis unter 13-Jährige 240 µg

Mangel und Mangelerscheinungen
Folatmangel kommt in westlichen Industrieländern häufig vor, meist als Folge einer einseitigen Ernährung oder Alkoholmissbrauch. Folatmangel ist der in Europa und Nord-Amerika häufigste Vitaminmangel, oft kombiniert mit Eisenmangel in der Schwangerschaft sowie bei Malabsorptionsyndromen.

Eine Folatunterversorgung kann Blutarmut zur Folge haben. Beim ungeborenen Kind kann eine zu niedrige Folatzufuhr Fehlbildungen begünstigen, vor allem sogenannte Neuralrohrdefekte.[135]

Eine Eisenmangelanämie ist meist von niedrigen Plasmafolatwerten begleitet. Die Wirksamkeit der Folsäuretherapie in der Behandlung megaloblastischer Anämien wurde 1945 von dem Mediziner D. Tom Spiess demonstriert. Die Weltgesundheitsorganisation (WHO) berichtet, dass wenigstens ein Drittel bis die Hälfte aller Schwangeren während der letzten drei Monate Schwangerschaft akuten Folatmangel aufweisen. Weiterhin kann Folatmangel bei 90 % aller Alkoholiker verzeichnet werden.

Folatmangel kann auch die Folgeerscheinung einer länger andauernden, zu hohen Vitamin-B_6-Zufuhr sein.

Weitere Mangelerscheinungen

Reizbarkeit, Vergesslichkeit und geistige Ermüdung sind oft die Folge eines latenten Folatmangels.

- Makrozytäre Anämie
- Glossitis
- Gastrointestinale Störungen, Diarrhö

Überdosierung

Erwachsene sollten nicht mehr als 1.000 µg Folsäure täglich zu sich nehmen. Für Kinder und Jugendliche gelten entsprechend niedrigere Werte. Eine zu hohe Zufuhr kann Muskelunruhe, Muskelziehen und Konvulsionen hervorrufen.

Zudem kann eine langfristige Überdosierung Symptome einer perniziösen Anämie zeitweilig überdecken, was Nervendegenerationen zur Folge haben kann. Somit werden B_{12} und Folsäure meist gemeinsam verabreicht.

Geburtsfehler

Seit mehr als 20 Jahren beteiligen sich das Center for Disease Control (CDC) in den USA und das Peking University Health Science Center (PUHSC) an der Ursachenforschung von Geburtsfehlern. Mitte der 1990er-Jahre begannen CDC und PUHSC mit der Evaluierung eines groß angelegten gemeinsamen Interventionsprogramms.

---

135 Soutcheck S (2021). Folsäure. Apotheken Umschau. Quelle: https://www.apotheken-umschau.de/gesund-bleiben/ernaehrung/folsaeure-711997.html (letzte Einsicht 17.1.2021)

In China wurde getestet, ob die Gabe von 400 µg Folsäure für Frauen vor und während der frühen Schwangerschaft Neuralrohrdefekte (NTDs) verhindert. Bei den Babys von Frauen, die die täglich empfohlene Menge einnahmen, sank das Risiko eines NTDs, in Gebieten mit hoher Prävalenz um 85 % und in Gebieten mit einer ähnlichen Prävalenz wie in den Vereinigten Staaten um 41 %. Darüber hinaus zeigten Untersuchungen, dass die Verabreichung von Folsäure vor und während der frühen Schwangerschaft das Risiko für Fehlgeburten oder Mehrlingsgeburten nicht erhöht.[136]

Autismus

Inwieweit eine zu hohe Folsäurezufuhr während der Schwangerschaft das Autismus-Risiko erhöht, wird diskutiert. Jüngste Umfragen deuten darauf hin, dass mehr als 10 % der schwangeren Frauen täglich mehr als 1.000 µg Folsäure als Nahrungsergänzungsmittel während der Schwangerschaft einnehmen ohne dabei die Menge an Folaten zu berücksichtigen, die sie mit der Nahrung einnehmen.[137,138]

In einer experimentellen Studie von 2016 bekamen Kinder mit Autismus über einen Zeitraum von drei Monaten 400 µg Folsäure täglich, während sie zeitgleich an einer strukturierten Unterrichtsreihe teilnahmen. Die Versuchsleiter konnten beobachten, dass die mit Folsäure supplementierten Kinder weniger Autismus-Symptome zeigten als die Kinder ohne Folsäure-Gabe. Dementsprechend kam man zu dem Schluss, dass eine Supplementierung von Folsäure im Rahmen einer Autismus-Therapie sinnvoll sein könnte.[139]

In einer randomisierten, doppelblinden und placebokontrollierten Studie mit 712 älteren Männern und Frauen mit erhöhten Homocystein- und normalen Vitamin B_{12}-Blutspiegeln und ohne Mittelohrproblemen oder Verlust des Gehörs verlangsamte die Gabe von Folsäure den altersabhängigen Gehörverlust. Die Teilnehmer erhielten randomisiert über drei Jahre entweder 800 µg Folsäure täglich oder ein Placebo.

Folsäure und Krebs

Folsäure wird im Zusammenhang mit Krebserkrankungen äußerst kontrovers diskutiert. Ein aktueller Review von 2018 kam zu dem Ergebnis, dass Folsäure (Folat) auf verschiedenen Arten die Entstehung von Krebs beeinflussen kann. So scheint bei einem Folatmangel im Vorfeld einer Erkrankung eine erhöhte Folatzufuhr das Krebsrisiko zu

136 Center for Disease Control and Prevention (2021). Information on Folic Acid Use to Help Prevent Neural Tube Defects (NTDs) I CDC. Quelle: https://www.cdc.gov/ncbddd/folicacid/data.html (letzte Einsicht 23.01.2021)

137 Hoyo, C et al. (2011). Folic acid supplementation before and during pregnancy in the Newborn Epigenetics Study (NEST). BMC Public Health 2011,11, 46.

138 Wiens DE, DeSoto MC (2017).Is High Folic Acid Intake a Risk Factor for Autism?—A Review. Brain Sci. 2017, 7(11), 149

139 Sun, C et al. (2016). Efficacy of Folic Acid Supplementation in Autistic Children Participating in Structured Teaching: An Open-Label Trial. Nutrients, 8(6)

senken. Eine überhöhte Zufuhr von Folsäure, speziell dann, wenn bereits Krebsvorstufen vorliegen, könnte jedoch das genaue Gegenteil bewirken.[140]

Pantothensäure

Die Pantothensäure wurde 1940 von dem amerikanischen Nobelpreisträger und Biochemiker Dr. Roger Williams isoliert und synthetisiert. Es gilt als Bestandteil der B-Vitamine und ist ein Derivat der Aminosäure β-Alanin. Nachdem dieses Vitamin ein Bestandteil aller lebenden Zellen ist, wurde es Pantothensäure benannt (griech.: panthos = überall). Erst 1950 fanden Lipman und Mitarbeiter, dass die Pantothensäure für den Aufbau von Co-Enzyms A nötig ist und die zentralen SH-Gruppen bei der Fettsäuresynthese liefert. Es ist beteiligt am Auf- und Abbau von Kohlenhydraten, Fetten und an der Synthese von Cholesterin. Die Pantothensäure ist wichtig für die Antikörperproduktion, die Acetylcholin-Synthese, einem wichtigen Regulator der Nervenzellen, und unterstützt die Leberentgiftung.

Vorkommen und Bedarf

Die Pantothensäure kann bei Wirbeltieren (einschließlich Mensch) durch Umwandlung aus dem Provitamin Dexpanthenol entstehen. In Nahrungsmitteln findet es sich insbesondere in Innereien, Vollkornprodukten, Avocado, Eiern, Nüssen (insbesondere Pinienkerne), Reis, Obst, Gemüse, Milch und Bierhefe.

Der vermutliche Tagesbedarf liegt bei 6–8 mg und wird über die normale Ernährung gedeckt. Eine Unterversorgung kommt selten vor, kann aber beispielsweise im Zusammenhang mit Darmerkrankungen auftreten. Alkoholmissbrauch, Antibiotikatherapie, eine hohe Stressaussetzung oder chronische Entzündungen erhöhen den Bedarf.[141]

Mangel und Mangelerscheinungen

Ein Mangel an Pantothensäure ist selten und tritt meist mit anderen Vitaminen der B-Gruppe auf. Als Mangelerscheinungen werden Müdigkeit, Schlaflosigkeit, Depressionen, taube oder schmerzende Muskeln, Anämien und Immunschwächen genannt.

Das sogenannte Burning-Feet-Syndrom tritt nach einem drei- bis viermonatigen Pantothensäuremangel auf. Die Krankheitserscheinungen sind zuerst Kribbeln und Taubheit in den Zehen, gefolgt von Brennen und Stechen in den Füßen. Diese Beschwerden werden von psychischen und neurologischen Erscheinungen wie Muskelverspannung oder Ner-

140 Pieroth R (2018). Folate and Its Impact on Cancer Risk. Current Nutrition Report 2018; 7(3):70–84.
141 Sweetman L (2010). Pantothenic acid. In: Coates PM, Betz JM, Blackman MR, et al., eds. Encyclopedia of Dietary Supplements. 2nd ed. London and New York: Informa Healthcare; 2010:604–11.

venreizzuständen begleitet. Bekannt wurde das Syndrom während des Zweiten Weltkrieges bei Kriegsgefangenen in Burma, auf den Philippinen und in Japan.[142]

Als (R)-Panthenol findet Pantothensäure medizinische Verwendung bei der Wundheilung. Es wird außerdem in Haarbehandlungsmitteln und Futterzusätzen verwendet.[143] Topisch wird es in Form von Dexpanthenol bei Hautverletzungen, Akne und Haarausfall angewandt. Die Wirkung ist umstritten.

Überdosierung

Bei monatelanger Einnahme von deutlich über 10 g Pantothensäure täglich kann es zu leichten Darmstörungen kommen, bei deutlicheren Überdosierungen wurden gastrointestinalen Störungen oder Durchfall sowie eine erhöhte Schmerzempfindlichkeit der Zähne und Gelenke verzeichnet.[144]

Wundheilung

Seit fast 70 Jahren wird Dexpanthenol (ein stabiler Alkohol der Pantothensäure) topisch bei kleinen Wunden eingesetzt. Mit dreidimensionalen Hautmodellen und Genexpressionsanalysen sind Wissenschaftler dem genauen Wirkmechanismus und neuen Einsatzgebieten auf der Spur. Bisherige Studien belegten, dass durch die Behandlung mit Dexpanthenol das Stratum corneum besser hydratisiert und der transepidermale Wasserverlust begrenzt wird, wie Professor Dr. Ehrhardt Proksch, Dermatologe an der Universitäts-Hautklinik in Kiel, berichtet. „Das hilft, die gestörte Hautbarriere zu stabilisieren und stimuliert die Regeneration der Haut", so der Dermatologe. Bereits seit 1953 ist außerdem eine antimikrobielle Wirkung des Dexpanthenol belegt. Professor Dr. Jens Malte Baron vom Universitätsklinikum der Rheinisch-Westfälischen Technischen Hochschule (RWTH) Aachen hatte per CO_2-Laser bei einem 3D-Hautmodell Schürfwunden-ähnliche Verletzungen induziert und stellenweise die Epidermis und obere Dermis abgetragen. Die anschließende Behandlung mit Wasser-in-Öl- und Öl-in-Wasser-Emulsionen mit 5 % Dexpanthenol habe zu einem verbesserten und schnelleren Wundverschluss als eine Vaseline-Behandlung geführt.[145]

---

142 Miller JW, Rucker RB. Pantothenic acid. In: Erdman JW, Macdonald IA, Zeisel SH, eds. Present Knowledge in Nutrition. 10th ed. Washington, DC: Wiley-Blackwell; 2012:375–90

143 RÖMPP Lexikon Lebensmittelchemie, 2. Auflage, 2006. Thieme 2014:838

144 Hendler SS, Rorvik DR (2008). eds PDR for Nutritional Supplements. 2nd ed. Montvale: Thomson Reuters; 2008.

145 Arzbach V (2018). Dexpanthenol: Neue Forschung zu altem Wirkstoff. PZ – Pharmazeutische Zeitung (pharmazeutische-zeitung.de). Quelle: https://www.pharmazeutische-zeitung.de/neue-forschung-zu-altem-wirkstoff/ (letzte Einsicht 27.1.2021)

Hyperlipidämie

Aufgrund der Rolle von Pantothensäure in der Triglyzerid-Synthese und dem Lipoprotein-Stoffwechsel vermuten Experten, dass eine Pantothensäure-Supplementierung den Lipidspiegel bei Patienten mit Hyperlipidämie reduziert.[146]

Mehrere klinische Studien haben gezeigt, dass die als Pantethin bekannte Form der Pantothensäure den Lipidspiegel reduziert, sofern sie in großen Mengen eingenommen wird.[147] Die Pantothensäure selbst scheint nicht die gleiche Wirkung zu haben. Eine Überprüfung im Jahr 2005 umfasste 28 kleinere klinische Studien, die die Wirkung von Pantethin-Ergänzungen (mediane Tagesdosis von 900 mg für durchschnittlich 12,7 Wochen) auf Serumlipidspiegel bei insgesamt 646 Erwachsenen mit Hyperlipidämie untersuchten. Im Durchschnitt wurden Triglyzerid-Rückgänge von 14,2 % nach 1 Monat und 32,9 % nach 4 Monaten erzielt. Die entsprechenden Rückgänge des Gesamtcholesterins betrugen 8,7 % und 15,1 %, für Low Density Lipoprotein (LDL) waren es 10,4 % und 20,1 %. Der entsprechende Anstieg des High-Density-Lipoprotein(HDL)-Cholesterins betrug 6,1 % und 8,4 %.[148]

Biotin, fälschlich auch Vitamin H genannt

Im Jahre 1920 wurde ein Faktor entdeckt, der notwendig für das Wachstum von Mikroorganismen ist. Er wurde deshalb kurz Bios (Leben) genannt. Testratten, deren Ernährung ausschließlich aus rohen Eiern bestand, erkrankten sehr schnell. Sie litten an Haar- und Gewichtsverlust, Paralyse und Blaufärbung der Körperoberfläche (= Sauerstoffverlust). Die Zufuhr an Biotin beseitigte diese Symptome.

Aus dem rohen Eiweiß der Eier konnte schließlich die symptomauslösende Substanz Avidin isoliert werden. Im Gegensatz zu Biotin ist Avidin nicht hitzebeständig und wird daher leicht durch Kochen zerstört.

Die Biotin-Synthese durch die Darmflora deckt normalerweise den Tagesbedarf. Biotinmangel ist somit meist Folge einer geschädigten Darmflora. Der Großteil dieses Vitamins wird mit dem Harn ausgeschieden. Nur geringe Mengen werden im Körper gespeichert, vornehmlich in der Leber, den Nieren, Nebennieren und dem Gehirn.

---

146 Rumberger JA et al. (2011) Pantethine, a derivative of vitamin B(5) used as a nutritional supplement, favorably alters low-density lipoprotein cholesterol metabolism in low- to moderate-cardiovascular risk North American subjects: a triple-blinded placebo and diet-controlled investigation. Nutr Res 2011; 31:608–15

147 Fidanza A, Audisio M (1982). Vitamins and lipid metabolism. Acta Vitaminol Enzymol. 1982;4(1-2):105-14. PMID: 7124561.

148 McRae MP (2005). Treatment of hyperlipoproteinemia with pantethine: A review and analysis of efficacy and tolerability. Nutrition Research 2005; 25:319–33.

Biotin ist wichtig für die Nukleinsäurebildung, die Synthese verschiedener nicht essenzieller Aminosäuren sowie die Glykogenbildung. Der menschliche Organismus benötigt es u. a. für gesunde Haut, Haare und Nägel. Zudem ist Biotin am Fett- und Eiweißstoffwechsel beteiligt und spielt eine Rolle bei der korrekten Umsetzung der im Erbgut enthaltenen Information.

Vorkommen und Bedarf
Biotin findet sich vornehmlich in Leber, Eigelb sowie in Hefe. Zudem ist es in vielen pflanzlichen Lebensmitteln wie Nüssen, Haferflocken, Sojabohnen und ungeschältem Reis enthalten.

Die Deutsche Gesellschaft für Ernährung (DGE) empfiehlt eine tägliche Aufnahme von 30–60 Mikrogramm für Erwachsene und Jugendliche ab 15 Jahren. Dabei handelt es sich um Schätzwerte. Wie viel Biotin der Körper genau benötigt, ist nicht bekannt. Für Kinder werden geringere Referenzwerte angegeben.

Mit einer Mischkost kann der Biotin-Mindestbedarf meist gedeckt werden.

Mangelerscheinungen
Laut NIH (National Institutes of Health) sind Biotin-Mangelerscheinungen selten. Über akute Mängel wurde in Menschen mit normaler Mischdiät noch nie berichtet.[149, 150] Laut NIH gibt es keine landesweit repräsentativen Schätzungen zur Biotinaufnahme der amerikanischen Bevölkerung. Jedoch beträgt die durchschnittliche Aufnahme von Biotin aus Lebensmitteln in anderen westlichen Populationen etwa 35–70 µg täglich, was darauf hindeutet, dass die meisten Menschen ausreichende Mengen an Biotin konsumieren. Eine chronische Unterversorgung ist selten. Schwangere sind laut dem Bundesinstitut für Risikobewertung (BfR) möglicherweise eine Risikogruppe für eine Biotinmangelversorgung.

Das Risiko für einen Mangel besteht hauptsächlich bei Menschen mit angeborener gestörter Biotinverwertung, ausgelöst durch einen Mangel am Enzym Biotinidase. Bei einem Biotinidasemangel handelt es sich um eine sehr seltene erbliche Stoffwechselkrankheit. Sie entsteht aufgrund eines genetisch bedingten Defektes des Enzyms Biotinidase. Etwa eines von 80.000 Kindern kommt mit einer solchen Enzymstörung zur Welt. Es ist wichtig, dass diese seltene Erbkrankheit, die den Mangel an Biotinidase verursacht, möglichst früh – kurz nach der Geburt – erkannt wird, um den Biotinmangel über die lebenslange

149 Combs GF Jr (2008). Biotin. In: Combs GF, Jr., ed. The vitamins: fundamental aspects in nutrition and health. Third ed. Burlington, MA: Elsevier Academic Press; 2008:331–44.

150 Mock D (2004) Biotin: physiology, dietary sources and requirements. In: Caballero B, Allen L, Prentice A (eds) Encyclopedia of human nutrition, 2nd edn. Academic, London

orale Zufuhr mit einer täglichen Supplementation auszugleichen. Die frühe Diagnose ist wichtig, da sich durch den Biotinmangel gravierende Stoffwechselschäden einstellen können, die nicht mehr reversibel sind. In den meisten Fällen macht sich der Biotinidasemangel durch Krampfanfälle, die mit starken Schmerzen verbunden sind, bemerkbar.[151, 152, 153]

Berichtet wird, dass eine Unterversorgung an Biotin sich erst nach längerer Zeit bemerkbar macht. Zempline u. a. berichten, dass Biotinmangel in der Regel allmählich auftritt. Zu den Symptomen zählen dünner werdendes Haar mit Progression zum Verlust aller Körperhaare, roter Ausschlag um Augen, Nase, Mund und Perineum mit erhöhter Neigung zu Hautinfektionen, Konjunktivitis, ketolaktische Azidose (die auftritt, wenn die Laktatproduktion ansteigt), Krampfanfälle, spröde Nägel sowie ein vermehrtes Auftreten neurologischer Erkrankungen wie Depressionen, Lethargie, Halluzinationen und Parästhesien der Extremitäten bei Erwachsenen, Hypotonie, Lethargie und Entwicklungsverzögerung bei Säuglingen. Typisch sind der erwähnte Ausschlag und die ungewöhnliche Verteilung von Gesichtsfett, die als „Biotinmangelfazies" bezeichnet wird.[154, 155, 156]

Überdosierung

Eine eindeutige Obergrenze für die Einnahme von Biotin gibt es nicht, doch auch in hohen Dosierungen scheint Biotin keine negativen Auswirkungen zu haben. Das BfR spricht sich als vorbeugende Sicherheitsmaßnahme dennoch dafür aus, dass bei angereicherten Nahrungsmitteln und Supplementen die Tagesdosis von 180 µg nicht überschritten wird.

Diagnostik

Bei Patienten die Biotin supplementieren, können Labortests wie z. B. Tumor- oder Infektionsmarker ungünstig beeinflusst werden. Unklar ist dabei, ab welcher Biotin-Dosis dieser beeinflussende Effekt auftritt, da das Ausmaß des Störeffekts ein Zusammenspiel verschiedener Faktoren ist.[157]

---

151 Buselmaier, W. et al.: Humangenetik für Biologen. Springer Verlag, Berlin Heidelberg 2005

152 Murken J et al. (2011). Taschenlehrbuch Humangenetik. Thieme

153 MedLexi.de. Biotinidasemangel. Quelle: https://medlexi.de/Biotinidasemangel (letzte Einsicht 23.01.2021)

154 Institute of Medicine. Food and Nutrition Board. Dietary Reference Intakes: Thiamin, Riboflavin, Niacin, Vitamin B_6, Folate, Vitamin B_{12}, Pantothenic Acid, Biotin, and Choline. Washington, DC: National Academy Press, 1998. (letzte Einsicht 27.1.2021)

155 Mock DM (2010). Biotin. In: Coates PM, Betz JM, Blackman MR, et al., eds. Encyclopedia of Dietary Supplements. 2nd ed. London and New York: Informa Healthcare; 2010:43–51

156 Zempleni J et al. (2012). Biotin. In: Erdman JW, Macdonald IA, Zeisel SH, eds. Present Knowledge in Nutrition. 10th ed. Washington, DC: Wiley-Blackwell; 2012:359–74.

157 BfR (2019). Biotin in Nahrungsergänzungsmiteeln kann Labortestergebnisse beeinflussen. Quelle: https://www.bfr.bund.de/cm/343/biotin-in-nahrungsergaenzungsmitteln-kann-labortestergebnisse-beeinflussen.pdf (letzte Einsicht 27.01.2021)

Diabetes
Biotin hilft nicht nur bei Hautproblemen, Haarausfall, spröden Finger- und Zehennägeln. In einer doppelblinden, randomisierten klinischen Studie konnten Albarracin und Kollegen nachweisen, dass die Einnahme von Biotin zusammen mit Chrom den Blutzucker sowie Low Density Cholesterin (LDL) und Gesamtcholesterinwerte bei Menschen mit Diabetes Typ 2 senken. Im Vergleich zur Placebogruppe wurden HbA1c($p < .05$)- und Glukose($p < .02$)-Werte deutlich reduziert. Nervenschmerzen in Beinen und Muskelschmerzen verringerten sich. Andere Lipidwerte wurden von der Kombination Biotin und Chrom nicht beeinflusst.[158]

Ähnliche Resultate erzielten Geohas und Kollegen.[159] In einer früheren Studie berichteten Geohas und Singer zudem, dass diese Behandlung bei den Diabetikern gewichtsreduzierend wirkte.[160]

In einer Metaanalyse untersuchten Suksomboon und Kollegen (Department of Pharmacy, Faculty of Pharmacy, Mahidol University, Bangkok, Thailand) vorher veröffentlichte klinische Studien, deren Resultate und Übereinstimmung. Tatsächlich ergab sich, dass die Chrom-Monosupplementierung positive Ergebnisse bei den Diabetes-Patienten erzielte.

Laut der Forscher konnte die Biotin-/Chromtherapie positive Ergebnisse erzielen. Insbesondere die Chrommonotherapie reduzierte Triglyzeride deutlich und erhöhte HDL-C-Spiegel. Die Auswirkungen auf den Glukose- und Triglyzeridspiegel wurden insbesondere bei Chrom-Picolinat-Gaben deutlich. Die glykämische Kontrolle konnte mit einer Chrom-Monosupplementierung von mehr als 200 µg täglich verbessert werden. Das Risiko unerwünschter Ereignisse war gleich dem der Placebogruppe.[161]

Im Jahre 2016 publizierten Costello und Kollegen von den National Institutes of Health in den USA ihre Evaluierung 20 klinisch-kontrollierter Studien. Sie kamen zu dem Ergebnis, dass die alleinige Chrom-Supplementierung nur limitierte Erfolge erzielt.[162]

158 Albarracin C et al. (2007). Combination of chromium and biotin improves coronary risk factors in hypercholesterolemic type 2 diabetes mellitus: a placebo-controlled, double-blind randomized clinical trial. J Cardiometab Syndr Spring 2007;2(2):91–7.

159 Geohas J et al. (2007). Chromium picolinate and biotin combination reduces atherogenic index of plasma in patients with type 2 diabetes mellitus: a placebo-controlled, double-blinded, randomized clinical trial. Am J Med Sci. 2007;333(3):145-53.

160 Singer GM, Geohas J (2006). The effect of chromium picolinate and biotin supplementation on glycemic control in poorly controlled patients with type 2 diabetes mellitus: a placebo-controlled, double-blinded, randomized trial. Diabetes Technol Ther. 2006;8(6):636-43.

161 Suksomboon N et al. (2014). Systematic review and meta-analysis of the efficacy and safety of chromium supplementation in diabetes. J Clin Pharm Ther 2014;39(3):292-306.

162 Costello RB et al. (2016). Chromium supplements for glycemic control in type 2 diabetes: limited evidence of effectiveness. Nutr Rev 2016;74(7):455-68

Multiple Sklerose (MS)

In verschiedenen Studien wurde die Rolle des Biotins in der Behandlung von MS-Patienten teils vielversprechend diskutiert. Eine in Lancet Neurology veröffentlichte doppelblinde, randomisierte und placebokontrollierte klinische Studie umfasste Patienten im Alter von 18–65 Jahren aus 13 Ländern und lief über 15 Monate. Die medizinisch überwachten Probanden erhielten entweder 100 µg Biotin oral 3x täglich oder ein Placebo. Die Ergebnisse der klinischen Untersuchungen beider Gruppen ergaben keine wesentlichen Unterschiede.[163]

Haare/Nägel

Patel und Kollegen vom Children's Hospital of Philadelphia, Philadelphia, Pennsylvania, USA, sowie der University of Louisville School of Medicine, Louisville, Kentucky, USA, untersuchten systematisch in PubMed veröffentlichte Literatur und Studien mit Fallbeispielen zum Thema Haarverlust, Nagelprobleme und Biotin. Sie fanden 18 Fälle, bei denen Biotingaben zur Behandlung von Haar- und Nagelveränderungen eingesetzt wurde. In allen Fällen spielten zugrunde liegende Pathologien für schlechtes Haar oder Nagelwachstum eine Rolle. In allen Fällen gab es Hinweise auf eine klinische Verbesserung nach der Biotin-Behandlung.[164]

Eine Reihe klinischer Studien haben eine Verbesserung der Festigkeit, Härte und Dicke von spröden Nägeln nach Behandlung mit oralem Biotin gezeigt. Einige ergaben sogar, dass oral verabreichtes Biotin Trachyonychien verbessern kann. Eine Reihe dieser Studien und deren Aussagen wurden von Lipner und Scher vom Department of Dermatology, Weill Cornell Medicine, NY, USA, evaluiert. Die Forscher folgerten, dass Biotin vielfach vielversprechende Erfolge erzielte, doch sind weitere Studien notwendig, um die Wirksamkeit einer Biotinbehandlung bei Nagelerkrankungen zu bestätigen.[165]

Cholin

Cholin wurde im Jahre 1849 von Adolph Strecker in Schweinegalle entdeckt, 1862 charakterisiert und benannt. Etwa 4 Jahre später wurde es erstmals chemisch synthetisiert. Früher wurde diese lipotrope Substanz fälschlicherweise als „Vitamin B_4" zur Gruppe der B-Vitamine gezählt.

163 Cree BAC et al. (2020). Safety and efficacy of MD1003 (high-dose biotin) in patients with progressive multiple sclerosis (SPI2): a randomised, double-blind, placebo-controlled, phase 3 trial. Lancet Neurol. 2020 Dec;19(12):988-9973

164 Patel DP et al. (2017). A Review of the Use of Biotin for Hair Loss. Skin Appendage Disord. 2017 Aug;3(3):166–169.

165 Lipner SR, Scher RK (2018). Biotin for the treatment of nail disease: what is the evidence? J Dermatolog Treat . 2018 Jun;29(4):411–414.

Teilweise wird Cholin als semi-essenziell bezeichnet, da die Möglichkeit besteht, dass die körpereigene Cholinversorgung stattfindet, solange ausreichend Methionin, Lysin und Folat mit der Nahrung zugeführt wird. Das National Health Institut (NHI) bezeichnet Cholin jedoch als einen essenziellen Nährstoff, da die Synthese von Cholin im Körper den Bedarf nicht ausreichend deckt.[166, 167]

Aus Cholin kann Glycin und Sarkosin gebildet werden.

Weiterhin ist Cholin:
- Bestandteil von Lecithin (Phosphatidylcholin) und der Phosphatide und ist notwendig für den Aufbau der Zellwände und die Myelinproduktion. Phosphatidylcholin kommt in allen Zellen vor und ist mit über 50 % Hauptbestandteil von Biomembranen.
- Bestandteil des Neurotransmitters Acetylcholin
- ein Metylgruppen-Donator, der 3 Methylgruppen abgeben kann. Dies entlastet den Methionin-Stoffwechsel und mittelbar auch den Folatstoffwechsel.
- am Stoffwechsel von Kreatin beteiligt
- hilfreich, um Folat vorrätig zu halten. Umgekehrt trägt Folat dazu bei, Cholin einzusparen, das sonst für die Methylierung verwendet würde.
- ein lipotroper Faktor, der die Einlagerung von Fett in der Leber verhindern kann. Nach wissenschaftlicher Einschätzung der Europäischen Behörde für Lebensmittelsicherheit (EFSA) trägt Cholin zu einem normalen Lipidstoffwechsel, einer normalen Leberfunktion sowie einem normalen Stoffwechsel des Homocysteins bei.[168]

Vorkommen und Bedarf

Gute Lieferanten sind Eigelb, Rinder- und Schweineleber. Geringere Mengen finden sich in Getreide (z. B. Weizenkeimen), Sojabohnen, Gemüse und Nüssen.

Die DGE nennt weder Richt- noch Schätzwerte.[169]

Die NIH-Empfehlung sind in ▶Tabelle 4 angegeben, wobei die angegebenen Werte jedoch lediglich Schätzwerte und Richtwerte für eine angemessene Aufnahme darstellen.

166 Institute of Medicine (1998). Food and Nutrition Board. Dietary Reference Intakes: Thiamin, Riboflavin, Niacin, Vitamin B_6, Folate, Vitamin B_1 B_{12}, Pantothenic Acid, Biotin, and Choline. Washington, DC: National Academy Press, 1998. (letzte Einsicht 27.1.2021)

167 Caudill MA et al. (2012). Folate, choline, vitamin B_1 B_{12}, and vitamin B_6. In: H. SM, Caudill MA, eds. Biochemical, Physiological, and Molecular Aspects of Human Nutrition. 3rd ed; 2012:565–608.

168 EFSA Journal (2011). 9(4):2056: Scientific opinion on the substantiation of health claims related to choline and contribution to normal lipid metabolism.

169 DGE (2021). DGE-Position. Richtwerte für die Energiezufuhr aus Kohlenhydraten und Fett.

Lebensmittel	Cholingehalt in mg/100g (in etwa)
Rinderleber	800
Hühnerei	290
Hering	180
Weizenkeime	180
Sojabohnen	120
Kabeljau	84
Erdnüsse/Mandeln	53
Rosenkohl	41
Linsen	33
Weizenbrot	26

Tab. 4: Angemessene Aufnahme für Cholin[170]

Mangel und Mangelerscheinungen

Cholinmangel führt zur Fettleber, da Fettsäuren nicht abgegeben werden können.[171]

Mögliche Mangelursachen

- hoher Alkoholkonsum
- niedrige Folataufnahme oder schlechter Folatstatus
- Fettmalabsorption

Patienten, die eine gesamtparenterale Ernährung benötigen, zeigen häufig niedrige Plasmawerte und somit Mangelerscheinungen, da Cholin derzeit nicht routinemäßig zu kommerziellen parenteralen Lösungen für Säuglinge und Erwachsene hinzugefügt wird.

Die American Society for Parenteral and Enteral Nutrition empfiehlt die routinemäßige Zugabe von Cholin zur parenteralen Ernährung und fordert die Entwicklung eines kommerziell erhältlichen parenteralen Produkts, das Cholin enthält.[172, 173]

170 NHI Fact Sheet (2020). Choline - Health Professional Fact Sheet. Quelle: https://ods.od.nih.gov/factsheets/Choline-HealthProfessional/ (letzte Einsicht 29.1.2021)

171 Kopka, A (2021). Leber und Cholin » Über Wirkung und Entgiftung informieren!. Cholin-Wissen.de. Quelle: https://www.cholin-wissen.de/leber-und-cholin/ (letzte Einsicht 25.1.2021)

172 Buchman AL (2009). The addition of choline to parenteral nutrition. Gastroenterology 2009;137:119–28.

173 Vanek VW et al. (2021). A.S.P.E.N. position paper: recommendations for changes in commercially available parenteral multivitamin and multi-trace element products. Nutr Clin Pract 2012;27:440–91.

Überdosierung/Nebenwirkungen

Die Einnahme hoher Dosen verbesserte körperliche oder geistige Funktionen nicht.[174]

Bei Personen mit Nieren- oder Lebererkrankungen, Depressionen und Parkinson-Krankheit kann das Risiko von Nebenwirkungen bei einer Zufuhr oberhalb der von den NIH angegeben Richtwerten erhöht sein.

Menschen mit einer primären Trimethylaminurie, einer erblichen Stoffwechselerkrankung, dem sogenannten Fischgeruch-Syndrom, müssen ihren Cholinkonsum einschränken. Der fischige Geruch entsteht durch die übermäßige Produktion und Ausscheidung von Trimethylamin, einem Metaboliten von Cholin.

Ansonsten kann der Konsum von mehr als 10 g auch bei gesunden Personen einen fischigen Körpergeruch, erhöhten Speichelfluss, verstärktes Schwitzen oder Erbrechen auslösen.

Exzessiver Cholinkonsum erhöht die Produktion von TMAO, einem Marker, der mit einem höheren Risiko für Herz-Kreislauf-Erkrankungen verbunden wurde.[175, 176]

Die Einnahme von Lecithin, dem Phosphatidylcholin, verursacht in der Regel diese Nebenerscheinungen nicht.

Diagnostik

Der Cholinstatus wird nicht routinemäßig überwacht. Bei gesunden Erwachsenen liegt die Cholinkonzentration im Plasma zwischen 7 und 20 µmol/l. Plasmacholinspiegel sinken normalerweise nicht unter 50 % der Normwerte, auch bei Personen, die länger als eine Woche nicht gegessen haben. Dies kann auf die Hydrolyse von Membranphospholipiden, einer Cholinquelle, zur Aufrechterhaltung der Cholinkonzentrationen des Plasmas zurückzuführen sein.[177]

174 Deuster, PA (2002). Choline ingestion does not modify physical or cognitive performance. Mil.Med. 2002;167(12):1020–1025.

175 Institute of Medicine (1998). Food and Nutrition Board. Dietary Reference Intakes: Thiamin, Riboflavin, Niacin, Vitamin B_6, Folate, Vitamin B_1 B_{12}, Pantothenic Acid, Biotin, and Choline. Washington, DC: National Academy Press, 1998. (letzte Einsicht 27.1.2021)

176 Zeisel, SH (1999). Choline and phosphatidylcholine. In Shils, M. Olson JA, Shike M, Ross AC, eds. Modern Nutrition in Health and Disease, 9th ed.: Williams & Wilkins, 1999: 513–523.

177 Institute of Medicine (1998). Food and Nutrition Board. Dietary Reference Intakes: Thiamin, Riboflavin, Niacin, Vitamin B_6, Folate, Vitamin B_1 B_{12}, Pantothenic Acid, Biotin, and Choline. Washington, DC: National Academy Press, 1998. (letzte Einsicht 27.1.2021)

Anmerkung: Kommt es zur Unterversorgung, wird Cholin aus Lunge, Nieren und Verdauungsorganen in der Leber recycelt, dort weiterverwendet und auch dem Gehirn zugeführt. Cholin ist zudem maßgeblich am Kreatinstoffwechsel beteiligt.

Alzheimer-Krankheit

Alzheimer-Patienten weisen niedrigere Werte des Enzyms Acetylcholinesterase auf, das Cholin zu Acetylcholin konvertiert. Experten vertreten die Meinung, dass eine erhöhte Zufuhr an Phosphatidylcholin das Fortschreiten der Erkrankung reduzieren könnte.[178]

Kognitive Prozesse funktionieren nur dann reibungslos, wenn eine ausreichend hohe Konzentration von Acetylcholin vorhanden ist. Das wird beispielsweise bei der Alzheimer-Krankheit deutlich. Diese neurodegenerative Erkrankung, die vor allem ältere Patienten betrifft, geht mit einem Absterben von Nervenzellen und somit einer reduzierten Acetylcholin-Konzentration einher.[179]

Asthma

Mehta und Kollegen untersuchten die Wirkung von Cholin auf Immunreaktionen. Die Wissenschaftler verabreichten der Hälfte von 76 Asthma-Patienten zweimal täglich 1500 mg Cholin, die andere Hälfte erhielt Standard-Medikamente. Nach 6 Monaten zeigte sich bei der Cholingruppe eine signifikante Besserung der Symptomatik. Die an Entzündungen beteiligten Zytokine Interleukin-4, Interleukin-5 und Tumornekrosefaktor-alpha wurden durch die Cholinbehandlung deutlich gesenkt. Zudem konnte Cholin die Bildung von Leukotrienen unterdrücken, die ebenfalls im Zusammenhang mit allergischen und entzündlichen Reaktionen stehen. Beide Behandlungswege reduzierten die Anzahl der eosinophilen Granulozyten und des Antikörpers Immunglobulin E.[180]

Depression

Riley und Renshaw (University of Utah, Fakultät Psychiatrie) untersuchten für ihre Metaanalyse 86 Peer-Review-Studien. Höhere Cholinkonzentrationen im Frontallappen wurden bei depressiven Patienten gefunden, sowohl bei Patienten, die auf die Behandlung mit psychiatrischen Medikamenten ansprachen, als auch bei Patienten, die nicht auf die Behandlung mit psychiatrischen Medikamenten reagierten.[181]

178 Higgins JP, Flicker L (2003). Lecithin for dementia and cognitive impairment. Cochrane Database Syst Rev 2003:CD001015.

179 Bylund DB, Enna SJ (2007). Acetylcholine in Pharm: The Comprehensive Pharmacology Reference.

180 Mehta AK et al. (2010). Choline attenuates immune inflammation and suppresses oxidative stress in patients with asthma. Immunobiology. 2010 Jul;215(7):527–34

181 Riley CA, Renshaw PF (2018). Brain choline in major depression: A review of the literature. Psychiatry Res Neuroimaging. 2018 Jan 30; 271:142–153

Es wird angenommen, dass der anteriore cinguläre Cortex (kurz ACC), ein Bereich der Großhirnrinde, eine wichtige Rolle in der Pathophysiologie der Stimmungsstörung spielt. Fall-Kontroll-Studien mit Proton-1-Magnetresonanzspektroskopie ((1)H-MRS) haben erhöhte Cholinspiegel in mehreren Hirnregionen in MDD (Major Depressive Disorder) gefunden. Shi und Kollegen untersuchten Jugendliche mit MDD. Es zeigt sich, dass die ACC-Cholin-/Kreatin-Ratio deutlich erhöht war. Sie postulieren, dass dieser ein wichtiger Marker für die Frühdiagnose bipolarer und anderer Patienten mit MDD sein könnte.[182]

Fötale Entwicklung

Während der prä- und neonatalen Entwicklung ist eine ausreichende Versorgung mit Cholin für eine gute Entwicklung und Reifung des Gehirns und Nervensystems unerlässlich. Der wachsende Fötus wird über das Blut der Mutter mit Cholin versorgt. Die menschliche Plazenta ist eines der wenigen Gewebe abseits der Nervengewebe, die in der Lage sind, große Mengen Cholin in Form von Acetylcholin zu speichern. Eine unzureichende Versorgung mit Cholin kann langfristig weitreichende Folgen für die Gesundheit des Kindes haben, wie etwa psychische Beschwerden.[183]

Eine frühe Unterversorgung mit Cholin steht im Verdacht, bei Ungeborenen einen Neuralrohrdefekt zu verursachen. Diese Fehlentwicklung führt unter anderem zur Anenzephalie, einer unvollständigen Schließung der Schädeldecke, und zu Spina bifida, dem „offenen Rücken". Der Defekt bildet sich zwischen dem 21. und 27. Tag der Schwangerschaft heraus, zu einem Zeitpunkt, an dem viele Frauen noch nicht wissen, dass sie ein Kind erwarten. Wissenschaftler befragten gut 400 Mütter, die ein Kind mit Neuralrohrdefekt auf die Welt gebracht hatten, sowie 400 Müttern gesunder Kinder nach ihrer Ernährung. Als Resultat ergab sich, dass eine Ernährung, die reich an Cholin, Methionin und Betain ist, das geringste Risiko für einen Neuralrohrdefekt beim Fötus darstellt.[184]

Herz-Kreislauf

Ein erhöhter Homocysteinspiegel stellt laut Studien einen eigenständigen Risikofaktor für eine Herz-Kreislauf-Erkrankung dar. In einer Studie an 26 gesunden Probanden reduzierte eine Cholinsupplementation den Homocysteinspiegel signifikant.[185]

182 Shi F-X et al. (2014). Anterior cingulate cortex choline levels in female adolescents with unipolar versus bipolar depression: a potential new tool for diagnosis. J Affect Disord. 2014;167:25–9.

183 Albright CD et al. (1999). Choline availability alters embryonic development of the hippocampus and septum in the rat. Brain Res Dev Brain Res. 1999 Mar 12;113(1-2):13–20.

184 Shaw GM, Carmichael SL, Yang W, Selvin S, Schaffer DM. Periconceptional dietary intake of choline and betaine and neural tube defects in offspring. Am J Epidemiol. 2004 Jul 15;160(2):102–9.

185 Olthof MR, Brink EJ, Katan MB, Verhoef P. Choline supplemented as phosphatidylcholine decreases fasting and postmethionine-loading plasma homocysteine concentrations in healthy men. Am J Clin Nutr. 2005 Jul;82(1):111–7.

Inositol oder Inosit

Inositol wird als vitaminähnliche Substanz eingestuft. Chemisch gesehen ist es ein sechswertiger Alkohol, das Cyclohexanhexol. Der deutsche Chemiker Josef Scherer, ein Schüler Justus Liebigs und späterer Professor in Würzburg, isolierte Inosit aus Muskelgewebe und schlug in seiner Veröffentlichung 1850 den Namen „Inosit" vor, nach dem griechischen „is", Genitiv „inos", für Sehne, Muskel.[186] Früher nannte man Inositol auch Muskelzucker, denn die Substanz kann vom Körper selbst aus Glukose hergestellt werden. Die meisten Inositol-Verbindungen sind Phospholipidderivate.

Bedarf und Unverträglichkeit

Informationen zur Tagesdosis sind bei der DGE, FDA, CDC und ATSTR nicht angegeben.

Die Webseite des Zentrums der Gesundheit spricht von einer Tagesdosis von 2–4 g, bei der sich „nur sehr selten Unverträglichkeiten zeigen."[187]

Empfehlungen der DGE für einen angemessenen Tagesbedarf konnten nicht lokalisiert werden. Ebenso liefert das CDC, ATSTR und FDA keine entsprechenden Informationen.

Mangel

Mangel ist bei einer normalen Ernährungsweise beim gesunden Menschen unwahrscheinlich. Inositol wird hauptsächlich in den Nieren gebildet, aber auch in anderen Organen wie der Leber. Die höchsten Konzentrationen finden sich im Gehirn, dem Rückenmark und dem zerebralen Liquoreiweiß, wo es im Rahmen des Zellstoffwechsels als Zwischenprodukt anfällt. Laut Shamsuddin und Yang liefert eine typisch amerikanische Ernährung etwa 900 mg Myo-Inositol per 2.500 kcal. Das über die Nahrung aufgenommene Inositol wird zu 99,8 % im gastrointestinalen Trakt resorbiert.[188]

Neurologische Erkrankungen

Inositol ist als Nahrungsergänzungsmittel im Handel und soll bei Erkrankungen wie Alzheimer und auch Neurosen hilfreich sein. Levine und Kollegen verabreichten depressiven Patienten täglich 12 g über die Dauer von 4 Wochen. Im Vergleich zur Plazebogruppe konnte bei den depressiven Patienten deutliche Besserungen festgestellt werden.[189]

186 Josef Scherer (1852). Ueber den Inosit. In: Friedrich Wöhler, Justus Liebig, Hermann Kopp (Hrsg.): Annalen der Chemie und Pharmacie. Band 81, Nr. 3. Christian Friedrich Winter, 1852, ISSN 0075-4617, S. 375–375

187 Müller S (2021). Die Vorteile von Inositol. Zentrum der Gesundheit. Quelle: https://www.zentrum-der-gesundheit.de/ernaehrung/vitamine/weitere-vitamine/inositol (letzte Einsicht 23.01.2021)

188 Shamsuddin AKM, Guang-Yu Y (2015). Inositol & its Phosphates: basic science to practical applications. Bentham Science Publishers, Sharjah 2015,

189 Levine J et al. (1995). Double-blind, controlled trial of inositol treatment of depression. Am J Psychiatry 1995 May;152(5):792–4.

Kanadische Forscher der University of Western Ontario evaluierten in einer Metaanalyse gesunde Menschen sowie Schizophreniker. Sie stellten fest, dass die Myo-Inositol-Konzentration im medialen präfrontalen Kortex bei Schizophrenie geringer ist, und bezeichneten dies als signifikant.[190]

Polyzystisches Ovar-Syndrom (PCOS)
Patientinnen, die mit Inositol behandelt wurden, zeigten im Vergleich zur Kontrollgruppe, die kein Inositol erhielt, hervorragende klinische Ergebnisse.[191]

In einer ähnlichen Doppelblind-Studie sollten die Auswirkungen der Behandlung mit Myo-Inositol (einem Insulin-Sensibilisierungsmedikament), auf zirkulierendes Insulin, Glukose-Toleranz, Eisprung und Androgenkonzentrationen im Serum bei Frauen mit dem polyzystischen Ovar-Syndrom (PCOS) untersucht werden. Myo-Inositol sorgte für eine Abnahme des zirkulierenden Insulins und des Gesamt-Testosterons im Serum sowie eine Verbesserung der metabolischen Faktoren.[192]

Zacché und Kollegen untersuchten, inwieweit die Inositolbehandlung Akne und Hirsuitismus beeinflusst. Fünfzig Patienten mit PCOS wurden über 6 Monate mit Inositol behandelt. Hirsuitismus und Akne konnten erfolgreich behandelt werden.[193]

Para-Aminobenzoesäure (PABA)

PABA wird fälschlicherweise den B-Vitaminen zugeordnet, da es ein wichtiger Baustein von Folat ist. PABA ist eine schwache Karbonsäure, eine vitaminähnliche Substanz, die das Wachstum und die Vermehrung von Bakterien stimuliert.

Für den menschlichen Organismus ist PABA nicht essenziell. Zur Resorption von PABA kommt es im Dünndarm. Die Verstoffwechselung wird in der Leber vorgenommen und über die Nieren wird p-Aminobenzoesäure leicht ausgeschieden.

Paraaminobenzoesäure ist häufig Bestandteil von Sonnenschutzmitteln und Azofarbstoffen. Die Resorption über die Haut ist gering.

---

190 Das TK et al. (2018). Putative Astroglial Dysfunction in Schizophrenia: A Meta-Analysis of 1H-MRS Studies of Medial Prefrontal Myo-Inositol. Front Psychiatry. 2018 Sep 21; 9:438.

191 Morgante G (2011). The role of inositol supplementation in patients with polycystic ovary syndrome, with insulin resistance, undergoing the low-dose gonadotropin ovulation induction regimen. Fertility and Sterility. 2011 Vol 95 (8):2642–2644

192 Costantino, D et al. (2009). Metabolic and hormonal effects of myo-inositol in women with polycystic ovary syndrome: a double-blind trial. Eur Rev Med Pharmacol Sci13.2 (2009): 105–110.

193 Zacché MM et al. Efficacy of myo-inositol in the treatment of cutaneous disorders in young women with polycystic ovary syndrome Gynecological Endocrinology 2009;25(8).

Vorkommen und Bedarf
PABA findet sich in Leber, Nieren, Bierhefe und Getreide.

Empfehlungen für einen angemessenen Tagesbedarf liegen nicht vor. Die Seegarten Klinik nennt als einen typischen Dosierungsbereich 10–500 mg/Tag. (PABA – Seegarten Klinik).

Mangel und Mangelerscheinungen
Da der menschliche Körper in der Lage ist, PABA zu produzieren, ist Mangel bei normaler Ernährung unwahrscheinlich. Dennoch werden Mangelerscheinungen genannt. Dazu gehören Sklerodermie, Hautinfektionen und Vitiligo.

Überdosierung
Überschüssiges PABA wird im Körper gespeichert, vor allem der Leber. Hohe Dosen über 8 g/Tag können somit Leberschäden verursachen. Als weitere Folgen einer Überdosierung werden Hautausschläge, Übelkeit, Erbrechen und Fieber genannt. Die Einnahme von mehr als 400 mg/Tag wird nicht empfohlen.

Nebenwirkungen
Die Nebenwirkungen nach oraler Einnahme von PABA sind vielfach allergischer Natur. Anzeichen sind Durchfall und Erbrechen, Hautausschläge, Kurzatmigkeit, Stupor bis hin zum Koma.[194]

Extern finden PABA-haltige Lotionen Anwendung als Sonnenschutzfilter. Bereits 2019 veröffentlichte die FDA eine Warnung. Sonnenschutzmittel, die PABA enthalten, wurden als nicht sicher eingestuft.[195]

Für die Anwendung von PABA in Sonnenschutzmitteln und Hautcremes wird PABA in Alkohol gelöst. Photopatch-Tests zeigten, dass hierdurch allergische Reaktionen entstehen.[196] Mackie berichtet, dass Autoimmunerkrankungen die Folge der Nutzung sein können.[197]

194 Health Supplements Nutritional Guide. PABA. Quelle: https://web.archive.org/web/20091216224758/http:/www.healthsupplementsnutritionalguide.com/PABA.html#FOODS (letzte Einsicht 23.01.2021)

195 FDA (2019). FDA Issues New Proposed Rule on Regulatory Requirements for Sunscreen Products. Quelle: https://www.cov.com/-/media/files/corporate/publications/2019/02/fda_issues_new_proposed _rule_on_regulatory_requirements_for_sunscreen_products.pdf

196 Mathias CGT et al. (1978). Allergic Contact Photodermatitis to Paraaminobenzoic acid. Arch Dermatol. 1978; 114(11):1665–1666.

197 Mackie BS, Mackie LE (1999). The PABA story.Australas J Dermatol. 1999 Feb;40(1):51-3

Diagnostik

Laut Dockter und Sitzmann dient der PABA-Test zur Überprüfung der exokrinen Pankreasfunktion bei Verdacht auf Pankreasinsuffizienz und ersetzt quantitative Messungen von Fetten im Stuhl sowie den Pankreozymin-Test. Nach oraler Applikation der synthetischen Verbindung N-Benzoyl-L-tyrosyl-aminobenzoesäure-Natriumsalz (NBT-PABA), die im Darm durch Chymotrypsin selektiv gespalten wird, misst man die im Harn ausgeschiedene Menge an p-Aminobenzoesäure (PABA) bzw. p-Aminohippursäure.[198]

Haut/Sklerodermie

Sawalha vom Ohio State University Medical Center evaluierte 22 Sklerodermie-Studien und kam zu dem Ergebnis, dass PABA zwar in Einzelfällen Erfolg versprechend wirkte, insgesamt konnte jedoch keine überzeugende Wirkung festgestellt werden.[199]

Xavier und Kollegen vom Department of Radiation Oncology and Cell Biology, The NYU Cancer Institute, New York University School of Medicine, zeigten am Tiermodell, dass Strahlentherapie in Kombination mit PABA die Tumorzellen-Apoptose verstärkt.[200]

Fertilität

Eine viel zitierte Studie, die 1942 veröffentlicht wurde, zeigte eine erstaunliche Erfolgsquote. Von 16 Frauen, die 100 mg PABA 4x täglich einnahmen, wurden 75 % innerhalb von 3–7 Monaten schwanger.[201]

Die Internetsuche z. B. bei Wiley Online Library oder Medline ergab keine weiteren Ergebnisse.

Pangamsäure, Pangaminsäure

Pangamsäure wird fälschlicherweise auch Vitamin B_{15} genannt. Es wird als eine nicht lebensnotwendige Substanz eingestuft, denn der Körper muss diese nicht über die Nahrung aufnehmen, er kann sich selbst damit versorgen. Ob es zu einem Mangel kommen kann, ist nicht ausreichend erforscht.

198 Dockter G, Sitzmann FC (1980). [Examination of pancreatic function in children with special reference to the PABA-test (author's transl). Artikel in deutsch] Monatsschr Kinderheilkd. 1980 Dec;128(12):732–8

199 Sawalha K (2018). Treatment of Scleroderma with Para-Aminobenzoic Acid: Effect on Disease Morbidity. Archives of General Internal Medicine 2018; 2(3),

200 Xavier S et al. (2006). The vitamin-like dietary supplement para-aminobenzoic acid enhances the antitumor activity of ionizing radiation. Int J Radiat Oncol Biol Phys. 2006;65(2):517–27.

201 Sieve, B.F (1942). The clinical effects of a new B complex factor, para-aminobenzoic acid, on pigmentation and fertility. South Med Surg. 1942. 104:135–139

Es lässt sich aufgrund der unzureichenden Forschung kaum etwas zur Langzeitversorgung über Nahrung oder Supplemente sagen. Weder von der Europäischen Behörde für Lebensmittelsicherheit (EFSA) noch vom Bundesinstitut für Risikobewertung (BfR) gibt es bislang eine Einschätzung. Eine Suche zu den Begriffen Pangamsäure oder Pangaminsäure auf der Webseite der Deutschen Gesellschaft für Ernährung (DGE) ergab keine Information.

Pangamhaltige Präparate können, je nach Produkt, ein variierendes Gemisch an Stoffen wie z. B. Dimethylglycin (DMG), Glycin, Gluconsäure oder Diisopropylamin-Dichloracetat – oder in manchem Fällen auch Dimethylglycin als alleinigen Wirkstoff enthalten. Diemthylglycin ist eine chemische Verbindung aus der Gruppe der Karbonsäuren und Glycinderivate mit der Summenformel C4H9NO2.

Pangamsäure ist ein Ester der Glukonsäure und Dimethylglycin mit der Summenformel C10H19NO8. Die Pangamsäure ist ein Zwischenprodukt des Cholin-Stoffwechsels, doch ist nicht klar, wie die Pangamsäure in den Stoffwechsel eingreift.

Die amerikanische Behörde für Lebensmittel und Arzneimittel (FDA) nahm aufgrund der mangelhaften Datenlage und der unklaren Zusammensetzung pangamhaltiger Präparate diese bereits 1995 vom Markt.

Literatur

BfR Stellungnahme. High fructose intake from added sugars: An independent association with hypertension. ScienceDaily, 29. Oktober 2009 Finde den Originalartikel, aber nicht die Stellungnahme.

Brown L et al. (1999). Cholesterol-lowering effects of dietary fiber: a meta-analysis. Am J Clin Nutr 1999 Jan; 69(1):30–42.

Das TK et al. (2018). Putative Astroglial Dysfunction in Schizophrenia: A Meta-Analysis of 1H-MRS Studies of Medial Prefrontal Myo-Inositol. Front Psychiatry. 2018 Sep 21; 9:438.

Deutsches Ernährungsberatungs- & -informationsnetz (DEBInet). Intoleranzen – Fructoseintoleranz Quelle: https://www.ernaehrung.de/tipps/intoleranzen/intoleranz10.php (letzte Einsicht 24.01.2021)

DGE. Ausgewählte Fragen und Antworten zu Riboflavin Quelle: https://www.dge.de/wissenschaft/weitere-publikationen/faqs/riboflavin/?L=0 (letzte Einsicht 24.01.2021)

DGE. Thiamin (Vitamin B_1) (2015). Quelle: https://www.dge.de/wissenschaft/referenzwerte/thiamin/ (letzte Einsicht 24.01.2021)

DGE. Vitamin K (2000). Quelle: https://www.dge.de/wissenschaft/referenzwerte/vitamin-k/ (letzte Einsicht 22.01.2021).

Finkelstein JD (2000). Pathways and regulation of homocysteine metabolism in mammals. Semin Thromb Hemost. 2000; 26(3):219–25.

Gast GCM et al. (2009). A high menaquinone intake reduces the incidence of coronary heart disease. Nutr. Metab. Cardiovasc. Dis. 2009; 19

Guerrero-Romero F et al. (2015). Oral magnesium supplementation improves glycaemic status in subjects with prediabetes and hypomagnesaemia: A double-blind placebo-controlled randomized trial. Diabetes Metab. 2015 Jun; 41(3):202–7.

Kim Dae Jung et al. (2010). Magnesium intake in relation to systemic inflammation, insulin resistance, and the incidence of diabetes. Diabetes Care. 2010 Dec; 33(12):2604–10.

Lopez-Ridaura R. et al. (2004). Magnesium Intake and Risk of Type 2 Diabetes in Men and Women. Diabetes Care 2004 Jan; 27(1):134–140.

März W. Vitamin D. SYNLAB. Quelle: https://www.synlab.de/human/fuer-aerzte/fachinformationen/medizin/vitamin-d (letzte Einsicht 17.01.2021)

Mock DM (2014). Biotin. In: Ross AC, Caballero B, Cousins RJ, Tucker KL, Ziegler TR, eds. Modern Nutrition in Health and Disease. 11th ed. Baltimore, MD: Lippincott Williams & Wilkins; 2014:390–8.

NHI Fact Sheet (2020). Biotin – Health Professional Fact Sheet. Quelle: https://ods.od.nih.gov/factsheets/Biotin-HealthProfessional/ (letzte Einsicht 28.01.2021)

Penberthy WT, Kirkland JB (2012). Niacin. In: Erdman JW, Macdonald IA, Zeisel SH, eds. Present Knowledge in Nutrition, 10th ed. Washington, DC: Wiley-Blackwell; 2012:293–306.

Schurgers LJ et al. (2001). Role of vitamin K and vitamin-K-dependent proteins in vascular calcification. In: Zeitschrift für Kardiologie, Band 90, 2001, Nr. 3, S. 57–63. PMID 11374034

Sun C et al. (2016). Efficacy of Folic Acid Supplementation in Autistic Children Participating in Structured Teaching: An Open-Label Trial. Nutrients, 2016; 8(6)

Traber MG, Manor D (2012). Vitamin E in Advances in Nutrition, Volume 3, Issue 3, May 2012, Pages 330–331

Weisburger JH (1977). Vitamin C and prevention of nitrosamine formation. Lancet 1977 Sep 17; 2(8038):607.

WHO (2019). Measles. Quelle: https://www.who.int/news-room/fact-sheets/detail/measles (letzte Einsicht 16.01.2021)

Teil II: Klinische Nährstoff- oder Orthomolekulartherapie

Die Erfolge der klinischen Nährstofftherapie sind oft dramatisch. Tatsächlich reagiert der Körper teils unerwartet schnell. Vor allem bei Kindern und Jugendlichen kann dies der Fall sein, da die Regenerationsfähigkeit eines jungen Menschen doch sehr gut ist. Meist nimmt sich der Körper jedoch Zeit zur Heilung. Letztlich ist die Nährstofftherapie nicht nur eine Symptombeseitigung, sondern vielmehr eine Ursachenbehandlung. Nicht selten gleicht dieser Rückführungsprozess von Krankheit zurück zur Genesung dem der Krankheitsentstehung. Chronische Erkrankungen entstehen nicht von heute auf morgen. Chronische Erkrankungen entstehen phasenweise.

Am Anfang dieses Erkrankungsprozesses versucht der Körper, sich gegen Angriffe zu wehren. Nehmen wir das Beispiel eines Rheumapatienten. Als Kleinkind war er quengelig und zappelig. Nach dem „Fläschchen" erbrach er sich oft. Im Kindergartenalter klagte er öfter über Bauchschmerzen. Später zeigten sich Hautprobleme, die mit entsprechenden, teils kortisonhaltigen Lotionen erfolgreich behandelt wurden. Irgendwann kamen Asthmaanfälle hinzu. Als diese verstärkt auftraten, wurde vorsichtig Kortison eingesetzt. Mit der Pubertät verschwand das Asthmaproblem. Der Patient schien gesundheitlich stabil und war auch sportlich erfolgreich. Im Erwachsenenalter wurden dann Rheumaschübe verzeichnet, die sich unter Stress und (unvernünftiger Lebensweise) häuften. Das Problem der Immunschwäche wurde nie diskutiert. Keiner der behandelnden Ärzte dachte an eine Autoimmunerkrankung, die abwendbar gewesen wäre – mit einer gezielten Nährstofftherapie.

Der Orthomolekulartherapeut befasst sich mit der Diagnose und Therapie von Nährstoffbedürfnissen, Stoffwechselstörungen und -Schwächen. Genetische Prädispositionen werden nicht ignoriert oder einfach hingenommen. Im Gegenteil. Der OM-orientierte Therapeut versucht frühzeitig, Schwachstellen zu erkennen, und agiert im Sinne der Präventivmedizin: Er nützt die heilende Wirkung von Nährstoffen, um Körper und Geist zu unterstützen.

Im Fall des Rheumapatienten hätte das frühe Erkennen einer Nahrungsmittelunverträglichkeit dazu beigetragen, dass eine angemessene Nahrungsmittelumstellung das Verdauungssystem des Körpers nicht unnötig belastet hätte. Weder der Verdauungstrakt noch das Immunsystem wären übermäßig gestresst worden. Und tatsächlich setzen Nahrungsmittelintoleranzen den Verdauungstrakt und das Immunsystem unter Stress. Werden Nahrungsmittel wie z. B. Kuhmilchprodukte nicht richtig gespaltet, entstehen Toxine. Wenn diese nicht in angemessener Weise vom Verdauungstrakt oder auch dem renalen System ausgeschieden werden, übernimmt die Haut diese Aufgabe. Hautprobleme sind somit die Folge einer fehlgesteuerten Toxinentsorgung.

Die anfänglichen Reaktionen auf das „Fläschchen" stellten bereits einen Reiz dar und jeder Reiz löst eine Reaktion aus. Im Säuglingsalter wurde das quengelige und zappelige Verhalten von körperlichen und neurologischen Reaktionen ausgelöst. Die Bauchschmerzen des Kindes waren eine spastische Reaktion des Verdauungstrakts. Das quengelige, zappelige Verhalten Ausdrucks eines gestressten Nervensystems.

Befassen wir uns kurz mit dem Darm. Dieser ist für die Nährstoffaufnahme von großer Wichtigkeit. Doch nicht nur das. Etwa 70 % aller Immunzellen befinden sich im Dünn- und Dickdarm; knapp 80 % aller Abwehrreaktionen laufen hier ab. Das verbindet den Darm mit unserem Immunsystem. Ist der Darm gesund, sind wir abwehrfähiger und besser gegen Krankheiten geschützt. Das bedeutet, dass die frühkindlich-gerechte Ernährung und die späteren Ernährungsgewohnheiten enorm wichtig sind, nicht nur für die Gesunderhaltung des Darms, sondern für die gesamte körperliche und mentale Gesundheit. Unser Immunsystem ist ernährungsabhängig.

Falsche Ernährung löst Reize aus, die das Immunsystem fordern. Das Asthma des Jugendlichen war eine Fortsetzung von Abwehrreaktionen, und wir alle wissen, dass die Lebens- und Ernährungsgewohnheiten junger Menschen meist nicht darmfreundlich sind. Denken wir nur an den Alkohol- und Nikotingenuss. Je nach Reiz werden bestimmte Zytokine alarmiert und zum Gefahrenort gelotst. Die Gefahrenwahrnehmung der Immunzellen, die über verschiedene Rezeptoren erfolgt, wird gefordert. Entzündungsprozesse entstehen. Eine Entzündung ist ein Warnsignal, ein lebensnotwendiger Schutz und sofern entsprechend wahrgenommen, gleichzeitig der Schlüssel zur Heilung.

Gesundheit ist Harmonie. Krankheit ist das Gegenteil, das Resultat störender Faktoren. Der OM-Therapeut erkennt diese Störungen und nutzt biochemisches Wissen, um den Körper nicht nur vor den schädlichen Wirkungen falscher Lebensweisen oder den Folgen falsch eingesetzter Chemie zu schützen. Erarbeitet mit der Biochemie, um die individuellen Schwachstellen und Bedürfnisse des Patienten zu erkennen und zu behandeln. So wird der Mensch auf natürliche Weise in Harmonie versetzt.

Gegner der OM zitieren häufig Nebenwirkungen, obwohl diese vergleichsweise gering sind. Der im Jahre 2020 publizierte Bericht der American Association of Poison Control Centers weist darauf hin, dass im gesamten Jahr 2019 kein Todesfall auf Vitamingaben zurückzuführen war. Ebenso wurden keine Todesfälle durch Phytotherapie oder Homöopathie verursacht.[1]

1 Gummin DD (2020) // Gummin DD et al. (2019) Annual Report of the American Association of Poison Control Centers' National Poison Data System (NPDS): 37th Annual Report. Clinical Toxicology 2020, 58:12, 1360-1541.

Erstaunlich, wenn man bedenkt, dass laut dem CDC (Center for Disease Control) im Jahr 2020 über 3 Millionen Amerikaner gestorben sind. Dem obigen Bericht zufolge war nicht einer davon das Opfer von Vitamingaben.[2]

Kranksein kann kostspielig sein. Jeder Arbeitstag, der durch Krankheit ausfällt, kostet. Im Jahr 2020 belief sich der durchschnittliche Krankenstand in der gesetzlichen Krankenversicherung auf rund 4,3 %. Damit hat der Wert seit dem jüngsten Tiefstand im Jahr 2007 (3,22 %) in den letzten zehn Jahren um gut einen Prozentpunkt zugelegt.[3]

Migräne ist ein Thema, das uns allen Kopfschmerzen bereiten sollte. Am Universitätsklinikum Hamburg Eppendorf (UKE) wurden für eine Studie Behandlungsbiografien von 1935 Patienten gesichtet, die zwischen 2010 und 2018 wegen ihrer Migräne die Kopf- und Gesichtsschmerzambulanz des UKE aufgesucht hatten – entweder auf eigene Initiative oder nach Überweisung durch Allgemeinmediziner oder Spezialisten. Es heißt, die Studienteilnehmer waren durchschnittlich 37 Jahre alt und litten an 12 Tagen im Monat unter Kopfschmerzen.

In den zwölf Monaten vor ihrem ersten Termin in der UKE-Ambulanz waren die Patienten durchschnittlich siebenmal in einer Arztpraxis vorstellig geworden. 89 % seien beim Allgemeinarzt gewesen, knapp 75 % auch bei einem Neurologen. Zudem berichtete fast ein Drittel aller Patienten, wegen ihrer Migräne mindestens einmal in der Notaufnahme gewesen zu sein. Davon hätten sich vorher 22 % aufgrund ihrer Migräne sogar in stationärer Behandlung befunden. Fast die Hälfte der Teilnehmer hatte auch einen Orthopäden aufgesucht, da Migräne häufig mit Nackenschmerzen assoziiert ist.[4]

Die Kosten für Krankenkassen dürften immens sein. Dagegen wäre der finanzielle Aufwand für orthomolekulartherapeutische Maßnahmen relativ gering, eine Tatsache, die bei Krankenkassen noch nicht ausreichend registriert wurde.

Die folgenden alphabetisch gelisteten Anleitungen und Abstrakte gelten als Anregung. Sie stellen einen Bruchteil der inzwischen vorhandenen wissenschaftlichen Arbeiten dar und verdienen der Aufmerksamkeit, zu unser aller Wohl. Die folgenden Informationen und Forschungsauszüge basieren auf derzeitigem Wissen, wobei wir auch solche beibehalten haben, die bereits vor Jahrzehnten aktuell waren.

2 Saul AW (2019). No Death from Vitamins. None. Supplement Safety Confirmed by America's Largest Database. Health Impact News.

3 Statista - Jährlicher Krankenstand in Deutschland-2020 Quelle: https://de.statista.com/statistik/daten/studie/5520/umfrage/durchschnittlicher-krankenstand-in-der-gkv-seit-1991/ (letzte Einsicht 31.1.2021)

4 Winnat C (2019). Migräneversorgung bereitet Kopfschmerzen. Ärztezeitung 20.11.2019. Quelle: https://www.aerzte-zeitung.de/Politik/Migraeneversorgung-bereitet-Kopfschmerzen-404141.html (letzte Einsicht 31.1.2021)

Achlorhydrie – Hypochlorhydrie

Ätiologie

Ein gesunder Magen kann täglich 1,5 l Magensäure produzieren.[5] Als Achlorhydrie bezeichnet man die Insuffizienz der Salzsäuresekretion der Magenschleimhaut. Deren Ursache ist ein Funktionsverlust der Parietalzellen in Folge von:

- autoimmuner Destruktion bei Typ-A-Gastritis
- Magenkarzinom
- Gastrektomie oder
- Therapie mit Protonenpumpenhemmern

Mangel an Magensäure (HCl) ist häufig mit einem Mangel an Intrinsic Factor verbunden. Beide Probleme können alters- und/oder diätbedingt sein. Ein übermäßiger Antazidgebrauch gilt als eine weitere Ursache für eine Hypochlorhydrie.

Symptomatik

- Völlegefühl nach dem Essen
- Magenblähungen
- Appetitlosigkeit gegenüber Fleisch
- Verdauungsbeschwerden

Diagnostik – der HCL-Challenge-Test

Dieser nicht invasive Test kann bei Verdacht auf Hypochlorhydrien verwendet werden. Der Patient beginnt mit 1 Kapsel Betain/HCL/Pepsin (650–750 mg), einzunehmen mit einer proteinhaltigen Mahlzeit, und erhöht die Dosis bis die Toleranz erreicht ist. Treten Sodbrennen oder Magenbeschwerden auf, wurde die Toleranzdosis überschritten.

Beachtet werden muss, dass die für die Toleranz nötige Dosis vom Proteingehalt der Mahlzeit abhängig ist.

Dieser Test ist bei Patienten mit aktiver Gastritis, Ösophagitis oder Duodenitis kontraindiziert.

Der Apfelessig-Test wurde Mitte des letzten Jahrhunderts von einem amerikanischen Arzt Patienten mit Hypochlorhydria empfohlen. Er ist sehr einfach.

5 Schubert ML, Peura DA (2008). Control of gastric acid secretion in health and disease. Gastroenterology. 2008;134(7):1842–1860.

Ein-zwei Esslöffel Apfelessig in ein Glas Wasser mischen und trinken. Wenn der Magen nicht ausreichend Magensäure produziert, wird sich das Einnehmen des sauren Essigs gut anfühlen.

Wenn jedoch eine chronische Magenschleimhautentzündung vorliegt, ist der HCl-Challenge-Test wie auch der Apfelessig-Test kontraindiziert.

Physiologische Erwägungen

Ursache kann auch eine chronische Magenschleimhautentzündung sein, die durch Nahrungsmittel-unverträglichkeiten (häufig Milchunverträglichkeit) entstanden ist. Zink fördert die Magensäureproduktion, kann jedoch bei akuter Magenschleimhautentzündung insbesondere auf nüchternen Magen kontraindiziert sein.

Therapiehinweise

Die Zufuhr von Verdauungsenzymen kann hilfreich sein. Pepsin ist wichtig für die Proteinverwertung. Normalerweise entsteht Pepsin im Magen unter Einwirkung von Salzsäure bei einem sauren pH-Wert unter 3 durch Autoproteolyse aus seiner inaktiven Vorstufe, dem Pepsinogen. Bei der Passage des enzymatisch versetzten Chymus in das nicht saure Milieu des Duodenums verliert Pepsin weitgehend seine proteolytische Aktivität und wird durch Proteasen inaktiviert.

Zink kann unterstützend wirken. Wird es vor dem Essen eingenommen, stimuliert es die Magensäureproduktion.

Magenbrennen nach Zinkgabe kann bei Magenschleimhautentzündung auftreten. Kamillentee wirkt entzündungshemmend.

Kines und Kruczak dokumentieren, dass medikamentöse Behandlungen meist unzufriedenstellend verlaufen. Mit einem Fallbericht wird die Komplexität der chronischen Hypochlorhydrie und Folgeerkrankungen verdeutlicht. Die Patientin litt unter massiven Verdauungsbeschwerden, Diagnose akute Gastritis, sowie Unruhe und Angstneurosen. Nach umfassender Diagnostik erfolgten medizinische Behandlungen u. a. an der Johns Hopkins University (Baltimore, MD, USA). Diese waren wenig erfolgreich. Ernährungs- oder orthomolekular-therapeutische Beratungen blieben aus. Für eine Zeit lang behandelte sie sich selbst mit Probiotika, Ingwer und anderen Naturprodukten. Als auch hier der Erfolg ausblieb, suchte sie die Praxis der Autoren auf. Zu dem Zeitpunkt ernährte sich die Patientin gluten- und laktosefrei. Sie war eine hastige Esserin. Laboruntersuchungen zeigten einen Vitamin-B_{12}- und Magnesiummangel. Die Patientin wurde über Probiotika und über die Notwendigkeit des Kauens aufgeklärt, der HCl-Toleranztest wurde ausgeführt und ein entsprechendes Ernährungs- und Nährstoffprogramm einschließlich Zink erstellt. Nach bereits 2 Wochen zeigte sich der Behandlungserfolg.[6]

AIDS – Acquired Immune Deficiency Syndrome

AIDS wurde erstmals 1981 als eigenständiges Krankheitsbild beschrieben. Es ist eine sexuell übertragene Infektion mit dem Humanen Immundefizienz-Virus (HIV). Durch eine Schwächung des Immunsystems treten meist lebensbedrohliche Infektionen auf, die Tumoranfälligkeit häuft sich.

Zahlreiche Publikationen demonstrieren, dass ein negativer Nährstoffstatus die Entwicklung der Immundefizienz begünstigt und die AIDS-Sterblichkeitsziffer deutlich beeinflusst. Die Beseitigung von Nährstoffmängeln reduziert das Auftreten opportunistischer Infekte, verbessert den klinischen Status sowie die Überlebenschancen. **Besonders wichtige Nährstoffe sind: Vitamin C, Vitamin E, Zink, Vitamin B_6, Vitamin B_{12}, Folsäure (Folat) und Coenzym Q10.**

Bei zweiunddreißig HIV-positiven, männlichen Homosexuellen, die außer chronischer Lymphadenopathie keine Symptome aufwiesen, wurde der Vitamin-B_6-Status untersucht, und zwar durch In-vitro-Coenzym-Stimulierung der Erythrozyten-Aspartat-Aminotransferase. Keiner der Patienten war intravenöser Drogennutzer oder nahm antivirale Medikamente. 34 % der Patienten zeigten deutlichen Vitamin-B_6-Mangel. Zusätzlich wiesen 30 % einen marginalen Vitamin-B_6-Status auf, obgleich die Vitamin-B_6-Zufuhr (einschließlich Vitaminsupplementierung) wesentlich höher als die vorgeschriebene Tagesdosis der Deutschen Gesellschaft für Ernährung war. Nur 36 % der HIV-positiven Testgruppe zeigte einen normalen Vitamin-B_6-Status, verglichen mit 67 % der HIV-negativen Kontrollgruppe, obgleich die tägliche Vitamin-B_6-Zufuhr der HIV-positiven Gruppe wesentlich höher war als die der HIV-negativen Kontrollgruppe. Verglichen mit Patienten, die keinen Vitamin-B_6-Mangel aufwiesen, zeigten die Patienten mit Mangel deutlich reduzierte Lymphozytenreaktionen auf Phytohämagglutinin und reduzierte Killerzellenaktivität. Helferzellen- oder Suppressor-T-Zellen-Aktivität schien vom Vitamin-B_6-Status nicht beeinflusst zu werden.[7]

6 Kines K, Kruczak T (2016). Nutritional Interventions for Gastroesophageal Reflux, Irritable Bowel Syndrome, and Hypochlorhydria: A Case Report. Integr Med (Encinitas). 2016 Aug; 15(4): 49–53.

7 Baum MK et al. (1991). Association of vitamin B_6 status with parameters of immune function in early HIV-1 infection. J. Acquired Immundeficiency Syndromes 1991; 1122-113

Fawzi und Kollegen wiesen anhand verschiedener gut organisierter Studien nach, dass eine Multivitamin-Supplementation das Fortschreiten einer HIV-Erkrankung verlangsamt. Sie weisen darauf hin, dass diese Multivitamin-Supplementierung lediglich als Zusatzbehandlung verstanden werden sollte.[8]

Alkalose

Mit diesem Begriff bezeichnet man eine Störung des Säure-Basen-Haushaltes, bei dem der pH-Wert des Blutes auf über 7,45 ansteigt. Der Normwert liegt zwischen 7,35–7,45. Je nach Ursache der Störung wird zwischen zwei Formen, der respiratorischen Alkalose und der metabolischen Alkalose, unterschieden.

Respiratorische Alkalose

Ursache ist Hyperventilation. Eine Normalisierung der Atmung ist somit vonnöten. Entspannungstherapien und sedierende Maßnahmen sind hilfreich. Die respiratorische Alkalose kann durch Rückatmung in eine Papiertüte effektiv behoben werden.

Metabolische Alkalose

Ursache ist eine Säure-Basen-Störung, die durch eine Erhöhung der Plasma-Bikarbonat-Konzentration (HCO3) verursacht wird. Dieser Zustand ist Symptom bestimmter Krankheitsprozesse. Es ist die häufigste Säure-Basen-Anomalie bei stationär behandelten Erwachsenen, insbesondere auf der Intensivstation (ICU). Häufigste Ursache einer metabolischen Alkalose sind Erbrechen wie bei Bulimie, Magenspülungen oder eine zu hohe Zufuhr an Natriumbikarbonat (Natron). Huynh beschreibt den Fall eines Kindes mit metabolischer Alkalose und Hypokalzämie sowie die Notwendigkeit der gezielten Diagnostik des Kalziumstatus sowie der darauffolgenden Kalzium-Replacement-Behandlung.[9]

Die Chloridmenge im Urin erlaubt die Unterscheidung zwischen der chlorid-responsiven und der chlorid-resistenten Alkalose.

8 Fawzi W. et al. (2005). Studies of Vitamins and Minerals and HIV Transmission and Disease Progression. The Journal of Nutrition, April 2005, Pages 938–944

9 Huynh T, Wilgen U (2019). An Unusual Cause of Metabolic Alkalosis and Hypocalcemia in Childhood. Clinical Chemistry, April 2019, Pages 514–517

Die häufigste Ursache ist Volumenverlust (insbesondere bei Verlust von Magensäure und Chlorid (Cl)) durch wiederkehrendes Erbrechen, Magenspülung und/oder harntreibende Diuretika.

Die chlorid-responsive Alkalose spricht auf die intravenöse Verabreichung von 0,9 % Kochsalzlösung an.

Die chloridresistente metabolische Alkalose kann durch primären Hyperaldosteronismus verursacht sein.

Therapiehinweise

- Alkalose verursacht Hypokalzämie-Symptome-. Eine chronische Alkalose kann Konditionen wie Osteoporose, Nierensteinbildung, Bursitis, Bronchitis, Asthma und Atherosklerose fördern.
- Blutuntersuchung; Haaranalyse und Diätüberwachung ratsamsäureunterstützende Enzympräparate, Einnahme vor, während und nach dem Essen, je nach Bedarf
- erhöhte Zufuhr von säurebildenden Nahrungsmitteln, Säften oder Kräutertees

Alkoholismus

Laut dem Bundesministerium für Gesundheit konsumieren 6,7 Millionen Menschen der 18- bis 64-jährigen Bevölkerung in Deutschland Alkohol in gesundheitlich riskanter Form. Etwa 1,6 Millionen Menschen dieser Altersgruppe gelten als alkoholabhängig.[10] Zudem ist Alkoholmissbrauch einer der wesentlichen Risikofaktoren für zahlreiche chronische Erkrankungen (z. B. Krebserkrankungen, Erkrankungen der Leber und Herz-Kreislauf-Erkrankungen). Analysen gehen von jährlich etwa 74.000 Todesfällen durch Alkoholkonsum allein oder bedingt durch den Konsum von Tabak und Alkohol aus.

Ätiologie

Missbrauch oder Abhängigkeit kann somatische, psychische oder soziale Ursachen haben.

Symptomatik

Starkes Verlangen nach Alkohol und Entzugserscheinungen nach Nichterhalten. Die amerikanischen Allergologen Dr. med. Mandell und Dr. med. Theron Randolph demonstrierten, dass sich bei Nahrungsmittelallergien das Verlangen auf bestimmte Getränke

10 IFT Institut für Therapieforschung (2018). Kurzbericht Epidem. Suchtsurvey 2018. Quelle: https://www.esa-survey.de/fileadmin/user_upload/Literatur/Berichte/ESA_2018_Tabellen_Drogen.pdf (letzte Einsicht 31.1.2021)

konzentriert. Beispielsweise würde ein Patient, der auf Kartoffeln reagiert auch Wodka, der aus Kartoffeln hergestellt wird, nicht vertragen.

Physiologische Erwägung

Allergien und Nahrungsmittelabhängigkeiten als Stressfaktor, Hypoglykämie, möglicherweise Gewichtsverlust als Begleiterscheinung. Fettleber, Alkoholhepatitis, Leberzirrhose (Alkohol-Leber-Syndrom), Zieve-Syndrom, Pankreatitis, Ösophagitis, Gastritis treten häufig auf. Kardiomyopathien sind meist Folge von akutem Magnesiummangel, der vielfach in Alkoholikern anzutreffen ist.

Diagnostische Hinweise

Serumglukosewerte-, LDH (Leberfunktion), Cholesterin- und Triglyzeridspiegel. Erhöhte Eosinophilenzahl deutet auf Allergien hin. Magnesium- und Chromuntersuchungen in Vollblut, Serum und/oder Haaren. Letztere weisen auf eine langzeitliche Unterversorgung hin.

Therapiehinweise

Eine erhöhte, vollwertige Nahrungsmittelzufuhr. B-Komplex in hohen Dosen, Aminosäurenkomplexe, essenzielle Fettsäuren, Magnesium, Chrom, Zink. Eine allgemein deutlich erhöhte Nährstoffzufuhr kann Abhängigkeitssymptome reduzieren. Wechseln der alkoholischen Getränke kann Abhängigkeit reduzieren.

Nahrungsmittelempfindlichkeiten können Alkoholverlangen verursachen.[11, 12]

Alkohol und Immunsuppression

Zellvermittelte Immunität wird durch Alkoholkonsum unterdrückt. Das Infektrisiko ist somit bei Alkoholikern wesentlich erhöht. Alkoholkonsum stört primäre Antikörperreaktionen und erhöht die Anfälligkeit gegenüber bakteriellen Infektionen. Das Krebsrisiko ist deutlich höher. Der Autor vertritt die Meinung, dass eine akute und chronische Alkohol-Intoxikation das Immunsystem wesentlich schwächt. Ein übermäßiger Alkoholgenuss, egal ob regelmäßig oder unregelmäßig, reduziert Immunfunktionen.[13]

Alkoholabusus stört Pankreasfunktionen, verursacht Fettstuhl und daraus folgende Fehlresorptionen essenzieller Fettsäuren wie auch der fettlöslichen Vitamine und Kalzium.

---

11 Randolph TG (1976). The role of specific alcoholic beverages, in Dickey LD. Clinical Ecology. Springfield, Ill., Thomas Publ. 1976.

12 Dees SC (1949). An experimental study of the effect of alcohol and alcoholic beverages on allergic reactions. Ann. Allergy 1949; 7:185

13 MacGregor RR (1986). Alkohol and immune defense. JAMA 1986; 256:1474-1479

Leberfunktionsstörungen blockieren die Eiweiß- und Aminosäuresynthese, resultieren in reduzierter Zink-, Vitamin-A- und -B_6-Speicherung.[14, 15, 16]

Vitamine

3 von 25 Patienten zeigten niedrige Vitamin-A-Blutwerte. Zur Verhütung einer Hypervitaminose A ist die Supplementation von Multivitaminpräparaten besonders während Entziehungskuren wichtig.[17]

Forscher der Universität Utrecht untersuchten, inwieweit diätetische Komponenten den Alkoholstoffwechsel und dadurch die Entwicklung eines Katers beeinflussen. Aus der Literatur geht hervor, dass Vitamin B_3 und Zink eine zentrale Rolle bei Verstoffwechselung von Ethanol zu Acetaldehyd spielen. Die Studie von Verster und Kollegen zeigt, dass Sozialtrinker, die eine höhere Nahrungsaufnahme von Vitamin B_3 und Zink haben, deutlich weniger schwere Kater verzeichnen.[18]

Alkoholiker zeigen häufig einen deutlichen Mangel an B-Vitaminen und Vitamin C. Die allgemein unzureichende Nahrungsmittelzufuhr sowie Verwertungsschwächen oder -störungen sind hierfür verantwortlich.[19]

Vitamin-C-Zufuhr reduziert die Alkoholtoxizität.[20] Zudem ist Mangel häufig bei Alkoholikern und Patienten mit Alkohol-induzierten Erkrankungen.[21]

Thiaminmangel verursacht neurologische Komplikationen wie Polyneuropathie und Wernicke-Syndrom. 30 % der allgemein gut ernährten Alkoholiker mit Lebererkrankungen zeigten Thiaminmangel.[22] Majumdar berichtet von Alkoholikern mit chronischen Lebererkrankungen, die **Thiaminmangel und Vitamin-B_6-Mangel** aufwiesen.[23] Ebenso

14 Sherlock S (1984). Nutrition and the alcohol. Lancet 1984;1:436-8

15 Majumdar SK et al. (1981). Vitamin utilization status in chronic alcoholics. Int. J. Vitam Nutr Res. 1981; 51(1):54-58

16 Thomson AD, Majumdar SK (1981). The influence of ethanol on intestinal absorption and utilization of nutrients. Clin Gastroenterol 1981;10(2):263-93

17 Majundar SK et al. (1983). Vitamin A utilization status in chronic alcoholic patients. Int. J Vitam.Nutr.Res. 1983; 53(3):273-79.

18 Verster J et al. (2019). Dietary Nutrient Intake, Alcohol Metabolism, and Hangover Severity. J of Clin Medicine 2019; 8(9):1316

19 Baines M (1978). Detection and incidence of B and C vitamin deficiency in alcohol-related illness. Ann. Clin.Biochem. 1978;15:307-12

20 Yunice AA, Lindeman RD (1977). Effect of ascorbic acid and zinc sulfate on ethanol toxicity and metabolism. Proc Soc. Exp.Biol.Med. 154:146-50, 1977.

21 Baines M (1978). Detection and incidence of B and C vitamin deficiency in alcohol-related illness. Ann. Clin.Biochem. 15:307-12, 1978.

22 Hoyumpa AM Jr. (1983). Alcohol and thiamine metabolism. Alcoholism: Clin. Exp. Res. 7:11-14, 1983

23 Majumdar SK. et al. (1982). Blood vitamin status in patients with alcoholic liver disease. Int J Vitamin Res. 52(3):266-71, 1982

beschreibt Russel, dass Alkoholiker einheitlich niedrige **Folsäure-/Folatwerte** zeigten. Erythrozytenwerte waren bei allen Patienten normal.[24]

6 von 12 chronischen Alkoholikern zeigten **Riboflavinmangel**.[25]

12 Alkoholiker, die täglich je 500 mg Vitamin B_3 (Nikotinsäure) erhielten, sprachen positiv auf diese Form der Therapie an.[26] Smith berichtet von 507 Alkoholikern, die täglich 3 g Vitamin B_3 (Nikotinsäure) und mehr erhielten. Bei 30 % der Alkoholiker wurde ein Symptomrückgang und eine verminderte Rückfälligkeit erzielt.[27]

Die Folgen eines übermäßigen und längeren Alkoholkonsums führen zu leichten bis schweren Formen von Pellagra (d. h. einer Kombination von Durchfall, Dermatitis, Demenz). Prousky beschreibt im Journal of Orthomolecular Medicine die klinische Wirksamkeit der Vitamin-B_3-Behandlung bei zwanghaftem Trinkverhalten und wie es Alkoholentzug erleichtert.[28]

Vitamin-E-Gaben vor oder nach Alkoholgenuss können Fettleber und Triglyzeridprobleme verhüten.[29]

Aminosäuren

Von 35 Patienten mit alkoholinduzierter Hepatitis erhielten 17 zufällig ausgewählte Patienten 70–85 g täglich **Aminosäurenkomplex intravenös.** In der Aminosäuren-supplementierten Gruppe besserten sich die Bilirubin- und Albuminwerte. Vier Patienten der Kontrollgruppe starben.[30]

Die Aminosäure **Carnitin** kann Fettleberprobleme und den Effekt, den Alkohol auf Leberfunktionen ausübt, reduzieren.[31]

24 Russell RM et al. (1983). Increased urinary excretion and prolonged turnover time of folic acid during ethanol ingestion. Am J Clin Nutr 1983; 38:64-70

25 Majumdar Sk et al. (1981). Vitamin utilization status in chronic alcoholics. Int J Vit Res. 1981; 51(1):54-58

26 Cleary JP (1985). Etiology and biological treatment of alcoholic addiction. J. Neurol Ortho Med Surg 1985; 6:75-77

27 Smith RF (1978). Status report concerning the use of megadose nicotinic acid in alcoholics. J Orthomol. Psychiatr 1978; 7(1)

28 Prousky J (2014). The Treatment of Alcoholism with Vitamin B 3. Journal of Orthomolecular Medicine 2014 29(3):123-131

29 Hirayama C et al. (1970). Effect of alpha-tocopherol and tocopheronolactone on ethanol induced fatty liver and triglyceridemia. Experientia 1970;26:1306

30 Nasrallah SM, Gallambos JT (1980). Aminoacid therapy of alcoholic hepatitis. Lancet 1980; 2:1276-7

31 Berger R.Sachan DS (1968). Elevation of blood-ethanol concentrations in carnitine-supplemented rats. Nutr. Rep. Int. 1968;34:153-157

Bei 9 von 10 Patienten konnte die **Glutaminzufuhr** das Alkoholverlangen reduzieren. Angstgefühle und Schlafprobleme konnten ebenfalls beseitigt werden. Placebo-supplementierte Patienten verzeichneten diese Reaktionen nicht.[32]

Mineralstoffe und Spurenelemente
Bei Alkoholikern ist Magnesiummangel häufig die Folge einer renaler Hypersekretion und kann Kardiomyopathien verursachen.[33]

Hypomagnesiämie und respiratorische Alkalose können die Ursache der Delirium tremens bei Alkoholikern im Entzug sein.[34]

Korpela berichtete bereits 1985, dass die Untersuchung von Selen in Vollblut-, Plasma und Erythrozyten bei 30 symptomfreien Alkoholikern, 16 Alkoholikern mit akuten Lebererkrankungen auf Selenmangel hinwies. Die Gruppe der Alkoholiker mit Lebererkrankungen wies die niedrigsten Selenwerte auf.[35]

Zinkmangel kann Nachtblindheit, Zirrhose, Immunschwäche etc. verursachen.[36] Tatsächlich berichten Forscher, dass chronischer Alkoholabusus mit Zinkmangel assoziiert ist.[37, 38]

Allergien

Die Medizin unterscheidet vier Allergietypen – je nachdem, welche immunologischen Reaktionen das Allergen hervorruft. Dabei laufen Immunreaktionen meistens in mehreren Schritten ab, die über Mediatoren gesteuert werden.

Ätiologie und Symptomatik
Wir befassen uns hier vornehmlich mit dem Soforttyp und dem Spättyp.

Der **Soforttyp, auch als Typ-1-Allergie** bezeichnet, löst oft schnelle und heftige Reaktionen aus wie z. B. die allergische Rhinitis, Nesselausschlag (Urtikaria), Pollenallergien,

32 Rogers LL, Pelton RB (1957). Quart J of Studies on Alcohol.1957;18(4):581-7
33 Burch GE, Giles Td (1977). The importance of magnesium deficiency in cardiovascular disease. Am. Heart J. 1977; 94:649-57
34 Victor M (1973). The role of hypomagnesimia and respiratory alkalosis in the genesis of alcohol-withdrawal-symptoms. Ann. N.Y: Acad.Sci. 1973; 215:235-248.
35 Korpela H et al. (1985). Decreased serum selenium in alcoholics as related to liver structure and function. Am J. Clin Nutr 1985; 42:147-151
36 Scholmerich J et al. (1982). Zinc and vitamin A deficiency in liver cirrhosis. Hepato-Gastroenterol. 1982; 30:1333-8
37 McClain CJ, Su L-C (1983). Zinc deficiency in the alcoholic: A review. Alcoholism: Clin.Exp.1983; 7:5
38 Wu CT et al. (1982). Serum zinc, copper, and ceruloplasmin levels in male alcoholics. Biol Psychiatry 1982;19: 1333-8

Insektengiftallergien, einige Arzneimittel- oder Nahrungsmittelallergien. Allergische Reaktionen vom Soforttyp zeigen häufig einen schweren Verlauf. Bei besonders starker Reaktion auf ein Allergen kann durch eine massive Histaminfreisetzung auch ein anaphylaktischer Schock ausgelöst werden.

Ungefähr 90 % aller Allergien sind Allergien von Soforttyp. Die Symptome treten wenige Minuten-Stunden nach dem Kontakt mit dem Allergen auf. Dabei bildet der Körper unmittelbar nach Kontakt mit einem bestimmten Allergen das Immunglobulin E (IgE) und sensibilisiert das Immunsystem gegen das Allergen. Beim nächsten Kontakt gehen die IgE-Antikörper eine Verbindung mit Mastzellen ein, die in Haut und Schleimhäuten vorkommen. Anschließend binden sie die Antigene an sich. Diese Brückenbindung zwischen Mastzelle, Antikörper und Antigen bewirkt, dass die Mastzellen Histamin ausschütten. Das verursacht die für den jeweiligen Patienten typischen Allergiesymptome. Außerdem sorgt Histamin für eine Gefäßerweiterung. Dabei kommt es zur Rötung und Schwellung der Haut bzw. Schleimhaut. Eine weitere Folge der Entzündungsreaktion sind Juckreiz, Bläschenbildung, in den Schleimhäuten wird vermehrt Schleim gebildet. Meist sinkt der Blutdruck.

Bei **Nahrungsmittelallergien** des Soforttyps wird durch Histamin und andere Mediatoren eine Entzündung der Schleimhaut des Magen-Darm-Traktes ausgelöst. Die Folgen sind Juckreiz und Brennen im Mund, Übelkeit, Erbrechen, Durchfall und Bauchschmerzen. Neurodermitis oder Asthma kann ebenfalls die Folge sein. Findet die Typ-I-Reaktion in der Lunge statt, kommt es u. a. zu einer vom Histamin verursachten Schwellung, die Bronchien verkrampfen und verengen sich, Atemnot stellt sich ein.

Spätreaktionen sind auch bei Typ 1 bekannt. Sie entstehen durch die verzögerte Freisetzung oder Neubildung von Mediatoren/Botenstoffen. Die Latenzzeit beträgt hier bis zu sechs Stunden. Der Wirkmechanismus ist der gleiche wie bei der innerhalb weniger Sekunden-Minuten eintretenden Sofortreaktion, jedoch treten die Symptome erst nach einem längeren Zeitintervall auf.

Vom Typ IV, der auch Spättyp genannt wird, werden überwiegend Allergiesymptome auf der Haut ausgelöst, wie zum Beispiel bei der Nickel-Allergie. Kontaktallergien sind für einen Großteil der Fälle mit Berufsunfähigkeit verantwortlich. Allergien dieses Typs können sich unbemerkt über Jahre entwickeln, dann aber plötzlich sehr heftige Immunreaktionen auslösen. Hierbei greifen T-Lymphozyten gemeinsam mit Helferzellen die eingedrungenen Fremdkörper direkt an. Es handelt sich um eine zellvermittelte Reaktion. Antikörper wie das IgE spielen keine Rolle. Stattdessen setzen die T-Lymphozyten in ihrem Abwehrkampf als Mediatoren sogenannte Lymphokine ein, die entzündungsfördernd wirken. Zusätzlich werden von angelockten Fresszellen zellschädigende Enzyme freigesetzt. All dies führt zu einer verstärkten und heftigen allergischen Reaktion.

Der Mediziner Dr. Robert A. Wood und Kollegen führten eine öffentliche Umfrage an 1.000 erwachsenen Allergikern in den USA durch. Von den Teilnehmern hatten 7,7 % bereits eine anaphylaktische Reaktion gemeldet. Die häufigsten Auslöser waren Medikamente (34 %, Lebensmittel (31 %) und Insektenstiche (20 %). Von diesen suchten 42 % innerhalb von 15 Minuten eine medizinische Behandlung, 34 % gingen ins Krankenhaus, 27 % behandelten sich selbst mit Antihistaminika, 10 % riefen den Notdienst, 11 % nahmen vorhandenes Adrenalin ein und 6,4 % erhielten keine Behandlung oder Hilfe. Die meisten der Teilnehmer, die bereits eine anaphylaktische Reaktion erlitten, hatten kein Epinephrin oder Adrenalin verfügbar. Die Schlussfolgerung der Autoren ist, dass Betroffene besser aufgeklärt und vorsorglich ausgestattet sein sollten.[39]

Nahrungsmittelallergien

Bei einer Nahrungsmittelallergie reagiert das Immunsystem z. B. überempfindlich auf harmlose Eiweiße aus Nahrungsmitteln wie Fisch, Erdnüssen oder Hühnerei. Die Folgen sind vielfältiger Natur und reichen von Hautausschlag, Juckreiz oder Anschwellen der Schleimhäute im Mundbereich, Übelkeit und Erbrechen bis hin zu Atemnot und einem allergischen Schock.

In Deutschland leiden etwa 4–6 % der Kinder und 2–3 % der Erwachsenen an einer solchen Allergie. Die einfachste „Therapie" und Prophylaxe besteht darin, das allergieauslösende Lebensmittel komplett zu meiden.

Häufige Lebensmittelallergien sind die Milcheiweiß-, Hühnereiweiß-, Fisch-, Weizen- und Nussallergie.

Allergien, die im Säuglings- und Kindesalter auftreten, verlieren sich nicht selten mit den Jahren. Nahrungsmittelallergien, die ins Erwachsenenalter andauern oder dann erst auftreten, halten häufig ein Leben lang an. Schwerbetroffene sollten stets ein medizinisch verordnetes Notfallset bei sich tragen.

39 Wood RA. (2014). Anaphylaxis in America: The prevalence and characteristics of anaphylaxis in the United States J-Allergie-Clin Immunol 2014; 133:461-7.

Diagnostik
Besteht Unklarheit zum Auslöser der Nahrungsmittelallergie, können Allergietests wie der RAST-Test sowie Provokationstests Klarheit bringen.

Nahrungsmittelintoleranz

Während der Körper bei einer Allergie Antikörper bildet, weil das Immunsystem in der Nahrung fälschlicherweise etwas als schädlich wahrnimmt, handelt es sich bei der Nahrungsmittelunverträglichkeit um eine Intoleranz. Der Verdauungstrakt kann einen bestimmten Stoff nicht oder nur eingeschränkt verdauen.

Die häufigsten Nahrungsmittelunverträglichkeiten:

Intoleranz	Lebensmittel	Häufige Symptome
Fruktose	Obst oder fruktosehaltige Nahrung	Flatulenz
Laktose	Kuhmilchprodukte und laktosehaltige Nahrung	Durchfall oder Obstipation
Gluten	glutenhaltige Getreide und Nahrung	Durchfall
Sorbit, Sorbitol	zuckerfreie Produkte sowie viele Diabetikerlebensmittel	Durchfall, Blähungen oder Bauchkrämpfen
Saccharose	Haushaltszucker	Flatulenz, Darmgärung
Histamin	lang gereifter Käse, Wein, Fisch, Sauerkraut, Wurstwaren	Hautrötung mit Hitzegefühl, Juckreiz, Nesselsucht, Herzrasen, Kopfschmerzen, Durchfall, Bauchschmerzen

Physiologische und therapeutische Erwägungen
Nahrungsmittelintoleranzen sind allgemein die Folge von Spaltungsprozessen, die unvollständig ablaufen. Sobald Verdauungsfunktionen ausreichend unterstützt werden, reduziert sich die Nahrungsmittelempfindlichkeit. Zu den Ursachen einer Nahrungsmittelunverträglichkeit zählen unter anderem ein Mangel an bestimmten Enzymen, Magensäuremangel oder auch ein übersäuerter Darm.

Bei der Allergie steht das Immungeschehen im Vordergrund, bei der Nahrungsmittelintoleranz muss das Augenmerk auf den Verdauungstrakt gerichtet sein. Wichtig ist, dass zwischen Allergie und Intoleranz unterschieden wird.

Lebensmittelallergie	Lebensmittelintoleranz
tritt in der Regel plötzlich auf	tritt in der Regel allmählich auf
Auslöser können schon kleine Mengen sein	Auslöser sind meist größere Mengen
tritt bei jedem Verzehr des Lebensmittels auf	tritt nur bei häufigem Verzehr auf
kann lebensbedrohlich sein	ist nicht lebensbedrohlich

Gemeinsame Symptome sind Übelkeit, Magenschmerzen, Durchfall, Erbrechen oder auch chronische Obstipation. Sind Durchfall und Erbrechen häufige Begleiterscheinungen, leidet die Nährstoffversorgung. Eine Unterversorgung mit notwendigen Nährstoffen kann weitere Empfindlichkeiten auslösen.

Diagnostische Hinweise

Der **RAST-Test** zur Erkennung von IgE-Reaktionen ist nicht aufschlussreich, wenn es sich um Intoleranzen handelt, die durch Verdauungsstörungen und -schwächen verursacht sind.

Atemtests werden bei Fruktose- und andere Intoleranzen durchgeführt. Im Magen-Darm-Trakt vorhandene Bakterien sind bei der Nahrungsmittelspaltung beteiligt. Dabei entsteht u. a. Wasserstoff, der in den Blutkreislauf und von dort in die Lunge gelangt. Dieser wird ausgeatmet und kann gemessen werden.

Beim H2-Atemtest wird die Konzentration von Wasserstoff (H2) gemessen, ein Produkt der Spaltung von Kohlenhydraten im Darm. Je nachdem, welche Funktion untersucht werden soll, wird eine Testsubstanz mit einem bestimmten Zucker verabreicht, z. B. Laktose, Saccharose, Glukose, Fruktose, Xylose oder Laktulose.[40]

Allgemein gilt Folgendes:

- Die Untersuchung von Schwermetallen und Mineralstoffen wie Kalzium, Selen und Zink ist hilfreich. Kalzium wie auch Vitamin C blockiert die Histaminfreisetzung. Zink fördert die Magensäureproduktion sowie die nötige Wundheilung bei Patienten mit Hautproblemen.
- Eine Wechseldiät ist hilfreich und wirkt entlastend auf Verdauungsorgane.

40 Nahrungsmittelunverträglichkeiten. Diagnose der Fruktoseintoleranz. Quelle: https://www.nahrungsmittel-intoleranz.com/h2-atemtest-fructose/ (letzte Einsicht (02.02.2021)

- Enzym- und Aminosäurentherapie unterstützt Leber- und Pankreasfunktion.
- Darmsanierende Maßnahmen und Probiotika unterstützen die Normalisierung der Darmflora

Jüngste Erkenntnisse der medizinischen Forscher des Brigham and Women's Hospital und Boston Children's Hospital ergaben, dass das Mikrobiom – das komplexe Ökosystem von **Mikroorganismen,** die im Darm leben – eine zentrale Rolle bei der Entwicklung von Lebensmittelallergien spielen.[41]

Eine Gruppe nahrungsmittelempfindlicher Kinder wurde untersucht. Bei allen wurde Mangel an Laktobazillus, Bifidobakterien und Enterobacteriaceae nachgewiesen.[42]

Ein hoher **Omega-3-Fettsäure**-Spiegel schützt vor diätinduzierter Adipositas, **Glukose-Intoleranz** und Fettgewebeentzündung.[43]

Die Fettsäureprofile von 73 atopischen Patienten zeigten niedrige Werte für Omega-3-Fettsäuren. Eine erhöhte Zufuhr reduzierte Allergiesymptome und andere Probleme wie starken Durst und Dysmenorrhea. Patienten reagierten unterschiedlich auf die Zufuhr von Nachtkerzenöl, Leinsamenöl oder Fischöle. Es wird vermutet, dass eine Gruppe atopischer Erkrankungen auf eine erhöhte Fettsäurenabhängigkeit zurückzuführen ist.[44]

Magnesium und Chemikalienempfindlichkeit: Bei 51 Chemikalien-empfindlichen Patienten, deren Symptome auf einen Magnesiummangel wiesen, wurden Serummagnesiumwerte untersucht. Dieser konnte in 3 % der Patienten nachgewiesen werden. 15 % der Patienten zeigten niedrige Erythrozytenwerte. Ein Magnesium-Challenge-Test wies in 79 % der Patienten auf Magnesiummangel. Als Kriterium galt eine Magnesiumzurückhaltung von mehr als 20 %. Diese Magnesiumzufuhr von 0,2 mq/kg Körpergewicht in Form von Magnesiumchlorid oder -sulfat reduzierte 45 % der Symptome wie Rücken- und Muskelschmerzen, Beklemmungsängste, Depressionen, Müdigkeit, Muskel- und vaskuläre Spasmen, und ventrikuläre Arrhythmien. Die Reaktionen gegenüber Chemikalien waren wesentlich reduziert. Patienten, die unter Chemikalienempfindlichkeit leiden, haben möglicherweise eine ungenügende Magnesiumzufuhr oder einen erhöhten

41 Abdel-Gadir A. et al. (2019). Microbiota therapy acts via a regulatory T cell MyD88/RORγt pathway to suppress food allergy. Nature Medicine, 2019; DOI: 10.1038/s41591-019-0461-z

42 Kuveaeva I et al. (1984). The microecology of the gastrointestinal tract and the immunological status under food allergy. Nahrung 1984; 28(6-7):689-93

43 Belchior T et al. (2015). Omega-3 fatty acids protect from diet-induced obesity, glucose intolerance, and adipose tissue inflammation through PPARγ-dependent and PPARγ-independent actions. Molecular Nutrition & Food Research 2015; 59, Issue 5

44 Galland L (1986). Increased requirements for essential fatty acids in atopic individuals: a review with clinical descriptions. J Am Coll Nutr 1986; 5:213-228

Magnesiumbedarf. Um diesen Magnesiummangel oder erhöhten -bedarf festzustellen, reichen Serum- und Erythrozyten-Magnesium-Messungen möglicherweise nicht aus.[45]

Vitamin B_6 und Mononatriumglutamat (MSG): Eine erhöhte Vitamin-B_6-Zufuhr (50 mg täglich) reduzierte die MSG-Empfindlichkeit der Testpersonen.[46]

Vitamin B_{12}: 1.000 µg wöchentlich, verabreicht über 4 Wochen, ergab folgende Resultate[47]:

- Asthma: 18 von 20 Patienten zeigten Besserung
- Chronische Urtikaria: 9 von 10 Patienten zeigten eine Besserung
- Chronische Kontaktallergie: 6 von 6 Patienten zeigten eine Besserung
- Atopische Dermatitis: einer von 10 Patienten zeigte deutliche Besserung

Vitamin C reduziert Bluthistaminwerte: 11 Patienten mit entweder niedrigen Vitamin-C-Werten oder hohen Histaminwerten im Blut erhielten 1 g Ascorbinsäure 3x täglich. Die Histaminwerte im Blut sanken bei allen Patienten.[48]

Vitamin C und Thiamin: 60 Patienten mit allergischer Rhinitis erhielten 1–2,25 Gramm Ascorbinsäure und wenige Milligramm Thiamin. Besserung wurde bei 50 % der Patienten verzeichnet, die die geringeren Dosen erhielten, sowie bei 75 % der Patienten, die mit höheren Dosen supplementiert wurden.[49]

Bioflavone blockieren die Histaminfreisetzung aus Mastzellen und Basophilen nach Antigenstimulierung, bestätigen Forscher seit Jahrzehnten.[50, 51, 52]

Molybdän und Schwefelempfindlichkeit: Schwefelempfindliche Patienten zeigen deutlichen Molybdänmangel, teilweise konnte dieses Spurenelement bei diesen Patienten überhaupt nicht nachgewiesen werden.[53]

45 Rea WJ et al. (1986). Magnesium deficiency in patients with chemical sensitivity. Clin Ecology 1986; 4:17-20,

46 Folers K et al. (1981). Biochemical evidence for a deficiency of Vitamin B_6 in subjects reacting to monosodium-L-glutamate by the chinese restaurant syndrome. Biochem. Biophys. Res.Commun.1981; 100:972-7

47 Simon SW (1951). Vitamin B_{12} therapy in allergy and chronic dermatoses. J. Allergy 1951; 2:183-5

48 Clemetson CA (1980). Histamine and ascorbic acid in human blood. J Nutr. 1980; 110(4):662-68

49 Brown EA, Ruskin S (1949). The use of cevitaminic acid in the symptomatik and coseasonal treatment of pollinosis. Ann. Allergy 1949; 7:65-70

50 Middleton E, Drzewiecki G (1985). Naturally occurring flavanoids and human basophil histamin release. Int. Arch. Allergy Applied Immuno.1985; 77:155-7

51 Amella M et al. (1985). Inhibition of mast cell histamine release by flavanoids and bioflavanoids. Planta Medica 1985; 51:16-20,

52 Pearce M et al. (1984). Mucosal mast cells, III. Effect of quercitin and other flavanoids on antigen induced histamine secretion from rat intestinal mast cells. J. Allergy Clin.Immunol. 1984; 73:819-23

53 Papaioannou R, Pfeiffer CC (1984). Sulfite sensitivity - unrecognized threat: Is Molybdenum the cause? J Orthomol Psychiatry 1984; 105-1100

Nahrungsmittelzusätze

Sweatman und Kollegen berichteten bereits 1986, dass Nahrungsmittelzusätze deutliche Schleimhautschwellungen verursachen können. Das Fallbeispiel eines 8 ½-jährigen Mädchens zeigt, dass Mononatrium Glutamat (MSG) und künstliche Lebensmittelfarben akute Gesichts- und Schleimhautschwellungen verursachen können.[54]

Unverträglichkeiten gegenüber Nahrungsmittelkonservierungsstoffen und -zusätzen sind bei Asthmapatienten (26 %), bei Patienten mit Nasenpolypen (18,5 %) und chronischer Urtikaria (5 – 10 %) häufig. Zusätze wie Natriumnitrit, Natriumbenzoat, Natrium- und Kaliummetabisulfite, BHA, BHT, Glutamat und synthetische Farben, insbesondere Tartrazin, verursachen häufig Urtikaria, Kopfschmerzen, Asthma, und intestinale Probleme. Natürliche Färbemittel verursachen selten Reaktionen.[55]

ALS – Amylotrope laterale Sklerose – Lou-Gehrig-Syndrom

Eine weitere Bezeichnung der Krankheit lautet nach dem Erstbeschreiber Jean-Martin Charcot Charcot-Krankheit. Die englische Bezeichnung lautet Motor Neurone Disease.

Die ALS gehört zur Gruppe der Motoneuron-Krankheiten und ist eine nicht heilbare degenerative Erkrankung des motorischen Nervensystems. Das Degenerieren der ersten Motoneurone führt zu einem erhöhten Muskeltonus (spastische Lähmung). Durch Schädigung der zweiten Motoneurone kommt es zu zunehmender Muskelschwäche (Parese-Plegie), die mit Muskelschwund einhergeht. Dies führt zu einer fortschreitenden Einschränkung bei den Aktivitäten des täglichen Lebens.

Therapiehinweise

Die Behandlung ist palliativ. Das Voranschreiten der Erkrankung kann, laut medizinischer Informationen, nicht aufgehalten werden.

Fallbeispiel

2018 kontaktierte mich eine Rumänin mit der Bitte um Hilfe. Bei ihrem Mann Dragos B. wurde die Diagnose ALS gestellt. Seit Kurzem war der früher sehr sportliche Mann Rollstuhl-abhängig und suizidgefährdet. Die Frau war verzweifelt, zweifelte vehement die Diagnose an, war überzeugt, dass es sich um eine Quecksilberintoxikation handelte.

54 Sweatman MC et al. (1986). Oro-facial granulomatosis: Response to elemental diet and provocation by food additives. Clin Allergy 1986;16:331-338

55 Monoret-Vautrin DA (1986). Food antigens and additives. J Allergy clin Immunol 1986; 78:1039-1046

Von diesem Gedanken ließ sie sich nicht abbringen und so wurde eine Haaranalyse durchgeführt, die tatsächlich erhöhte Quecksilberwerte zeigte. Der Basalurin zeigte ebenfalls eine leicht erhöhte Quecksilberkonzentration. Am 31.1.2019 schrieb sie: *„I'm concerned about my husband who feels like he's going to die. He has been presenting ALS-like symptoms for more than 1 year now"*, und sie bat um Überweisung an einen Chelattherapeuten. Daraufhin wurde der Patient an den bulgarischen Arzt Dr. med. Radoslav Toshkov überwiesen. Dort wurde, nach gewissenhafter Anamnese und weiteren Laboruntersuchungen, in regelmäßigen Abständen mit Nährstoffinfusionen und DMPS-Infusionen therapiert. Das genetische Entgiftungsprofil wies auf eine reduzierte Methylierung und Acetylierung, eine reduzierte Abwehr gegenüber oxidativem Stress, eine reduzierte Sulfatierung sowie eine reduzierte Fähigkeit der Gluthation-Konjugation und somit einer erhöhten Aufnahmefähigkeit von Toxinen hin. Die reduzierte Entgiftungskapazität solcher Patienten bedarf der Aufmerksamkeit. Unterstützende Maßnahmen sind notwendig – und zwar lebenslänglich.

Das von Dr. Toshkov erstellte Therapieprogramm umfasste u. a. und neben der Supplementation oraler Nährstoffe:

1. *Chelattherapie*
   - 6–8 intravenöse Behandlungen (1x wöchentlich) mit DMPS, Glutathion, Cystein, Vitamin C 10 g + VagusVit
   - 6–8 intravenöse NaMgEDTA-Behandlungen (1x wöchentlich mit 3- bis 4-tägigem Abstand zu DMPS) mit Glutathion, Cystein, Vitamin C 10 g + Peroxid

2. *Ozontherapie IVIV*
   10 Behandlungen (2x wöchentlich zusammen mit Mito Energy und anderen Nährstoffen)

Folgende Messwerte konnten nach jeweils 1 Ampulle Dimaval® dokumentiert werden:

Datum	Quecksilber-Messwert (µg/g Krea)	Urin-Krea-Wert in g/l
15.07.2019	25,17	0,53
19.08.2019	4,66	0,53
25.11.2019	8,87	0,30

Anmerkung: die Urin-Krea-Werte vom 15.7. und 19.8. sind gleich. Dies bedeutet, dass die intravenösen Behandlungen einschließlich der Flüssigkeitsverabreichung protokollmäßig durchgeführt wurden. Bei der Behandlung am 25.11.2019 war die Flüssigkeitsverabreichung deutlich höher, was ein Absinken des Urin-Krea-Wertes zur Folge hat. Der Hg-Messwert vom 25.11.2019 ist zwar höher als der vom 19.8.19, dies ist aber diagnostisch nicht signifikant. Bei sehr niedrigem Urin-Kreatininwert, erhöht sich der Umrechnungsfaktor, was Testwerte beeinflusst.

Am 5.9.2019 berichtete Iulia, die Frau des Patienten: „Dragos hatte die letzte DMPS-Infusion am 12. August. Im Oktober werden wir wieder für Behandlungen bei Dr. Toshkov sein. Dragos geht es etwas besser, auch psychisch. Sein Zustand wechselt, manchmal geht es ihm besser, dann wieder nicht, aber er kann besser atmen und laufen, auch seine Hände sind nicht mehr so schwach."

Interessant ist auch, dass am 30.10.2019 der EBV-Antigentest deutlich positiv war. Ein weiterer Behandlungszyklus folgte. Am 16.11.2019 schrieb Iulia: „Dragos geht es viel besser. Jeden Tag werden die Symptome weniger. Er kann schon wieder schwimmen und klettern. Seine Muskeln werden stärker und stärker, er macht auch jeden Tag Sport. Am besten ist, dass er wieder lacht."

Am 25.12.2019 berichtete Iulia, dass die Behandlungen bei Dr. Toshkov abgeschlossen wurden. Dennoch ist der Patient selbst der Meinung, dass er in regelmäßigen Abständen weiter entgiftet werden möchte, sicherheitshalber.

Iulia meldet sich von Zeit zu Zeit per E-Mail. Es geht Dragos gut.

War ALS eine Fehldiagnose? Möglich, doch ohne die Intervention hätte der Patient höchstwahrscheinlich nicht weiterleben wollen.

Azidose

Wie die Alkalose so ist auch die Azidose eine Störung des Säure-Basen-Haushaltes, wobei bei der Azidose der pH-Wert im Blut unter 7,35 sinkt. Der Referenzbereich beim Menschen liegt bei 7,35–7,45. Liegt er darüber, so spricht man von einer Alkalose.

Die respiratorische Azidose ist häufig und immer mit einer sogenannten Hypoxie verbunden. Infolge der verringerten Atmung wird der Körper Sauerstoff-unterversorgt. Das zeigt sich in Atemnot und blau gefärbten Lippen. Weitere Symptome sind Energieschwäche, Desorientierung-hin zum Koma, sowie vermehrter Harndrang.

Bei der selteneren metabolischen Azidose ist die Atmung beschleunigt. Der Patient hyperventiliert. Typisch ist die sogenannte Kußmaul-Atmung (benannt nach dem Arzt Adolf Kußmaul), durch die der Körper versucht, mehr saures Kohlendioxid abzuatmen. Der Atem deutlich übersäuerter Patienten kann nach Azeton riechen.

Eine chronische metabolische Azidose (cmA) hat vielfältige Auswirkungen auf den Protein- und Muskel-Stoffwechsel, auf das Osteoporoserisiko und die Herzfunktion. Bei manifestem Bikarbonatmangel lässt zudem die Nierenfunktion sehr viel schneller nach. Die Bikarbonat-Substitution ist deshalb ratsam, um das Sterblichkeitsrisiko Ihrer Patienten zu senken. Magensaftresistente Präparate (z. B. bicaNorm®) sind verfügbar.[56, 57, 58]

Alzheimer-Krankheit – Alzheimer-Demenz

Alzheimer-Patienten weisen eine Reihe typischer Veränderungen in ihrem Gehirngewebe auf. Deutlich ist der Verlust von Nervenzellen, der je nach Krankheitsstadium-auf ein Fünftel aller Zellen reduziert werden kann. Zusätzlich ist der Signalaustausch zwischen den verbliebenen Nervenzellen gestört. Deutlich ist der Mangel des Botenstoffs Acetylcholin, der bei der Signalübermittlung zwischen bestimmten Nervenzellen ausgetauscht wird. Beide Effekte zusammen, Nervenzellenverlust und die gestörte Signalvermittlung der noch vorhandenen Nervenzellen, führen zu dem typischen Abbau der geistigen Leistungsfähigkeit, der bei Alzheimer-Patienten zu beobachten ist. Betroffen sind vorwiegend Frauen zwischen dem 50. und 60. Lebensjahr. Typisch sind die makroskopisch diffuse Hirnatrophie, insbesondere mit Hirnrindenatrophie und den sogenannten Alzheimer-Fibrillen. Diese morphologischen Veränderungen treten auch im normalen Alterungsprozess auf und wurden früher als präsenile Demenz bezeichnet.

Weltweit beträgt die Anzahl der Demenzkranken etwa 46,8 Millionen Menschen. Im Jahr 2050 werden es schätzungsweise über 130 Millionen sein. Laut der Deutschen Alzheimer Gesellschaft leben derzeit in Deutschland rund 1,7 Millionen Menschen mit einer Demenzerkrankung. Die meisten von ihnen sind von der Alzheimer-Krankheit betroffen.

56 Patschan D et al. (2014). Chronische metabolische Azidose – nicht nur ein nephrologisches Problem. Nieren- und Hochdruckkrankheiten 2014;43(8):345-354

57 Kanda E et al. (2013). High serum bicarbonate level within the normal range prevents the progression of chronic kidney disease in elderly chronic kidney disease patients. BMC Nephrol 2013;14:4

58 Breitkreutz et al. (2007). Enteric-coated solid dosage forms containing sodium bicarbonate as a drug substance: an exception from the rule? J Pharm Pharmacol. 2007; 59(1): 59-65

Durchschnittlich treten Tag für Tag etwa 900 Neuerkrankungen auf. Sie summieren sich im Lauf eines Jahres auf mehr als 300.000. Sofern kein Durchbruch in Prävention und Therapie gelingt, wird sich nach unterschiedlichen Vorausberechnungen der Bevölkerungsentwicklung die Krankenzahl-zum Jahr 2050 auf 2,4–2,8 Millionen erhöhen.[59]

Über Ursachen wird noch diskutiert. Biochemisch ist eine Störung des kortikalen cholinergen Systems mit einer Verminderung der Cholinazetyltransferase und eine verminderte Azetylcholinsynthese nachweisbar.

Forschungen von Prof. Dr. Lillian Calderon und Kollegen weisen auf eine bislang unbeachtete Ursache: die zunehmende Feinstaubbelastung, die möglicherweise auch für den Anstieg der Erkrankung mitverantwortlich ist. Anhand von Biopsieuntersuchungen, die an Unfalltoten in der stark umweltbelasteten Großstadt Mexico City durchgeführt wurden, wiesen die Forscher nach, dass Feinstaub der Partikelgröße PM25 zu Ablagerungen im Gehirn führte. Diese sogenannten Alzheimer-Plaques konnten nicht nur bei Demenzerkrankten nachgewiesen werden, sondern auch bei Kindern. Die Auswirkungen dieser Feinstaubbelastungen sind weitreichend. Bei den Menschen mit Apolipoprotein E allele 4 (APOE4) konnte ein erhöhtes Suizid-Risiko nachgewiesen werden. Schwermetalle in Nanopartikelform sind in der Lage, die natürlichen Barrieren wie z. B. die Bluthirnschranke zu durchdringen. Bei Messungen der Spinalflüssigkeit konnten Schwermetalle wie Blei nachgewiesen werden. Diese blockieren den Signalaustausch zwischen verbliebenen Nervenzellen.[60]

Acetylcholin

Acetylcholin (ACh) ist einer der wichtigsten Neurotransmitter. Als Botenstoff sorgt es für die Signalübertragung im Bereich des parasympathischen Nervensystems. Es ist beteiligt an Lern- und Denkprozessen und steuert außerdem die gewollten Bewegungen der Muskulatur.

Acetylcholin wird in den präsynaptischen Nervenenden aus Acetyl-Coenzym A (Acetyl-CoA) und Cholin hergestellt und in Vesikeln im Bereich des präsynaptischen Nervenendes gespeichert, bis es zur Übermittlung von Nervensignalen gebraucht wird. Bei der Alzheimer-Krankheit kommt es aufgrund der Zerstörung von Nervenzellen zu einem

59 Novartis. Mögliche Ursache für eine Alzheimer-Erkrankung. Quelle: https://www.alzheimer.de/alzheim er/alzheimer/Ursachen.html#:~:text=%20Ursachen%20%201%20M%C3%B6gliche%20Ursache%20f%C3%BCr%20 eine,vorliegen%2C%20sind%20die%20genauen%20Ursachen%20noch...%20More%20 (letzte Einsicht 02.02.2021)

60 Calderón-Garcidueñasa L et al. (2018). Hallmarks of Alzheimer disease are evolving relentlessly in Metropolitan Mexico City infants, children and young adults. APOE4 carriers have higher suicide risk and higher odds of reaching NFT stage V at ≤40 years of age. Environmental Research 2018; 164:475–487

Verlust von Acetylcholin. Dadurch ist sehr viel weniger Acetylcholin für die Übermittlung von Nervensignalen vorhanden.

Nervenzellen, die Acetylcholin produzieren, sind empfindlich und werden daher relativ früh durch Ablagerungen im Gehirn geschädigt. Dadurch steht immer weniger Acetylcholin für die Signalübertragung zur Verfügung. Cholinesterase-Hemmer blockieren das Enzym, das Acetylcholin abbaut und sorgen somit dafür, dass mehr Botenstoff für die Signalübertragung im Gehirn zur Verfügung steht.[61]

In der Vergangenheit wurde die Rolle des AChs kontrovers diskutiert. Die Forscher Haam und Yakel des National Institutes of Environmental Health Sciences befassten sich mit der Rolle dieses Neurotransmitters und dessen Wirkung auf kognitive Funktionen. Es besteht kein Zweifel, dass niedrige ACh-Werte Memory Encoding behindern. Moderne Untersuchungsmethoden dürften das Verständnis für AC-Behandlungsmethoden deutlich verbessern.

Nach eingehender Untersuchung verschiedener Studien und Aspekte plädieren Huang und Mucke für den Einsatz mehr effektiverer Therapien, die Pharmazeutika sowie modifizierende Faktoren (z. B. Ab, tau, and apoE4) kombinieren.[62]

Aluminium

Nachdem Aluminium ubiquitär vorhanden ist, wird es bei Metalluntersuchungen in Blut und Urin häufig in Mengen erfasst, die über den Normwerten liegen. Nachdem die Aufnahme von Aluminium in sehr hohen Dosen neurotoxisch wirkt, wurde der Zusammenhang von Alzheimer und Aluminium teils heftig diskutiert. Tatsächlich erkrankten früher Dialyse-Patienten, deren Dialyseflüssigkeiten Aluminiumsalze enthielten, an der sogenannten Dialyse-Enzephalophathie. Heute enthalten Dialyseflüssigkeiten kein Aluminium mehr.

Das Bundesinstitut für Risikobewertung (BfR) empfiehlt eine wöchentliche Aluminium-Aufnahme von einem 1 mg Aluminium pro Kilogramm Körpergewicht nicht zu überschreiten. Das BfR geht davon aus, dass etwa die Hälfte dieser Menge bereits durch die Nahrung aufgenommen wird.

61 Giacobini E (2000). Cholinesterase inhibitor therapy stabilizes symptoms of Alzheimer disease. Alzheimer Dis. Assoc. Disord. 2000; 14(Suppl 1):3–10

62 Huang YD, Mucke L (2012). Alzheimer mechanisms and therapeutic strategies. Cell 2012; 148:1204–1222.

Biertness und Kollegen untersuchten 1992 den Aluminiumgehalt der grauen Substanz der frontalen Hirnrinde und verglichen diesen mit dem Aluminiumgehalt des Femurs und der Leber. Die Forscher fanden keine Unterschiede in Aluminiumgehalt von Knochengeweben, Leber- und Gehirnrinde.[63]

Mold und Kollegen veröffentlichten 13. Januar 2020 im Journal of Alzheimer Disease (JAD) ihre Studienergebnisse. Die Forscher fanden signifikante Mengen an Aluminium-im Gehirngewebe von Patienten mit familiärer Alzheimer Demenz (FAD). Es zeigten sich auch eine hohe Ansammlung des Amyloid-beta Proteins, das für das frühe Auftreten der Krankheit verantwortlich gemacht wird.[64]

Jahre zuvor veröffentlichten Prof. Christopher Exley und Kollegen eine ähnliche Studie, die zeigte, dass weitere Metallablagerungen eine Rolle spielen. Neben dem Amyloid-Beta-Protein wurde Aluminium in den Gehirnen von 60 älteren Probanden vorgefunden. Kupfer wurde ebenfalls getestet. Die Forscher sind der Meinung, dass niedrige Kupferwerte im Gehirn die Demenzbehandlung beschleunigen könnten.[65]

Anämie

Aufgrund der zahlreichen Störungen des blutbildenden Systems umfasst die Diagnostik, Differenzialdiagnostik und Klassifizierung hämatologischer Erkrankungen ein weites Spektrum an Untersuchungen. Als Basisuntersuchungen gelten kombinierte Bestimmungen von Hämoglobin- und Hämatokritwerten, Erythrozyten- und Leukozytenzahl, sowie der Erythrozytenindizes (= kleines Blutbild) und der Thrombozytenzahl. Außer Eisen- und Ferritinwerten im Serum wird der Untersuchung von Mineralstoffen und Spurenelementen sowie dem Vitaminstatus allgemein wenig Beachtung geschenkt.

Studien legen außerdem dar, dass eine Vielzahl von Nährstoffmängeln an der Anämieentwicklung beteiligt sind. Beispielsweise zeigen epidemiologische Untersuchungen, dass die Prävalenz von Anämie bei Populationen, die von Vitamin-A-Mangel betroffen sind, in Entwicklungsländern hoch ist. Die Verbesserung des Vitamin-A-Status reduzierte das Anämie-Risiko. Ebenso konnten Anämien mit obskurer Ätiologie mit Vitamin E er-

63 Biertness E et al. (1992). Aluminium and the causation of Alzheimer's Disease: a combined clinical, neuropathological and trace element study. Dep. of Epidemiology and Environmental Medicine, National Inst of Public Health, Dept Neurology, Ulleval Hospital. Oslo, Norway, J. of Trace Elements in Experim Medicine 1992; 5:73-148

64 Mold M et al. (2020). Aluminum and Amyloid-β in Familial Alzheimer's Disease .J Alzheimer's Disease. 2020¸ 73(4):1627-1635.

65 Exley C et al. (2012). Brain burdens of aluminum, iron, and copper and their relationships with amyloid-β pathology in 60 human brains.J Alzheimers Dis. 2012;31(4):725-730.

folgreich behandelt werden, die Lebensfähigkeit der Erythrozyten mit Vitamin-E-Gaben verbesserte sich.[66, 67, 68, 69]

Aplastische Anämie

Eine aplastische Anämie liegt dann vor, wenn es aufgrund einer Knochenmarkfunktionsstörung zu einem Mangel an Erythrozyten, Leukozyten und Thrombozyten kommt. Diese starke Verminderung der Blutzellen wird auch als Panzytopenie bezeichnet. Die Panzytopenie umfasst eine Leukopenie, eine Anämie und eine Thrombozytopenie.

Ätiologie

Die Fanconi-Anämie und das Diamond-Blackfan-Syndrom sind angeboren. Die Fanconi-Anämie ist eine autosomal rezessive Erbkrankheit, der ein Chromosomenbruch zugrunde liegt. Beim Diamond-Blackfan-Syndrom tragen die Chromosomen 19 und 8 mutierte Gene.

Häufiger treten die erworbenen Formen der aplastischen Anämie auf. In mehr als 70 % der Fälle ist die Ursache unbekannt. 10 % der aplastischen Anämien werden durch Medikamente verursacht. Weitere zehn Prozent gehen auf Chemikalienvergiftungen mit Pentachlorphenol, Lindan, Benzol und anderen Toxinen zurück. Auch ionisierende Strahlung, beispielsweise im Rahmen von Bestrahlungstherapien bei Krebserkrankungen, kann eine aplastische Anämie bedingen.

Stammzellen im Knochenmark produzieren Blutkörperchen. Bei aplastischer Anämie sind Stammzellen geschädigt. Dadurch ist das Knochenmark entweder leer (aplastisch) oder enthält nur wenige Blutkörperchen (hypoplastisch).

Für die Störungen der Erythropoese mit stark verminderter oder fehlender Produktion von Erythrozyten kann Mangel an Eisen, Vitamin B_{12}, Folsäure (Folaten), HCl oder Intrinsic Factor mitverantwortlich sein.

---

66 Drake JR, Fitch CD (1980). Status of vitamin E as an erythropoeitic factor. Am J. Clin Nutr. 1980; 33:2386-93

67 Leonard PJ, Losowsky MS (1971). Effect of alpha-tocopherol administration on red cell survival in vitamin E-deficient human subjects. Am J Clin Nutr 1971;24:388-93

68 Sema RD, Bloem MW (2002). The anemia of vitamin A deficiency: epidemiology and pathogenesis. Eur J Clin Nutr . 2002 Apr;56(4):271-81

69 Hodges RE et al. (1978). Hematopeoietic studies in vitamin A deficiency. American Journ of Clinical Nutrition. 1978; 31:876-85

Prakash berichtet, dass aplastische Anämie ein häufiges Problem in Entwicklungsländern ist und mit therapeutischen Herausforderungen verbunden ist. Arsenintoxikationen sind häufig die Ursache, doch können die meisten Patienten aufgrund von Ressourcenengpässen nicht versorgt werden.[70]

Symptomatik
siehe Perniziöse Anämie (PA)

Physiologische Erwägungen
Giftstoffe, antineoplastische Agens, Medikamente oder Tumore (Thymoma) können die Ursache sein. 50 % der Patienten überleben das erste Jahr nicht.

Diagnose
wie Perniziöse Anämie. Schwermetalluntersuchungen (Vollblut und Haare), Umweltgifte

Therapiehinweise
siehe Perniziöse Anämie. Zusätzlich ratsam ist eine hohe Zufuhr an Antioxidantien

Antioxidantentherapie
Prasad berichtet von einem zwei- Monate alten Kind mit einem genetischen Defekt des Vitamin-B_{12}-Transports und Stoffwechsels, bei dem bereits Blut-Transfusionen durchgeführt wurden. Der Patient erhielt täglich 100 µg Vitamin B_{12} IM (Cyanocobalamin). Die Reaktion war erstaunlich, mit Verbesserungen auf allen Gebieten. Blut-Transfusionen wurden abgesetzt. Nach einer Woche wurde die Dosis auf 1000 µg IM, 2x wöchentlich erhöht. Die parenterale Ernährung konnte abgesetzt werden. Die intramuskulären Verabreichungen wurden durch orale Gaben von 2 mg B_{12} täglich ersetzt. Dabei zeigten sich keine negativen hämatologischen Veränderungen. Im Alter von sechs Jahren konnte anhand medizinischer Untersuchungen eine normale, altersgerechte Entwicklung bestätigt werden.[71]

Perniziose – megaloblastäre, sekundäre Anämie

Die perniziöse Anämie ist eine spezielle Form der megaloblastären Anämie bzw. der Vitamin-B_{12}-Mangelanämie, die durch einen Mangel an Intrinsic Factor im Rahmen ei-

70 Prakash G et al. (2017). Role of Arsenic Trioxide in the Management of Aplastic Anemia. Indian Journal of Hematology & Blood Transfusion: 23 Feb 2017, 33(4):534-5362mg

71 Prasad C et al. (2008). Transcobalamin (TC) deficiency-Potential cause of bone marrow failure in childhood, J Inherit Metab Dis, 2008; 31 Suppl 2: 287-292

ner atrophischen Gastritis ausgelöst wird. Die Patienten sind meist im fortgeschrittenen Alter. Nur etwa 10 % der Patienten sind unter 40 Jahre. Frauen sind häufiger betroffen. Die Erkrankung tritt häufig mit Autoimmunerkrankungen wie Hashimoto-Thyreoiditis, Vitiligo, Morbus Addison auf und betrifft häufiger Patienten der Blutgruppe A.

Ätiologie
Mangel an Vitamin B_{12}, HCl und/oder Intrinsic Factor

Symptomatik
Blässe, Schwäche, Schwindel, Kopfschmerzen, Ohrensausen, Müdigkeit, Libidoverlust, Reizbarkeit, Kurzatmigkeit

Physiologische Erwägungen
Sehr häufig durch Magensäuremangel oder eine schlechte Nahrungsmittelzusammenstellung verursacht.

- Vitamin B_{12} IM oder oral, je nachdem ob Hypochlorhydrie und Intrinsic-Factor-Mangel vorliegen
- Betain Hydrochlorid, sofern Hypochlorhydrie vorliegt
- Ascorbinsäure, ¼ TL in Wasser jeweils vor Mahlzeiten
- Erhöhte Zufuhr von Grün- und anderen Gemüsen, Obst und deren Säfte

Thiamin
Patienten, die auf Vitamin-B_{12}- und Folsäuretherapie nicht ansprechen, reagieren oft positiv auf Thiamin (20–100 mg täglich).[72, 73, 74]

Eisenmangelanämie

Die Eisenmangelanämie ist die häufigste Anämieform. Die überwiegende Mehrheit (ca. 80 %) der Patienten sind Frauen, wobei der Eisenmangel verursacht sein kann durch einen ungedeckten Bedarf, infolge von Blutverlust wie z. B. Menstruation, eine mangelhafte diätetische Versorgung oder eine gestörte Eisenresorption wie beispielsweise bei Zöliakie, Morbus Crohn oder nach Gastrektomie. Während der Schwangerschaft und Stillzeit kann der gesteigerte Eisenbedarf, sofern er nicht gedeckt wird, zu Mangelerscheinungen führen, auch beim Ungeborenen.

---

72 Mangel H et al. (1984). Thiamine-dependent beriberi in the "thiamine-responsive anemia syndrome." New Engl J Med 1984; 311:836-8

73 Rogers LE et al. (1969). Thiamine-responsive megaloblastic anemia. J Pediatriacs 1969;74(4):494-504

74 Viana MB, Carvalho RI (1978). Thiamine-responsive megaloblastic anemia, sensorineural deafness, and diabetes mellitus: A new syndrome? J. Pediatr. 1978; 93:235

Es wird geschätzt, dass weltweit etwa zwei Milliarden Menschen an einem Eisenmangel leiden. Die Prävalenz in Europa beträgt 5–10 %, bei Frauen im gebärfähigen Alter etwa 20 %. Weitere Risikogruppen sind Säuglinge und Kleinkinder. Bei Adoleszenten zwischen dem 13. und 15. Lebensjahr wird ein Eisenmangel in 4–8 % beobachtet, wobei es sich vor allem um einen Speichereisenmangel ohne Eisenmangelanämie handelt.

Bedacht werden muss, dass eine unkontrollierte Nährstoffsupplementation (z. B. eine zu hohe Zink- oder Kupferzufuhr) die Eisenresorption stören kann. Schwermetallintoxikationen blockieren die Erythropoese empfindlich. Bleiexpositionen sind nachweislich mit Anämien assoziiert.

Seltene Formen der Anämie sind durch genetische Störungen des Eisenstoffwechsels bedingt. Dazu gehört auch die Iron Refractory Iron Deficiency Anemia (IRIDA), verursacht durch Keimbahnmutationen von TMPRSS6, dem Gen für Matriptase-2. Die Mutation wird autosomal rezessiv vererbt. Der Funktionsverlust von Matriptase-2 führt zum Anstieg von Hepcidin und zur Unterdrückung der Resorption von Eisen. Die Patienten sind refraktär gegenüber oraler Eisensubstitution, können aber auf intravenöse Eisengabe ansprechen.[75, 76]

Verfügbarkeit und Störfaktoren

Patienten, die unter Eisenmangel leiden oder eisenhaltige Medikamente einnehmen, sollten mindestens zwei Stunden vor und nach der Einnahme keinen Tee oder Kaffee trinken. Die Gerbstoffe dieser Getränke binden die Eisenionen. Das Eisen wird ausgeschieden, anstatt über die Darmwand in den Blutkreislauf zu gelangen.

Eisen wird überwiegend im Duodenum, zu einem geringen Teil im oberen Jejunum resorbiert. Es wird sowohl als ionisiertes als auch als Häm-Eisen aufgenommen.[77] Der Eisengehalt des Körpers wird ausschließlich über die Aufnahme geregelt. Eine ausgewogene mitteleuropäische Kost reicht aus, um den täglichen Bedarf zu decken und den physiologischen Eisenverlust, der bei Männern und bei Frauen nach der Menopause zu 1 mg täglich beträgt, auszugleichen. Bei Frauen in der Menstruationsperiode ist dies bei einem täglichen Verlust von 1–3 mg nicht immer der Fall. Eine Tagesration enthält etwa 10–20 mg Eisen, von dieser Menge werden bedarfsadaptiert 5–10 % resorbiert. Bei einem Eisenmangel kann der Anteil des aus der Nahrung resorbierten Eisens auf

75 Heeney MM, Finberg KE (2014). Iron-refractory iron deficiency anemia (IRIDA). Hematol Oncol Clin North Am 2014; 28:637-652

76 McLean E et al. (2009). Worldwide prevalence of anaemia, WHO Vitamin and Mineral Nutrition Information System, 1993-2005. Public Health Nutr 2012; 12:444-454,

77 Milto IV, et al. (2016). Molecular and Cellular Bases of Iron Metabolism in Humans. Biochemistry (Mosc) 2016; 81:549-564, 2016

20–30 % ansteigen. Selbst unter diesen Bedingungen bleibt jedoch der größte Teil des Nahrungseisens ungenutzt und wird mit dem Stuhl ausgeschieden.

Fleisch ist der weitaus beste Eisenlieferant. Darin findet sich zweiwertiges Häm-Eisen, das über einen eigenen Transporter wesentlich effektiver aufgenommen werden kann als das Nicht-Häm-Eisen der anderen Nahrungsmittel. Gemüse und Getreideprodukte enthalten ebenfalls Eisen, häufig sogar mehr als das Fleisch. Das „Gemüse-Eisen" ist jedoch wesentlich schlechter bioverfügbar, weil es in dreiwertiger Form vorliegt und erst nach Reduktion zu Fe^{2+} resorbiert werden kann.

Die Eisenaufnahme wird zudem durch zahlreiche Nahrungsmittel, Medikamente und Substanzen beeinträchtigt. Dazu gehören Antazida, Tannine, Phytate, Phosphate, Kalzium oder Oxalate. Verbessert wird die Eisenaufnahme des Nicht-Häm-Eisens durch sauren Magensaft und durch Vitamin C (z. B. Orangensaft).

Mangel

Ein Eisenmangel entsteht durch ein Missverhältnis zwischen Eisenaufnahme und -bedarf. Dabei kann die Ursache einerseits in der ungenügenden Eisenzufuhr mit der Nahrung, andererseits im gesteigerten Bedarf oder im erhöhten Verlust des Eisens liegen. Meist entsteht Eisenmangel durch einen vermehrten Verlust oder Bedarf. Auch Resorptionsschwächen können verantwortlich sein.[78]

Verlust durch Blutung
Refluxösophagitis, Hernien, Ulzera, Polypen,
Karzinome, chronische Entzündung, Angiodysplasien, M. Osler, u. a.
Menstruation
Blutspenden
Dialyse
pulmonale Hämosiderose

▶

78 Hastja J et al. (2021). Eisenmangel und Eisenmangelanämie. Onkopedia. Quelle: https://www.onkopedia.com/de/onkopedia/guidelines/eisenmangel-und-eisenmangelanaemie/@@guideline/html/index.html (letzte Einsicht 02.02.2021)

erhöhter Bedarf
Schwangerschaft
Wachstum
Hochleistungssport
chronische intravasale Hämolyse

verminderte Aufnahme
inadäquate Ernährung
atrophische Gastritis, Achlorhydrie, Magenresektion, bariatrische OP
Malabsorption, Zöliakie, M. Whipple
chronisch-entzündliche Darmerkrankungen

Therapiehinweise
Laut den Leitlinien der DGHO (Deutsche Gesellschaft für Hämatologie und Medizinische Onkologie e. V.) ist das Ziel der Therapie die nachhaltige Normalisierung der Hämoglobinkonzentration und des Gesamtkörpereisens. Die Therapie besteht aus der Beseitigung der Ursache sowie der entsprechenden Substitution. Dabei wird die Eisensubstitution je nach Anforderung und Patientenindividualität oral oder intravenös erfolgen. Das bestehende Eisendefizit sollte für jeden Patienten individuell ermittelt werden. Resorptionsunterstützende Maßnahmen sind hilfreich. Dazu gehören:

- Betain Hydrochlorid, sofern Hypochlorhydrie vorliegt
- Eisen, sofern Serum-Eisenmangel mit niedrigen Serum-Ferritinwerten vorliegen. Die gleichzeitige Einnahme von Vitamin C und Vitamin-B-Komplex fördert die Resorption.

Diagnostik
Die Anämie äußert sich in einer verminderten Hämoglobinkonzentration im Blut. Die Serum-Ferritin-Untersuchung wird eingesetzt. Diese gilt als ein sensitiver Test des Eisenstoffwechsels, der im Unterschied zu den anderen Laborparametern einen Speichereisenmangel erfasst.

Vergleich von Eisen-, Kupfer- und Zinkwerten in Serum oder Vollblut, möglicherweise auch Haaren, da niedrige Haar-Eisenwerte und gleichzeitig erhöhte Haar-Kupfer- oder Zinkwerte auf Langzeitspeicherungen weisen.

Eisentherapie ist allgemein erfolgreich.[79]

Bor

Das folgende Experiment bestätigt frühere Untersuchungsergebnisse, die zeigten, dass Bor die Membranenfunktionen und somit Erythropoese und Hämopoese beeinflusst. Vierzehn Testpersonen wurden für 63 Tage normal ernährt. Die Borzufuhr während dieser Periode entsprach nur 0,2 mg per 2.000 kcal. Danach wurde die gleiche Diät mit 3 mg Bor täglich (als Natriumborat) ergänzt und für weitere 63 Tage fortgesetzt. In jedem Fall, vor und nach der Borsupplementation, wurde jeweils am 35. Tag eine Blutuntersuchung vorgenommen. Hämoglobinkonzentration, Hämatokrit, rote Blutkörperchen und Thrombozytenzahl waren wesentlich niedriger während der borarmen Ernährung.[80]

Kupfer

Mangel kann die Ursache der Anämie sein. Selbst bei Neugeborenen ist dieser Zusammenhang ausreichend demonstriert. Neutropenie und Anämie sind die häufigsten hämatologischen Abnormalitäten eines Kupfermangels.[81]

Kupfer ist wichtig für die Hämoglobin-Synthese. Kupfermangel betrifft die Knochenmarkhämatopoese, Sehnervfunktion und das Nervensystem. Myint und Kollegen beschreiben die Behandlung einer Kupfermangel-Anämie mit Kupfergaben (oral oder intravenös). Hämatologische Manifestationen waren mit der Kupfer-Supplementierung, die über den Zeitraum von 4–12 Wochen erfolgte, vollständig reversibel. Die Autoren weisen darauf hin, dass vor der Kupfersupplementation diagnostische Maßnahmen notwendig sind, um den Mangel zu bestätigen. Die Diagnose erfolgte durch Messung des Serumkupferspiegels, Serumceruloplasmins und 24-h-Urin-Kupfer.[82, 83, 84, 85]

Hypochlorhydrie

Seit Jahrzehnten ist bekannt, dass Magensäuremangel eine Ursache des Eisenmangels sein kann. Unterstützung der Magensäureproduktion oder Zufuhr von HCl erhöht Eisenverwertung.[86, 87]

---

79 Bernat I (1983). Iron deficiency, in Iron Metabolism. New York, Plenum Press, 1983: 215-74
80 Nielsen FH et al. (1991). Dietary Boron Affects Blood Cell Counts and Hemoglobin Concentrations in Humans. J of Trace Elements in Experim Medicine 1991; 4:211-233
81 Williams DM (1983). Copper deficiency in humans. Semin. Hematol. 1983; 20(2):118-28
82 Myint ZW et al. (2018). Copper deficiency anemia: review. Annals of Hematology. 2018; 97:1527–1534
83 Freycon F, Pouyou G (1983). Rate nutritional deficiency anemia: Deficiency of copper and vitamin E. J. Sem. Hop. Paris 1983; 59(7):488-93,
84 Porter KG et al. (1977). Anemia and low serum copper during zinc therapy. Lancet Oct 8, 1977: 774
85 Dunlap WM et al. (1974). Anemia and neutropenia caused by copper deficiency. Ann. Int. Med. 1974; 80:470,
86 Jacobs A et al. (1966). Gastric acidity and iron absorption. Brit J. Haematol. 1966;12:728-36
87 Jacobs P et al. (1964). Role of hydrochloric acid in iron absorption. J. App. Physiol 1964; 19(2):187-8

Helicobacter pylori

Eine H-pylori-Infektion ist mit Hypochlorhydria verbunden. Bei infizierten Kindern sind meist Serum-Eisen und Transferrinwerte niedrig. Bei nicht infizierten Kindern war Hypochlorhydria nicht mit veränderten Serumeisen-Parametern verbunden, was auf eine Kombination von H-Pylori-Infektion und/oder Entzündung hindeutet. Obwohl mit H. pylori assoziierte Hypochlorhydrien bei akuter Gastritis vorübergehend sind, verändert dies die Eisenhomöostase mit klinischen Auswirkungen in Entwicklungsländern mit einer hohen H-pylori-Prävalenz.[88]

Kadmium

Die Kadmiumresorption erhöht sich bei Eisenmangel um das Zehnfache.[89, 90]

Blei

Eisenmangel-Anämie als Folge einer Bleiexposition kommt weltweit häufig bei Kindern vor. Forscher der Johns Hopkins University School of Medicine weisen darauf hin, dass eine hohe Eisenaufnahme und ausreichende Eisenvorräte das Risiko einer Bleivergiftung reduziert.[91, 92]

Vitamin C

Vitamin C erhöht die Eisenverwertung und ist somit wichtig in der Prävention und Therapie von Eisenmangel-Anämie.[93]

Hämolytische Anämien

Als Ursache werden u. a. Toxine wie Schlangengift, Arsen oder Blei verantwortlich gemacht. Auch Kupfervergiftungen wurden damit in Verbindung gebracht, z. B. nach Anwendung von Kupfersulfat als Brechmittel.[94]

88 Harris PR et al. (2013). Helicobacter pylori-associated hypochlorhydria in children, and development of iron deficiency. J Clin Pathol . 2013 Apr;66(4):343-7

89 Hyogo Horiguchi et al. (2011). Cadmium Induces Anemia through Interdependent Progress of Hemolysis, Body Iron Accumulation, and Insufficient Erythropoietin Production in Rats, Toxicological Sciences, 2011; 122 (1):198–210

90 Andersen O, Nielsen JB (1992). Dietary Interactions in Intestinal Cadmium Uptake.Odense Universität. Journ of Trace Elements in Experim Medicine.1992; 5:90

91 Kwong WT et al. (2004). Interactions between iron deficiency and lead poisoning: epidemiology and pathogenesis. Sci Total Environ 2004;330(1-3):21-37.

92 Thomas L (2020). Labor und Diagnose, Med. Verlagsgesellschaft, Marburg 1992, pp587

93 Monsen ER (1982). Ascorbic acid: An enhancing factor in iron absorption, in Nutr Bioavailability of Iron. American Chemical Society, 1982: 85-95

94 Hämolytische Anämie durch Kupfervergiftung. HealthFrom. Quelle: https://www.healthfrom.com/de/disease/h-6009.html (letzte Einsicht 02.02.2021)

Normalerweise werden Erythrozyten nach Ablauf ihrer normalen Lebensdauer von etwa 120 Tagen aus der Zirkulation entfernt. Toxinbelastungen verkürzen die Lebensdauer der Erythrozyten. Wenn die Produktion im Knochenmark die verkürzte Lebensdauer der Erythrozyten nicht länger kompensieren kann, führt dies zu einer sogenannten unkompensierten hämolytischen Anämie.

Arsen

Die Mediziner des Departments of Internal Medicine and Laboratory Medicine, Chonnam National University Medical School, Gwangju, Korea, berichten von einer schweren hämolytischen Anämie, die durch Arsenvergiftung nach der Langzeiteinnahme einer TCM-Kräuterrezeptur induziert wurde. Die 51-jährige Patientin klagte bei ihrer Krankenhauseinlieferung über bereits seit 4 Wochen bestehende- Beschwerden wie Dyspnoe und Schwindel, sowie Kribbeln in Handflächen und Fußsohlen. Untersuchungen wiesen auf eine schwere Coombs-negative hämolytische Anämie und Hämosiderose. Urintests zeigten deutlich hohe Arsenwerte. Die Anamnese ergab, dass die Patientin über einen längeren Zeitraum hinweg ein traditionelles, arsenhaltiges chinesisches Medizinprodukt eingenommen hatte. Die Behandlung erfolgte mittels einer Erythrozytentransfusion und war erfolgreich.[95]

Sichelzellenanämie

Die Sichelzellanämie ist eine Erbkrankheit, die zu den hämolytischen Anämien gehört. Sie wird durch einen genetischen Defekt ausgelöst, der zur Bildung von irregulärem Hämoglobin, dem sogenannten Sichelzellhämoglobin (Hämoglobin S, HbS) führt. Diese in nördlichen Ländern seltene Anämie ist in den Malariagebieten Afrikas und Asiens weitverbreitet. Etwa 25 – 40 % der Bevölkerung Äquatorialafrikas sind heterozygote Merkmalsträger. Die Häufigkeit des Defekts nimmt mit dem Abstand zum Äquator deutlich ab. Bei der schwarzen Bevölkerung Amerikas liegt die Häufigkeit nur noch zwischen 5 und 10 %. Die Sichelzellanämie manifestiert sich meist erst ab dem sechsten Lebensmonat. Zuvor ist fetales Hämoglobin (HbF) in den Erythrozyten enthalten.

In Deutschland sind jährlich etwa 300 Kinder und Erwachsene von der Sichelzellerkrankung betroffen. Meist handelt es sich um Einwanderer aus Endemiegebieten.

95 Lee JJ et al. (2004). Hemolytic Anemia as a Sequela of Arsenic Intoxication Following Long-Term Ingestion of Traditional Chinese Medicine. Journal of Korean Medical Science 2004; 19(1):127-9

Die Häufigkeit und Schwere der Sichelzellkrisen variieren stark. Schmerzen können überall auftreten und wenige Stunden-Wochen anhalten. Zu den Auslösern von Sichelzellkrisen zählen:

- Infektionen, Fieber
- Hypoxie (beispielsweise auch beim Fliegen in großer Höhe)
- Dehydratation
- Azidose
- Hämolyse durch Medikamente, Kontrastmittel
- große körperliche Anstrengung

Labordiagnostik

Die Hämoglobin-Konzentration und Hämatokrit sind deutlich erniedrigt. Der definitive Nachweis einer Sichelzellanämie erfolgt durch Hb-Elektrophorese, Massenspektrometrie und Sichelzelltest. Die molekulargenetische Untersuchung kann die Diagnose bestätigen.

Therapiehinweise

Laut der Mayo Clinic zielt die Behandlung einer Sichelzellanämie in der Regel darauf ab, Schmerzepisoden zu vermeiden, Symptome zu lindern und Komplikationen zu verhindern. Die Behandlungen können Medikamente und Bluttransfusionen umfassen. Für einige Kinder und Jugendliche könnte eine Stammzelltransplantation die Krankheit heilen.[96]

Folsäure (Folat)

Zum allgemeinen Verständnis folgt hier ein Auszug aus der Information der Deutschen Gesellschaft für Ernährung (2021).

„Die natürlicherweise in Lebensmitteln vorkommenden Folatverbindungen (= Folate) und die synthetische Folsäure werden vom Körper unterschiedlich aufgenommen und in die verschiedenen physiologisch aktiven Folatverbindungen umgewandelt. Folsäure ist stabiler als die Folate und – auf nüchternen Magen verzehrt – zu fast 100 % vom Körper verwertbar (bioverfügbar).

Mit dem Begriff „Folat-Äquivalente" wird der unterschiedlichen Bioverfügbarkeit der natürlicherweise in Lebensmitteln vorkommenden Folate und der synthetischen Folsäure aus angereicherten Lebensmitteln oder Folsäurepräparaten Rechnung getragen. Bei

96 MAYO Clinic. Sickle cell anemia. Quelle: https://www.mayoclinic.org/diseases-conditions/sickle-cell-anemia/diagnosis-treatment/drc-20355882#:~:text=Treatment%201%20Medications.%20Hydroxyurea%20%28Droxia%2C%20Hydrea%2C%20Siklos%29.%20Daily,then%20given%20through%20a%20vein%20to%20a%20 (letzte Einsich 07.02.2021)

Zufuhr auf nüchternen Magen gilt: 1 Mikrogramm Folat-Äquivalent entspricht 1 Mikrogramm Nahrungsfolat oder 0,5 Mikrogramm Folsäure.

Wird Folsäure zusammen mit Lebensmitteln verzehrt, sinkt ihre Bioverfügbarkeit. Dann entspricht 1 Mikrogramm Folat-Äquivalent 1 Mikrogramm Nahrungsfolat oder 0,6 Mikrogramm Folsäure. Zur Berechnung der Verfügbarkeit von Folat-Äquivalenten aus angereicherten Lebensmitteln und aus Folsäurepräparaten, die zusammen mit Lebensmitteln eingenommen werden, wird demnach folgende Formel angewandt: Mikrogramm Folat-Äquivalent = Mikrogramm Nahrungsfolat + (1,7 × Mikrogramm Folsäure)."

Ausgewählte Fragen und Antworten zu Folat – DGE

Es wird vermutet, dass bei der Sichelzellenanämie die Folsäure (Folate) eine wichtige Rolle spielen. In der Regel sollen Kinder und Erwachsene etwa 1 mg Folsäure täglich oral einnehmen. Experimentelle Studien zeigen, dass die tägliche Zufuhr von bis zu 5 mg Folsäure erfolgversprechend ist.[97, 98, 99, 100]

Vitamin D

Soe und Kollegen evaluierten Studien, die Vitamin D als Zusatztherapie für Sichelzellenanämie-Patienten untersuchten, und kamen zu der Schlussfolgerung, dass derzeit die Evidenz für eine derartige Therapie noch nicht gegeben ist, empfehlen jedoch aufgrund der Datenlage, dass bei den Patienten auf eine ausreichende Vitamin-D-Zufuhr geachtet wird.

Pyridoxin

18 von 34 Patienten mit sideroblastischer Anämie, die nicht auf Vitamin B_6 und Folsäuretherapie reagierten, zeigten niedrige Serumkonzentrationen und Anzeichen eines defekten Pyridoxinstoffwechsels. Bei 11 der Patienten produzierte die parenterale Zufuhr von 25–50 mg viermal täglich für 8–10 Tage eine deutliche Steigerung der Hämoglobinwerte.[101]

Pyridoxin-Serumwerte waren niedrig bei 16 Patienten, während Erythrozytenwerte deutlich erhöht waren. Zufuhr von zweimal täglich 50 mg Vitamin B_6 normalisierte Serum-

97 Lindenbaum J et al. (1983). New England J Med 1983; 269:875
98 Pierce LE, Rath CE (1962). Evidence for folic acid deficiency in the genesis of anemic sickle cell crisis. Blood 1962; 20:19
99 Dixit R et al. (2018). Folate supplementation in people with sickle cell disease Cochrane Database Syst Rev, 2018 Mar 16;3(3):CD011130. doi: 10.1002/14651858.CD011130.pub3.
100 Soe HHK et al. (2020). Cochrane Database Syst Rev. 2020 May 28;5(5):CD010858. doi: 10.1002/14651858.CD010858.pub3
101 Hines JD, Love D (1975). Abnormal vitamin B_6 metabolism in sideroblastic anemia: Effect of pyridoxal phosphate therapy. Clin Res.1975; 23:403

werte und erzeugte nur eine insignifikante Erhöhung der Erythrozyten-, Hämoglobin- und Hämatokritkonzentrationen. Einer der Patienten berichtete über eine Besserung der Symptomatik, insbesondere reduzierte und weniger häufig auftretende Schmerzen.[102, 103]

Zink

Zinkmangel ist häufig bei Sichelzellen-Anämie vorhanden. Prof. Dr. Prasad berichtete erstmalig 1975 über Zinkmangel bei erwachsenen Patienten mit Sichelzellerkrankung (SCD). Zu den Manifestationen, die im Zusammenhang mit Zinkmangel erwähnt wurden, gehörten Wachstumsverzögerung, Hypogonadismus bei Männern, Hyperammonämie und zellvermittelte Immunstörung. Weitere Forschungsarbeiten zeigen, dass Zinkmangel bei erwachsenen Sichelzellanämie-Patienten relativ häufig vorkommt. In Prasads Praxis waren 60–70 % dieser Patienten betroffen.[104] Niell und Kollegen berichten von 34 Testpersonen, die niedrigere Plasmawerte und höhere Urin-Zinkwerte als 50 gesunde Kontrollpersonen zeigten. Während Sichelzellenkrisen fielen die Plasma-Zinkwerte deutlich ab.[105]

Angina Pectoris

Typisches Anzeichen für Angina pectoris ist der anfallsartig auftretende Schmerz hinter dem Brustbein, der vorwiegend in die linke Schulter-Arm-Hand-Region ausstrahlt und das Gefühl der Brust- oder Herzenge vermittelt, die Stenokardie. Erstickungsanfall, Atemnot und Todesangst können auftreten. Patienten sprechen meist auf Nitroglyzerin und/oder hohe Dosen Magnesium an.

Ursache ist meist Arteriosklerose, somit ist Angina Pectoris im Grunde genommen keine Krankheit, sondern ein Symptom.

Ätiologie

Missverhältnis von Sauerstoffangebot und -bedarf. Koronarspasmen, möglicherweise verursacht durch Magnesiumunterversorgung, Herzrhythmusstörungen, Hypertonie, Hypotonie.

102 Natta CL, Reynolds RD (1984). Apparent vitamin B_6 deficiency in sickle cell anemia. Am J Clin Nutr. 1984;40:235-9

103 Kark JA et al. (1983). Pyridoxal phosphate as an antisickling agent in vitro. J. Clin Invest. 1983;71:1224

104 Prasad AS (2002). Zinc deficiency in patients with sickle cell disease. The American Journal of Clinical Nutrition, 2002; 75 (2):181 182

105 Niell HB et al. (1979). Zinc metabolism in sickle cell anemia. JAMA 1979; 242(24):2686-90

Diagnostik

Belastungs-EKG (wichtig zur Frühdiagnose), Cholesterin (HDL, LDL), Triglyzeride, Kupferstatus (Blut und Gewebe), Zink, Chrom, Kalium- und Magnesiumstatus

Therapiehinweise

- Vitamin-C-Therapie erhöht Sauerstoffzufuhr
- 400–800 IE Vitamin E unter Berücksichtigung des Blutdrucks. Bei Hypertonie mit geringen Dosen, z. B. 200 IE, beginnen, dann langsam steigern. Patientenbeobachtung ist notwendig.
- Magnesium, 500 mg täglich, wirkt gefäßerweiternd und beruhigend
- L-Carnitin, 750 mg bis 1 Gramm, 2x täglich
- Ballaststoffreiche Diät zur Verdauungsförderung
- Fett-, Zucker- und Alkoholzufuhr reduzieren.

Magnesium

Abrahams berichtete bereits 1977, dass Patienten mit akutem Myokardinfarkt niedrige Serummagnesiumwerte aufweisen.[106] Etwa zur gleichen Zeit berichtete Burch, dass chronischer Mangesiummangel häufiger vorkommt als angenommen.[107]

Rasmussen berichtete, dass Kontrolluntersuchungen bei dreizehn Patienten mit akutem myokardialem Infarkt deutlich reduzierte Serummagnesiumwerte zeigten. Urinmagnesiumwerte waren nicht erhöht, was auf Hypomagnesiämie weist. Während akutem myokardialem Infarkt werden extrazelluläre Magnesiumwerte ins intrazelluläre System verlagert, was Hypomagnesiämie verursacht. [108]

Cohen berichtet von fünfzehn Angina-Patienten, die 10 ml einer 20%igen Magnesiumsulfat-Lösung intravenös während einer Angina-Episode verabreicht bekamen. Bei nicht supplementierten Patienten dauerte jede Episode 5–15 Minuten. Bei den supplementierten Patienten waren es nur 0,5–2 Minuten. Präventiv-Dosen verringerten Anginaanfälle weiter.[109]

Magnesiummangel nimmt eine Schlüsselrolle ein bei Diabetes mellitus, Bluthochdruck, Thrombose, Arrhythmien und koronaren Herzerkrankungen. Forscher des Shandong University Hospitals untersuchten 2008–2011 die Serummagnesiumwerte von 414

106 Abrahams S et al. (1977). Serum magnesium levels in patients with acute myocardial infarction. New Engl. J Med. 1977; 296:862-63

107 Burch GE, Giles TD (1977). The importance of magnesium deficiency in cardiovascular disease. Am. Heart Journal 1977; 94:649-57

108 Rasmussen HS (1986). Magnesium and acute myocardial infarction. Arch Int. Med. 1986;146:872

109 Cohen L, Kitzes R (1983). Magnesium sulfate in the treatment of variant angina. Magnesium 1983; 3:46-49,

Patienten mit Angina. Serummagnesium zeigte sich als ein signifikanter Prädiktor für MACEs (Major Adverse Cardiac Events).[110, 111]

Kalium und Magnesium

Bei Magnesiummangel ist die Kaliumresorptionsfähigkeit des Herzmuskels reduziert. Supplementation beider Mineralstoffe ist effektiv und wichtig.[112] Bei 17 Patienten mit EKG-Abnormalitäten waren Serumkaliumwerte normal, während Erythrozyten-Kaliumwerte niedrig waren. Kaliumtherapie normalisierte Erythrozytenwerte und EKG.[113]

Bei Kalium liegt der Normbereich zwischen 3,6–4,8 mmol/l, bei Magnesium liegt er bei 0,7–1,05 mmol/l – mit geringen Abweichungen je nach Labormethode. Laut Prof. Dr. med. A. Götte der Deutschen Herzstiftung ist es „für Menschen mit Herzrhythmusstörungen oft ratsam, die Kalium- und Magnesiumwerte in hochnormale Bereiche zu bringen, also in die Nähe der oberen Grenzwerte. Dadurch lässt sich in einigen Fällen eine Abnahme der Herzrhythmusstörungen erreichen. Für Kalium können z. B. 4,4 mmol/l sinnvoll sein und für Magnesium 0,9 mmol/l."[114]

Bromelain

Dieses aus der Ananas gewonnene proteolytische Enzym blockiert Platelet-Aggregation in vitro und in vivo, reduziert Angina-Pectoris-Symptome und wirkt atherosklerotischen Verkalkungen entgegen.[115, 116, 117]

Carnitin

44 Männer mit chronischer Angina erhielten entweder 1 g L-Carnitin 2x täglich oder ein Placebo. Die körperliche Aktivität der Patienten wurde nach 4 Wochen erhöht. Die mit Carnitin supplementierten Patienten waren Angina-resistenter als die Placebogruppe.[118]

---

110 Guipeng An et al. (2014). Association between Low Serum Magnesium Level and Major Adverse Cardiac Events in Patients Treated with Drug-Eluting Stents for Acute Myocardial Infarction PLoS One. 2014; 9(6): e98971.

111 Reffelmann T et al. (2011). Low serum magnesium concentrations predict cardiovascular and all-cause mortality. Atherosclerosis 2011;219: 280–284.

112 Dychner T, Wester PO (1980). Magnesium and potassion in serum and muscle in relation to disturbances of cardiac rhythm, in Magnesium in Health and Disease. Spectrum Publishing Co., 1980: 551-7.

113 Sangori GB et al. (1984). Serum potassium levels, red-blood cell-potassion and alterations of the repolarization phase of electrocardiography in old subjects. Age Aging 1984; 13:309

114 Götte A. Kalium- und Magnesiummangel: Gefahr für Herzpatienten. Deutsche Herzstiftung. Quelle: https://www.herzstiftung.de/ihre-herzgesundheit/gesund-bleiben/kalium-und-magnesiummangel (letzte Einsicht 07.02.2021)

115 Ley, CM. et al. (2011). A review of the use of bromelain in cardiovascular diseases. 2011 https://www.ncbi.nlm.nih.gov/pubmed/21749819

116 Taussig SJ, Heper HA (1979). Bromelain: Its use in prevention and treatment of cardiovascular disease: Present stateus. J. Int. Acad. Prev. Med. 1979; 6 (1)

117 Nieper NA (1978). Effect of bromelain on coronary heart disease and angina pectoris. Acta Med. Empirica 1978; 5:274-75

118 Cherchi A et al. (1985). Effects of L-carnitine on exercise tolerance in chronic, stable angina: A multicenter, double-blind, randomized, placebo-controlled crossover study. Int J. Clin. Pharmacol. Ther. Toxicol. 1985; 23(10):569-72

18 Patienten mit Angina oder koronarer Ischämie erhielten entweder Carnitin oder Placebo. Danach wurden Laufbandleistungen evaluiert. Im Vergleich mit der Placebogruppe konnte in der Carnitingruppe eine höhere Leistungsfähigkeit verzeichnet werden.[119, 120]

Das Herz ist eines der Hauptzielorgane des L-Carnitins.[121] Untersuchungen von Prof. Riozos der medizinischen Fakultät der Universität Athen zufolge scheint ein erhebliches Potenzial für die langfristige Carnitinbehandlung bei Patienten mit Herzinsuffizienz zu bestehen.[122]

Coenzym Q10

Der Mikronährstoff-Forscher Jeroen van Lunteren und der medizinische Fachautor Hermann Ehmann schreiben in ihrem gemeinsamen Buch „Vitamine helfen heilen" zu Coenzym Q10:

„Coenzym Q10 (Ubichinon) gehört zu den wichtigsten Mikronährstoffen überhaupt. In über 300 Studien wurden mittlerweile die Wirkungen von Q10 untersucht. Neuere Forschungen ergaben, dass der antioxidative Effekt sogar noch höher liegt, als bisher angenommen wurde. Der Haupteffekt von Q10 ist die Senkung von oxidiertem LDL-Cholesterin. Unter anderem wurde nachgewiesen, dass Q10 die Lebenserwartung erhöht, indem es Herzerkrankungen vorbeugt und das Immunsystem stärkt. Defizite sind ab dem 30. Lebensjahr die Regel.

Wichtig: Q10 hat keine Depotwirkung, das heißt, die Substanz wirkt nur so lange, wie sie zugeführt wird. Für Personen mit leichtem Bluthochdruck ist möglicherweise auch die blutdrucksenkende Wirkung (100–400 mg täglich) interessant. In Japan gehört Q10 zu den ältesten und am häufigsten verwendeten Nahrungsergänzungsmitteln … Folkers/Langsjoen wiesen in einer klinischen Studie nach, dass sich die Bioverfügbarkeit (gemessen an der Herzfunktion) von Coenzym Q10 erheblich verbessert, wenn es gemeinsam mit Nahrungsfetten zugeführt wird …"[123]

Kamikawa beschreibt eine Studie mit 10 Männern und Frauen, alle mit stabiler Angina Pectoris. Sie erhielten nach dem Zufallsprinzip ausgewählt entweder 150 mg CoQ10 täglich oder ein Placebo. Nach 4 Wochen zeigte ein Vergleich der Gruppen, dass in den

119 Kosolcharoen P et al. (1981). Improved exercise tolerance after administration of carnitine. Curr. Ther. Res. 1981: 753-64
120 Suzuki Y et al. (1981). Effect of L-Carnitine on cardiac hemodynamics. Jap. Heart J., März, 1981: 219-25
121 Löster H (2003). Biochemical fundamentals of the effects of Carnitine. In: Carnitine and Cardiovascular Diseases. Ponte Press, Bochum 2003: 3-48.
122 Rizos I (2000). Three-year survival of patients with heart failure caused by dilated cardiomyopathy and L-carnitine administration. Am Heart J. 2000 Feb;139(2 Pt 3):120-3.
123 Van Lunteren J. Ehmann H (1998). Vitamine helfen heilen. Kamphausen Verlag

CoQ10-supplementierten Patienten eine 53%ige Reduktion der Angina-Episoden zu verzeichnen war. Laufbandleistungen waren zudem deutlich erhöht.[124]

Die Forscher Want und Smith der medizinischen Fakultät der Universität Kentucky schreiben, dass sich die CoQ10-Therapie als relativ sicher erwiesen hat, mit einer geringen Inzidenz von Nebenwirkungen.[125]

Omega-3-Fettsäuren
Bei etlichen hundert randomisiert-selektierten Männern mittleren Alters erzielte die Supplementation mit Omega-3-Fettsäuren, 3–10 Gramm auf den Tag verteilt, eine deutliche Besserung der Angina-Pectoris-Symptomatik. Die Infarktrate wurde jedoch nicht beeinflusst.[126]

Die von der Cleveland Clinic durchgeführte STRENGHT-Studie kam zu einem anderen Ergebnis. Es wurden 13.078 Patienten randomisiert, die bereits an Diabetes und koronaren Herzerkrankungen litten. Sie erhielten täglich ein hoch dosiertes, rezeptpflichtiges Omega-3-Fettsäure-Medikament (4 g Omega-3-Karbonsäure) oder Placebo (Maisöl), und zwar zusätzlich zu den üblichen Therapien wie Statinen. Omega-3-Fettsäuren konnten kardiovaskulären- Ereignissen nicht vorbeugen.[127]

Appendizitis

Darunter versteht man die Entzündung der Appendix vermiformis (des Wurmfortsatzes).

Ätiologie
Meist enterogene (selten hämatogene) Infektion, begünstigt durch Stauung des Wurmfortsatzinhalts infolge einer Verengung oder Verlegung des Appendixlumens durch Abknickung, Narbenstränge, entzündliche Schleimhautschwellung, Keime der bereits vorhandenen Darmflora, z. B. bei Verlegung des Darmlumens (Kotsteine, unverdauliche Nahrungsmittelbestandteile, Verwachsungen etc.) oder Fremdkörper. Häufig im Kindes- und Jugendalter. In Deutschland erkranken etwa 1 von 1.000 Einwohner pro Jahr. Die meisten Patienten sind zwischen 10 und 30 Jahre alt.[128]

124 Kamikawa T et al. (1985). Effects of coenzyme Q10 on exercise tolerance in chronic stable angina pectoris. Am. J. Cardiol. 1985; 56:247

125 Weant KA, Smith KM (2005). The role of coenzyme Q10 in heart failure. Ann Pharmacother. 2005 Sep;39(9):1522-6.

126 Wood DA et al. (1987). Linoleic and eicosapentaenoic acids in adipose tissue and platelets and risk of coronary heart disease. Lancet 1987; 1:176-82

127 Abdelhamid AS et al. (2018). Omega-3 fatty acids for the primary and secondary prevention of cardiovascular disease. Cochrane Library

128 Amboss (2020). Appendizitis. Quelle: https://www.amboss.com/de/wissen/Appendizitis (letzte Einsicht 07.02.2021)

Symptomatik

Symptome in der Anfangsphase sind meist unspezifische Beschwerden, die auch auf andere Erkrankungen hindeuten könnten. So verspüren viele Patienten anfangs stechende oder ziehende Schmerzen im Oberbauch oder auf Bauchnabelhöhe, die zunächst als Magenbeschwerden fehlinterpretiert werden können. Innerhalb weniger Stunden kommen weitere Symptome hinzu.

Diese sind Übelkeit, Erbrechen, eventuell. Kolikartige Bauchschmerzen, die meist im Epigastrium beginnen und erst nach Stunden im rechten Unterbauch verzeichnet werden. Häufige Symptome sind belegte Zunge, Fieber (37,5 – 39 °C). Ältere Patienten haben häufig nur geringe Symptome.[129]

Therapiehinweise

Die konservative Behandlung einer Appendizitis besteht aus Bettruhe, Nahrungskarenz, parenteraler Flüssigkeitszufuhr und Antibiotikagabe unter klinischer Beobachtung und Laborkontrollen. Unnötige operative Eingriffe können dadurch vermieden werden.

 **Hinweis**

Häufige (Mit-)Ursache ist ein unzureichender Wasserkonsum.

Wasser

Der Wasserkonsum jugendlicher Patienten mit Blinddarmentzündung und gesunden Kontrollpersonen wurde untersucht. Kinder mit dem geringsten Wasserkonsum zeigten das dreifache Appendizitisrisiko.[130]

129 Parker JN, Parker PM (2003). Appendicitis: A Medical Dictionary, Bibliography, and Annotated Research Guide to Internet References. Icon Health Publications, San Diego CA 2003, ISBN 0-585-49038-4

130 Nelson M et al. (1986). A case-control study of acute appendicitis and diet in children. J Epidemiol Community Health 1986; 41:316-318

Arthritis

Arthritis urica – Gicht

Gicht ist eine Störung des Purinstoffwechsels, die vor allem schmerzhafte Entzündungen in den Gelenken verursacht. Ursache ist zu viel Harnsäure im Blut, die sich in Kristallform and verschiedenen Körperstellen, vor allem an der Gelenkhaut, ablagert. Genetisch bedingt ist die primäre Gicht, die durch eine renale Ausscheidungsstörung und/oder vermehrte Harnsäurebildung verursacht wird und häufiger bei Männern als Frauen (20:1) verzeichnet wird. Sekundäre Gicht tritt häufig bei Nierenfunktionsstörungen oder nach medikamentöser Behandlung auf. In beiden Fällen werden Anfälle durch zu üppige Zufuhr purinreicher Nahrungsmittel wie Fleisch (außer Geflügel), Linsen, Bohnen, Erbsen, Alkoholmissbrauch, zu hohe Aminosäurenzufuhr, Erkältungen, Infektionen, Unterkühlung oder körperliche Überanstrengungen begünstigt.

Durch eine konsequente Ernährungs- und Lebensstilumstellung lässt sich der Harnsäurespiegel und somit die Symptomatik kontrollieren

Symptomatik

Akute Gichtanfälle treten meist nachts oder frühmorgens auf, mit heftigsten Schmerzen, und in zwei Dritteln der Fälle im Großzehengrundgelenk. Betroffene Gelenke sind meist hochrot und druckempfindlich.

Bei der primären Manifestation einer Gichtarthritis handelt es sich in der Regel um eine ausgeprägte lokale Entzündung mit massiver Schmerzsymptomatik. Das am häufigsten betroffene Gelenk ist das Großzehengrundgelenk. In der Rangfolge der Häufigkeit folgen Mittelfuß, Sprunggelenk mit Achillessehne und Knie. Das Ellenbogengelenk, hier insbesondere die Bursa olecrani, ist ebenfalls häufig betroffen. Der Anfall klingt meist nach einigen Tagen wieder ab.[131, 132]

Physiologische Erwägungen

Oft begleitet von Diabetes, Fettsucht, Nierenerkrankungen. 40 – 100 % der Patienten leiden unter Fettstoffwechselproblemen. Bei 25 – 35 % der Gichtpatienten und bei latenter Diabetes sind Kohlenhydratstoffwechselprobleme vorhanden. Die Therapie sollte neben der Information über medikamentöse Maßnahmen auch Informationen über nicht

131 Richette, P, Bardin T (2010). Gout. Lancet, 2010. 375(9711): p. 318-28.

132 Choi, H.K., et al., (2005). Pathogenesis of gout. Ann Intern Med, 2005. 143(7): p. 499-516. 3. Neogi, T., Clinical practice. Gout. N Engl J Med, 2011. 364(5): p. 443-52.

medikamentöse Maßnahmen wie eine Gewichtsreduktion und diätetische Maßnahmen umfassen.

Diagnostik

- Der Harnsäurewert ergibt den Nachweis der Hyperurikämie, doch häufig liegt der Wert bei einem akuten Gichtanfall im Normalbereich, was zu Fehleinschätzungen führen kann. Daher ist es ratsam, mehrere Blutuntersuchungen in gewissen Zeitabständen durchzuführen. Bei einem Gichtanfall können Entzündungsfaktoren erhöht sein.
- Leukozyten, Serumferritin und -transferrin sind häufig erhöht.
- Der Nachweis erhöhter Molybdän-, Kupfer- und Eisenwerte in Geweben (Haare oder Nägel) reflektiert Gewebeablagerungen.

Therapiehinweise

Eine purinarme Ernährungsweise muss eingehalten werden. Purinreich sind: alles rote Fleisch (Rind, Schwein, Wild etc.) und deren Innereien, geräucherter Fisch und Wurstwaren, Linsen und andere Hülsenfrüchte, Erbsen, Bier und Kaffee. Geflügel und Fisch (außer Geräuchertem) sind erlaubt. Das Supplementieren von Nikotinsäure kann Gichtanfälle auslösen. Dagegen unterstützt Folat den Harnsäurestoffwechsel. Reichliche Flüssigkeitszufuhr, reduzierter Alkoholkonsum und viel Bewegung sind hilfreich.

Alkohol begünstigt das Risiko eines Gichtanfalls Bei Gichtkranken wird während des Alkoholkonsums der Harnsäurespiegel zeitweise erhöht, was einen Gichtanfall auslösen kann. Gibson berichtete bereits 1983 von Forschungsergebnissen, laut der gichtkranke Männer durchschnittlich mehr Bier tranken als Gesunde.[133] In den Leitlinien der Deutschen Gesellschaft für Rheumatologie e. V. wird auf den Zusammenhang zwischen Alkoholkonsum in unterschiedlichen Mengen und dem Risiko einer Gicht hingewiesen. Adipositas bei Frauen und Hypertriglyzeridämie bei Männern scheint bei Vorliegen einer Hyperurikämie das Risiko einer Gicht zu steigern.[134]

Das Enzym Xanthinoxidase steuert die Harnsäuresynthese, es enthält Molybdän. Ist die Xanthinoxidase übermäßig aktiv, kommt es zu einer schmerzhaften Ansammlung scharfkantiger Harnsäurekristalle in den Gelenken.

133 Gibson T et al. (1983). A controlled study of diet in patients with gout. Ann. Rheum. Dis 1983; 42(2):123-27
134 Chen JH et al. (2013). Impact of obesity and hypertriglyceridemia on gout development with or without hyperuricemia: a prospective study. Arthritis Care Res 2013;65(1):133–140

Johnson diskutiert, dass die verringerte Harnsäureelimination, verursacht durch Molybdän und Schwefelbindung an Kupfer in den Nieren sowie eine erhöhte Ablagerung an Natrium-Eisen-Kristallen aufgrund von hohem Ferritin und gesättigtem Transferrin, gichtauslösend wirkt. Phlebotomie wird als Therapie für Gichtpatienten vorgeschlagen, um akkumuliertes Eisen zu beseitigen. Darüber hinaus wird eine jährliche Blutspende für Männer mit einer Familiengeschichte von Gicht empfohlen, um die Eisenanhäufung zu verhindern und Gicht zu vermeiden.[135]

Vitamin C und Folat verringern die Einlagerung von Harnsäurekristallen in Gelenken und Sehnen. Stein berichtete schon 1976, dass Vitamin C die renale Harnsäureausscheidung erhöht.[136] Wein evaluierte Studien, die von 1986–2006 durchgeführt wurden und die den Erfolg einer Vitamin-C-Supplementierung bestätigten. Beispielsweise wurden im Archives of Internal Medicine Ergebnisse von über 1.300 gichtkranken Männern veröffentlicht, die zeigen, dass deren Risiko eines Gichtanfalls nach Einnahme von täglich 1.500 mg Vitamin C um 45 % reduziert werden konnte.[137]

Auch Fruktose fördert das Risiko eines Gichtanfalls. Bereits 1967 und danach berichten Forschungsergebnisse, dass ein erhöhter Fruktosekonsum die Harnsäureproduktion begünstigt.[138] In den Leitlinien der Deutschen Gesellschaft für Rheumatologie e. V. wird darauf hingewiesen, dass bereits zwei oder mehr gesüßte Softdrinks täglich eine starke Assoziation mit einem erhöhten Gichtrisiko bei Männern zeigt.[139]

Weiterhin besteht bei Gichtpatienten ein größeres Risiko einer Herzinsuffizienz, linksventrikulären Dysfunktion und Mortalität. Bei dem Vergleich Gicht-/Nicht-Gichtpatienten zeigte sich nach 12 Jahren Follow-Up ein höheres Risiko für das Auftreten einer Herzinsuffizienz bei Gichtpatienten (durchschnittliches Alter der Kohorte 47 Jahre), nach 30 Jahren war das Risiko verdoppelt (Durchschnittsalter 66).[140]

135 Johnson S (1999). Effect of gradual accumulation of iron, molybdenum and sulfur, slow depletion of zinc and copper, ethanol or fructose ingestion and phlebotomy in gout. Med Hypotheses. 1999 Nov;53(5):407-12.

136 Stein HB et al. (1976). Ascorbic-acid-induced uricosuria: A consequence of metavitamin therapy. Ann. Int. Med. 1976; 84(4):385-8

137 Wein H (2009). Vitamin C May Reduce Risk of Gout. National Institute of Health. March 16, 2009.

138 Emmerson BT (1974). Effect of oral fructose on urate production. Ann. Rheum. Dis. 1974;33:276

139 Leitlinie der Deutschen Gesellschaft für Rheumatologie e. V. (DGRh) (letzte Einsicht 8.2.2021)

140 Krishnan E (2012). Gout and the risk for incident heart failure and systolic dysfunction. BMJ Open 2012; 2(1)

Arthritis – rheumatoide oder chronische Polyarthritis

Ätiologie

Die **Rheumatoide Arthritis (RA)** ist eine entzündliche Gelenkerkrankung, eine Autoimmunerkrankung, für die eine genetische Disposition besteht. Das Vorhandensein der genetischen Variante HLA-DRB1 ist dabei das wichtigste ausschlaggebende, prädisponierende Merkmal.

Die Ursache dieser entzündlichen Erkrankung der mesenchymalen Gewebe ist ungeklärt. Möglicherweise liegt eine Fehlsteuerung des Immunsystems vor, daher gilt als Ursache oft Stress. Infektionskrankheiten, rheumatisches Fieber, vorausgegangene Verletzungen oder Krankheiten, Fehlernährung und/oder Stoffwechselstörungen können Auslöser sein.

Nach der aktivierten Arthrose ist die RA die häufigste inflammatorische Gelenkerkrankung. Frauen sind etwa dreimal so häufig betroffen wie Männer. Die meisten der Betroffenen sind zwischen 55 und 65 Jahre alt.

Symptomatik

Die Entzündung befällt die Synovialis der Gelenke und ruft dadurch das klinische Bild einer Polyarthritis hervor. Symptome treten in Schüben auf, während dieser treten Schmerzen vor allem an den Fingern und Händen unter geschwollenen, teils steifen, entzündlich geröteten, deformierten Gelenken auf. Fakultativ können auch andere Organe betroffen sein. Erschwerend kommt zum schubweisen, progredienten Verlauf die Zerstörung der Gelenke hinzu, was zu schwerwiegenden Behinderungen bis zur Invalidität führen kann.

Zusätzlich kann eine Neigung zu Ödemen, Abgeschlagenheit, Myalgien auftreten.

Physiologische Erwägungen

Das Immunsystem muss unterstützt werden. Nachdem meist Stoffwechselstörungen vorliegen, ist eine individuelle Diätbehandlung und Substitutionstherapie wichtig. Bei den Patienten liegen häufig Eiweißstoffwechselschwäche und Störungen des Mineralhaushaltes vor. Erhöhte Haareisenwerte weisen auf eine erhöhte Eisenspeicherung, was als entzündungsfördernd gilt.

Beachte: Bei Rheumatikern, die sich nach einigen Tagen Fasten besser fühlen, liegt der Verdacht einer Nahrungsmittelunverträglichkeit vor. Eine Wechseldiät kann Hinweise auf das jeweilige unverträgliche Nahrungsmittel geben. Eiweißarme Ernährung führt häufig zu erstaunlich schneller Symptomreduzierung.

Diagnostik

Die Diagnostik gestaltet sich oft schwierig. Zusätzlich zur Bildgebung beweist der Nachweis der Antikörper gegen citrullinierte Peptide/Proteine (ACPA) und des positiven Rheumafaktors (RF) eine RA. Allerdings ist bei negativen Ergebnissen eine RA nicht ausgeschlossen. Weiterführende Tests sind:

- Erythrozytensedimentationsrate (BSG)
- C-reaktives Protein (CRP) meist erhöht
- Synoviaanalyse
- Spurenelementanalytik, einschließlich toxischer Metalle
- Urin-pH-Wert (meist deutlich sauer)
- Ein positiver Obermeyer-Test ist Zeichen einer gestörten Eiweißverdauung.

Therapie und Forschung

Dr. Kontzias der Stony Brook University School of Medicine schreibt im MSD Manual für Ärzte, dass **Umweltfaktoren, wie auch virale Infektionen und Rauchen** wahrscheinlich eine Rolle spielen bei der Entwicklung der Gelenkentzündung.[141]

Kupfer wird oft im Zusammenhang mit RA erwähnt. Kupferarmbänder oder dergleichen werden teilweise als erfolgversprechende Heilmittel angepriesen. Bereits 1830 wurde ein kausaler Zusammenhang zwischen einem Kupfermangel und dem Rheumatismus diskutiert (Fox 2003). Daraus resultierte ein neues Therapieverfahren, bei der die Betroffenen angeleitet wurden, Kupferbänder oder andere Metallobjekte zu tragen. Es gibt eine Anzahl von Studien, die sich auf die positive Wirkungsweise von Kupfer bei RA beziehen. Deren wissenschaftliche Qualität kann angezweifelt werden.

Es erstaunt somit nicht, dass sich britische Wissenschaftler der Untersuchung der Wirkung dieser Armbänder in einer Studie angenommen haben. Die Studie wurde randomisiert placebokontrolliert durchgeführt, wobei jede(r) Patient(in) als eigene Kontrolle diente. Für die Studie wurde an 70 Patienten im Alter von 33 – 79 Jahren die Wirkung mit und ohne Kupferarmbänder getestet, und zwar über etliche Wochen hinweg. Im Durchschnitt wurden die Armbänder über 16 Stunden am Tag getragen. Dabei wurde eine Reihe von Untersuchungen durchgeführt, Patientenbefragen gehörten auch dazu. Das C-reaktive Protein als Entzündungsparameter zeigte keine Reaktion auf die Armbänder. Die Ärzte stellten keine Unterschiede in der Zahl der geschwollenen Gelenke fest, und der McGill Pain Questionnaire ergab ebenfalls keinen Hinweis, dass die Armbänder die Behinderung der Patienten durch die Erkrankung gemildert hätten. Zusammenfassend

141 Kontzias A (2018). Rheumatoide Arthritis (RA). MSD Manual. Quelle: https://www.msdmanuals.com/de-de/profi/erkrankungen-des-rheumatischen-formenkreises-und-des-bewegungsapparats/gelenkerkrankungen/rheumatoide-arthritis-ra (letzte Einsicht 8.2.2021)

stellten die Autoren fest, dass Magnet- und Kupferarmbänder weder einen statistisch signifikanten noch klinisch relevanten therapeutischen Nutzen auf eine rheumatoide Arthritis ausüben. Die verwendeten Armbänder brachten keine besseren Ergebnisse als Placebo in der Schmerzreduktion, bei der Entzündungsaktivität, bei Einschränkungen der Beweglichkeit und der Krankheitsaktivität gewesen wären.[142]

Dass viele Träger dieser Kupferbänder von der Wirkung überzeugt sind, führt Richmond zum einen auf einen Placebo-Effekt zurück. Der typischerweise schubförmige Verlauf rheumatischer Erkrankungen könne die Patienten auch davon überzeugen, dass die in der Schmerzphase erworbenen Armbänder für das spätere Abklingen der Beschwerden verantwortlich sind.

Strecker und Kollegen untersuchten den **Kupferstatus** von RA-Patienten. Untersucht wurden Serum- und Haarkupferwerte sowie Ceruloplasmin (Cp bei 74 Patienten (20 Männer und 54 Frauen) im Alter von 29–50 Jahren, die mit RA-positiv getestet waren). Die Kontrollgruppe bestand aus 30 gesunden Individuen. Bei den RA-Patienten war der Cu-Mittelwert in Serum- und Haaren signifikant höher, in Erythrozyten deutlich niedriger als in der Kontrollgruppe ($p < 0{,}01$). Die Cp-Konzentration war bei RA-Patienten ebenfalls höher ($p < 0.001$). Es zeigte sich, dass der Kupferstatus" bei Patienten mit RA, basierend auf der Messung der Cu- und Cp-Spiegel im Blutserum mit dem Vorhandensein des Entzündungsprozesses korreliert.[143]

Therapiehinweise

Inwieweit Kupfer bei der RA-Behandlung nützlich ist, wurde bislang nicht geklärt. Wichtig scheint, dass vor der Therapie die Diagnostik steht. Bei Erkrankungen mit erniedrigten Zinkkonzentrationen zeigen sich erhöhte Kupferkonzentrationen, z. B. bei chronischen Darmerkrankungen und entzündlich rheumatischen Erkrankungen. Serum- und Haarkupferuntersuchungen sollten Teil des Therapieprogramms sein. Patienten mit einer RA zeigen im Vergleich zu Gesunden eine erhöhte Kupferausscheidung, welche nicht direkt vom Serumkupfer abhängt. Die Änderungen des Kupferspiegels gibt die Aktivität des Entzündungsprozesses parallel zum oxidativen Status wieder. Die Kupfer-, Zink- und Eisenwerte im Serum können Hinweise zur Entzündungsaktivität geben. Eine Östrogeneinnahme hebt bei RA-Patientinnen den Coeruloplasmin- und Kupferspiegel im Vergleich zu den übrigen Patienten deutlich an.[144]

142 Richmond SJ et al. (2013). Copper Bracelets and Magnetic Wrist Straps for Rheumatoid Arthritis – Analgesic and Anti-Inflammatory Effects: A Randomised Double-Blind Placebo Controlled Crossover Trial. Plos One. Sept 16, 2013

143 Strecker D et al. (2013). Copper levels in patients with rheumatoid arthritis. Ann Agric Environ Med 2013;20(2):312-6.

144 Fachpraxis für Rheumatologie und Osteologie Nienburg und Bruchhausen-Vilsen. Kupfer. Quelle: http://www.rheuma-praxis.de/files/8014/1613/4808/kupfer.pdf (letzte Einsicht 09.2.2021)

Die antioxidative, entzündungshemmende Wirkung des Selens wurde ausreichend untersucht. Bei dieser Doppelblind-Studie erhielten fünfzehn rheumatische Frauen, deren Erkrankung bis zu 5 Jahre zurücklag, täglich für die Dauer von 3 Monaten 200 µg **Selen** oder ein Placebo. Bei sechs der acht Selen-therapierten Frauen wurde eine deutliche Schmerzreduzierung verzeichnet. Sobald die Selentherapie abgesetzt wurde, traten die rheumatischen Beschwerden wieder verstärkt auf. Bei den Placebo-Testpersonen konnte keine Veränderung der Symptomatik festgestellt werden.[145]

Ernährung und die Eliminierungsdiät

Ernährung ist nur ein Element der Rheumatherapie. Nahrungsmittel, die entzündliche Reaktionen begünstigen, werden besser gemieden. Aus der Arachidonsäure bilden sich beispielsweise entzündungsfördernde Botenstoffe, die wiederum Gelenkentzündungen begünstigen.

Die Arachidonsäure befindet sich in Fleisch- und Wurstwaren, Milch und Milchprodukten. Die maximal empfohlene Wochenmenge ist schon bei zwei kleinen Fleischmahlzeiten wöchentlich erreicht. [146]

Wenn Zweifel bestehen, ob ein gewisses Nahrungsmittel Rheumaschübe auslöst, kann dies anhand einer **Eliminierungsdiät** bestätigt werden. Die Durchführung ist einfach: das entsprechende Nahrungsmittel in jeder Form für 4 Tage meiden. Fällt der Verdacht auf rotes Fleisch, so sollte jegliches Fleisch, Wurstwaren, Fleischbrühen vier Tage lang vom Speiseplan gestrichen werden. Am fünften Tag darf der Patient dann nach Lust und Laune genießen. Vorsicht ist jedoch angebracht. Die Reaktion des Immunsystems kann heftig sein, Schmerzen und andere Symptome können sich einstellen.

Bei Doppelblindversuchen wurden dreißig Rheumatiker sublingual auf Nahrungsmittelempfindlichkeiten getestet. 22 der Patienten reagierten auf Soja. Bei 26 der Patienten lösten die Nahrungsmitteltests muskuloskelettale Symptome aus.[147]

Während einer experimentellen Studie verzichteten 5.000 Patienten auf Nachtschattengewächse wie Kartoffeln, Tomaten, Paprika, Pfeffergewächse, Auberginen und Tabak.

145 Perez A et al. (1992). Adjuvant treatment of recent onset rheumatoid arthritis by selenium supplementation: preliminary observations. Br J Rheumatol 1992; 31:281-286

146 Deutsche Rheuma-Liga (2021). Ernährung und Rheuma. Quelle: https://www.rheuma-liga.de/rheuma/alltag-mit-rheuma/ernaehrung (letzte Einsicht 11.2.2021)

147 Mandell M, Conte AA (1982). The role of allergy in arthritis, rheumatism and polysymptomatic cerebral, visceral and somatic disorders: A double blind study. J. Int. Acad. Prev. Med., Juli 1982: 5-16

Während der 7-jährigen Testperiode berichteten 70 % der Patienten über reduzierte Schmerzen und Gelenkverkrüppelungen.[148]

Fastenkuren können ebenfalls über den Zusammenhang zwischen Nahrung und RA Aufschluss geben.

Vitamin B_6 sowie der **Kalium-/Natrium-/Magnesium**-Ausgleich trägt zur Reduzierung der Gelenkschwellung und Gewebeentwässerung bei.

Akupunktur wirkt schmerzlindernd.

Asthma Bronchiale – siehe auch Allergien

Asthma ist eine chronische, entzündliche Erkrankung der Atemwege, die durch bronchiale Hyperreaktivität und eine variable Atemwegsobstruktion gekennzeichnet ist. Weltweit werden jährlich etwa 300 Millionen Menschen davon betroffen. Asthma ist für etwa 250.000 Todesfälle pro Jahr verantwortlich. Darüber hinaus gibt es Hinweise, dass die Prävalenz von Asthma zunimmt.[149]

Man unterscheidet zwischen

- allergischem oder extrinsischem Asthma und
- nicht allergischem oder intrinsischem Asthma.

Bei der Mehrzahl der Asthmaerkrankungen handelt es sich um Mischformen. Wird Asthma durch psychische Faktoren ausgelöst, spricht man von einem psychogenen Asthma.

Ätiologie

Die Entstehung des Asthma bronchiale ist allgemein multikausal. Neben Umweltfaktoren sind auch genetische Anlagen beteiligt. Patienten mit allergischem Asthma oder anderen atopischen Erkrankungen weisen eine polygen vererbte Anlage zur überschießenden Immunglobulin-E-Bildung auf. Leiden beide Elternteile an einer Atopie, zeigt sich bei den Kindern in 40 – 50 % der Fälle ebenfalls eine atopische Erkrankung.

148 Childers NF (1982). A relationship of arthritis to the solanaceae (nightshades). J. Int. Acad. Prev. Med., November 1982:31-7

149 Global Initiative for Asthma. Global strategy for asthma management and prevention 2015 revision. Quelle: www.ginasthma.org (letzte Einsicht 9.2.2021)

Als Auslöser des Asthma bronchiale gelten:

Allergene

- Umweltallergene wie Hausstaub, Pollen, auch Mehlstaub, z. B. bei dem berufsbedingten Bäckerasthma
- Nahrungsmittelallergene

Das auslösende Allergen ist in der Regel nur im Frühstadium der Erkrankung identifizierbar. Im Laufe der Jahre kommt es meist zu einer Ausweitung des Allergenspektrums, sodass die Allergenvermeidung für den Patienten immer schwieriger wird.

Peliken berichtete bereits 1985 von 118 Patienten, die auf Nahrungsmittelunverträglichkeiten getestet wurden. Nachdem die test-positiven Nahrungsmittel gemieden wurden, konnte eine deutliche Besserung in 93 % der Patienten verzeichnet werden.[150]

Allergene oder Infekte lösen eine Entzündungsreaktion der Bronchialschleimhaut aus. Beim allergischen Asthma kommt es unmittelbar nach Inhalation des Allergens zu einer Sofortreaktion. Allerdings gibt es auch eine IgG-vermittelte Spätreaktion, die Stunden später auftritt, sowie eine Kombination beider Reaktionstypen.

Allergisches Asthma, das der IgE-vermittelten Sofortreaktion entspricht, ist oft mit Rhinitis und Ekzemen kombiniert. Kinderasthma wird häufig durch Infekte der Atemwege (Grippe, Masern, Keuchhusten) ausgelöst.

Toxine bzw. chemische Irritantia wie Zigarettenrauch und Feinstaub.

Asthmatische Kinder, die mehreren Haushaltsrauchern ausgesetzt sind, zeigen ein erhöhtes Risiko für asthmabedingte Schulabwesenheiten.[151]

Im Jahre 2018 bewertete die EPA ihre regulatorischen Maßnahmen zum Thema Rauchen und kam zu dem Schluss, dass sekundäres Mitrauchen für die Gesundheit der Mitmenschen von Rauchern eine Gefahr darstellt und Asthma auslösen kann.[152]

150 Peliken Z et al. (1985). Bronchial asthma due to food allergy. Paper presented at the XII International Congress of Allergy and Clinical Immunology, Washington DC, Okt. 1985

151 Stapleton M (2011). Smoking and Asthma. The Journal of the American Board of Family Medicine 2011; 24(3):313-2

152 FDA (2018). Respiratory Health Effects of Passive Smoking: Lung Cancer and Other Disorders. Quelle: https://www.epa.gov/indoor-air-quality-iaq/respiratory-health-effects-passive-smoking-lung-cancer-and-other-disorders. (letzte Einsicht 9.2.2021)

Das sogenannte **Anstrengungsasthma,** das vor allem bei Kindern auftritt, ist die Folge körperlicher Anstrengung.

Pseudoallergische Reaktionen (PAR) auf Analgetika (Analgetikaasthma)

Klimaveränderungen und psychische Faktoren können ebenfalls Auslöser sein.

Diagnose und Therapie
Neben der körperlichen Untersuchung und Lungenfunktionstest können Allergietests weiterhelfen, wenngleich deren Aussagekraft debattiert wird. Zur Verfügung stehen Hauttests (Prick-Test) sowie Bluttests zur Bestimmung des Gesamt-IgE und spezifischer IgE-Antikörper. Der IgG-Test ergibt den Nachweis der Langzeitreaktionen.

Kuhmilchunverträglichkeit und ein daraus resultierender subklinischer Kalziummangel ist typisch. Klinische Untersuchungen zeigen, dass meist akuter Kalzium- und Magnesiummangel der Gewebe (Haare oder Nägel) vorliegt. Serum- oder Vollblutwerte befinden sich häufig im unteren Normalbereich und werden nicht selten klinisch ignoriert. Die Erfahrung der Autorin ist, dass der vorübergehende Entzug aller Kuhmilchprodukte mit gleichzeitiger Kalzium- und Magnesiumsupplementation eine schnelle Besserung erzielt.

Allgemein lassen die diagnostischen Möglichkeiten zu wünschen übrig.

Forschung
Magnesium und Vitamin B_6
Die muskelentspannende Wirkung des Magnesiums ist bekannt. Okayama veröffentlichte1987 eine Studie im Journal of American Medical Association (JAMA), bei der sich zeigte, dass Magnesiumsulfat-Infusionen die Bronchokonstriktion während leichter und auch schwerer Asthmaanfälle reduzierte.[153]

Schwere Asthma-Attacken sollten somit mit Mg-Sulfat (MgSO4)Infusionen behandelt werden. Die Professoren Song und Chang des Universitätsforschungszentrums in Seoul evaluierten international vorhandene Studienergebnisse und kamen zu der Schlussfolgerung, dass MgSO4-Infusionen als Zusatzbehandlung bei akuten Asthmaanfällen von Erwachsenen routinemäßig genutzt werden sollten. Vor allem bei lebensbedrohlicher Exazerbation sind diese von Vorteil und auch ohne große Nebenwirkungen. Der Nutzen

153 Okayama H et al. (1987). Bronchodilating Effect of Intravenous Magnesium Sulfate in Bronchial Asthma. JAMA.1987;257(8):1076-1078

des MgSO4 in Sprayform scheint aufgrund unzureichender Daten nicht ausreichend geklärt.[154]

Pyridoxal-5-Phosphat (Vitamin B_6) fördert die Magnesiumverwertung. Im Vergleich mit einer gesunden Testgruppe zeigten 15 Asthmatiker deutlich niedrigere Pyridoxal-5-Phosphat-Werte in Plasma und Erythrozyten.[155]

Sulfite

Laut Expertenreporten des US National Heart, Lung, and Blood Institute reagieren 5–10 % der Asthmatiker allergisch auf Sulfite. Solche, die bereits steroidabhängig sind, und chronisch asthmatische Kinder zeigen das größte Risiko.

Laut einer Umfrage gaben 32 % der Asthmatiker an, nach dem Trinken von Alkohol unter Atemproblemen zu leiden. Wein scheint dieses Problem am meisten auszulösen. 30% der Weintrinker und 22 % der Biertrinker berichteten von weininduzierten Asthmasymptomen.[156, 157]

Vitamin E

Neunzehn Patienten mit allergischem oder endogenem Asthma, mit Rhinokunjunktivitis oder mit beiden Erkrankungen, erhielten orale Gaben von 300–900 mg Vitamin E täglich. 6 von 8 Patienten mit Asthma und 6 von 8 Patienten mit Asthma und Rhinokonjunktivitis erfuhren eine Besserung oder konnten ihr Standard-Therapieschema reduzieren.[158]

Fischöl

Koreanische Forscher untersuchten in einer Metaanalyse- eine Reihe von Studienergebnissen. Ihr Ergebnis fiel ernüchternd aus – die große Mehrzahl der Studien findet keine Belege für einen schmerz- oder entzündungslindernden Effekt. Auch auf objektiv gemessene Entzündungswerte im Blut der Rheumapatienten scheinen die Präparate keinen Einfluss zu haben.[159]

---

154 Song W-J, Chang Y-S (2012). Magnesium sulfate for acute asthma in adults: a systematic literature review. Asia Pac Allergy. 2012 Jan; 2(1): 76–85.

155 Reynolds RD (1985). Natta CL. Depressed plasma pyridoxal phosphate concentrations in adult asthmatics. Am J Clin Nutr.1985; 41:684-8

156 Vally H, Thompson PJ (2003). Allergic and asthmatic reactions to alcoholic drinks. Addict Biol. 2003; 8:3-11. http://www.ncbi.nlm.nih.gov/pubmed/12745410

157 Sampson HA et al. (2014). Food allergy: A practice parameter update-2014. J Allergy Clin Immunol. 2014; 134:1016-1025. http://www.jacionline.org/article/S0091-6749(14)00672-1/pdf

158 Floersheim GL (1990). Besserung der Symptome bei Patienten mit Asthma und Rhinitis nach oraler Behandlung mit Vitamin E. VitaMinSpur 1990;5: 157-160

159 Lee YH et al. (2012). Omega-3 polyunsaturated fatty acids and the treatment of rheumatoid arthritis: a meta-analysis. Arch Med Res. 2012 Jul;43(5):356-62.

Dies ist im Widerspruch zu einem Bericht, der am 9.4.2008 in der Deutschen Ärztezeitung veröffentlicht wurde. Der Artikel „Fischöl reduziert bei Rheuma den Schmerzmittel-Bedarf" beschreibt, wie Patienten mit Rheumatoider Arthritis (RA) von hoch dosierten Omega-3-Fettsäuren profitieren. Eine placebokontrollierte Therapiestudie belegte, dass damit der tägliche Medikamentengebrauch verringert werden konnte.

In der Studie mit 58 RA-Patienten erhielt die eine Hälfte zusätzlich zu ihren Basistherapeutika ein Präparat aus Kabeljauleber mit hoch dosierten Omega-3-Fettsäuren oder Placebo. Die ursprüngliche Medikation von täglich 2x 75 mg retardiertem Diclofenac wurde zu Studienbeginn auf 6x 25 mg Wirkstoff mit sofortiger Freisetzung umgestellt. Während des neunmonatigen Studienzeitraums dokumentierten die Teilnehmer ihre Einnahme an NSAR, zusätzlich wurden klinische Befunde und Laborparameter erhoben.

Von den 32 Patienten in der Gruppe mit dem Fettsäure-Präparat waren 19 in der Lage, ihren täglichen NSAR-Bedarf um mindestens 30 % zu reduzieren. Das entspricht einem Anteil von 59 %. In der Placebo-Gruppe gelang das nur 5 von 26 Teilnehmern (19 %). Die durchschnittliche Reduktion der NSAR-Menge lag mit dem Lebertran bei 40 %, mit Placebo bei 16 %.[160] Zwölf Asthmapatienten erhielten für die Dauer eines Jahres 1 g Docosahexaensäure und Eicosapentaensäure (Fischöl). Diese Fettsäuren beeinflussen den Arachidonstoffwechsel positiv, was die entzündungshemmende Wirkung des Fischöls erklären mag. Nach neun Monaten konnte bei den Patienten ein wesentlich verbessertes Expirationsvolumen festgestellt werden.[161]

Vitamin C

Vitamin C ist ein natürliches Antihistaminikum: Neben den antihistaminen Eigenschaften ist Vitamin C auch ein hervorragendes Antioxidans, wirkt entzündungshemmend und stärkt die Abwehrkräfte. Moreno-Macias and Romieu kommentierten britische Studien zur antioxidativen Wirkung des Vitamin C bei Asthma und kamen zu der Meinung, dass bei Patienten mit stabilem Asthma kein Vorteil merkbar war, dass sich jedoch bei gewissen Patienten die pulmonale Funktion während körperlicher Anstrengung oder viralen Erkrankungen der Atemwerte verbesserte.[162]

160 Nees K (2008). Zwischen Asthma und COPD liegen Welten – auch in der Therapie. ÄrzteZeitung. Quelle: https://www.aerztezeitung.de/Medizin/Zwischen-Asthma-und-COPD-liegen-Welten-auch-in-der-Therapie-350159.html (letzte Einsicht 5.2.2021)

161 Dry J., Vincent D (1991). Effects of a Fish Oil Diet on Asthma: Results of a one-Year Double-Blind Study. International Archives of Allergy and Applied Immunology, 1991;95:156-157

162 Moreno-Macias H, Romieu I (1991). Effects of antioxidant supplements and nutrients on patients with asthma and allergies. Journal of Allergy and Clinical Immunology, 2014; 133,(5):1237-1244

Schon in den Siebzigerjahren berichteten Forscher, dass mit Vitamin C die histamininduzierte Konstriktionen der Luftwege vermieden werden konnten.[163, 164]

Der finnische Arzt Dr. Harri Hemilä der Universität Helsinki, Finnland, sieht einen eindeutig protektiven Zusammenhang zwischen Atemwegserkrankungen und Vitamin C. Die Supplementierung ab 1 g täglich reduzierte die Erkältungshäufigkeit bei Jugendlichen um 30 %, bei Personen unter starker physischer Belastung sogar um 50 %. Allerdings sei der physiologische Effekt bei Jugendlichen stärker als bei Erwachsenen.[165]

Anah berichtete bereits 1980, dass 1 g Vitamin C täglich Asthmaanfälle bei nigerianischen Patienten verhütete.[166]

Professor Pier Carlo Braga der Universität Mailand, Italien, sieht den vergleichsweise größten Nutzen von Vitamin C bei Atemwegserkrankungen in der Hemmung reaktiver Sauerstoffverbindungen. Bei Emphysem, bronchialer Hyperreaktivität, Asthma, Fibrose und Silikose sowie bei Grippe und Erkältung gelten diese als primäre Auslöser pathologischer Zustände.[167]

Atherosklerose

Die Atherosklerose ist eine degenerative Erkrankung der arteriellen Gefäßwände. Pathogenetische Prozesse sind vordergründig eine Dysfunktion des Endothels, Ablagerungen von Cholesterin in den Gefäßwänden und chronische Entzündungsreaktionen. Die Atherosklerose ist die Ursache einer Vielzahl kardiovaskulärer Folgeerkrankungen.

Ätiologie

Die genauen Ursachen der Atherosklerose sind nicht vollständig geklärt. Als Ausgangspunkt für die Entstehung einer Atherosklerose gelten Schäden oder Dysfunktionen des Endothels. Dadurch gelangen LDL-Moleküle in subendotheliale Schichten der Tunica intima. Dort kommt es zu oxidativen Vorgängen, Entzündungsreaktionen und zur Bildung der atherosklerotischen „Plaques".[168]

163 Zuskin et al. (1973). Inhibition of histamine-induced airway constriction by ascorbic acid.J Allergy Immunology 1973; 51:218-26

164 Kordansky DW et al. (1979). Effect of vitamin C on antigen induced bronchospasm. J Allergy Immunology 1979; 63:61-4

165 Hemilä H (2014). Vitamin C and asthma. Journal of Allergy and Clinical Immunology. Volume 134, Issue 5, November 2014: 1216

166 Anah CO et al. (1980). High dose ascorbic acid in Nigerian asthmatics. Tropicaql Geograph. Med. 1980; 32:132-7

167 Bielory L, Gandhi R (1994). Asthma and vitamin C Ann Allergy 1994 Aug;73(2):89-96

168 Von Westphalen et al. Atherosklerose. DocCheck Flexikon. Quelle: https://flexikon.doccheck. com/de/Atherosklerose (letzte Einsicht 5.2.2021)

Diese Plaques oder „Klumpenbildung" von Lipiden, Fibrin, Proteinen und anderen Substanzen sind meist Folgeerscheinungen einer fettreichen, ballaststoffarmen Ernährungsweise. Toxine oder Nikotin fördern Entzündungsvorgänge.

Symptomatik

Gefäßveränderungen bewirken Herzmuskelschäden als Resultat einer verringerten Blutzufuhr. Zu den Symptomen zählen Arrhythmien, Thrombophlebitis, Aneurysma.

Physiologische Erwägung

Nikotin verursacht eine deutliche Gefäßverengung.

Nikotin, ein natürlich vorkommendes Alkaloid, das in Tabakblättern vorkommt, gelangt am häufigsten als Zigarettenrauch in den menschlichen Körper. Jede Zigarette enthält 10–20 mg Nikotin, aber der Körper absorbiert nur etwa 1 mg durch Rauch. Dennoch, dieses einzelne Milligramm hat eine starke Wirkung auf Blutgefäße.

Die Kardiologen Dr. Thomas Heitzer und Privatdozent Dr. Thomas Münzel des Universitäts-Krankenhauses Hamburg-Eppendorf (UKE) konnten einen Mechanismus aufdecken, der erklärt, warum Blutgefäße bei Rauchern geschädigt werden. In der neuesten Ausgabe der kardiologischen Fachzeitschrift Circulation Research stellten die Wissenschaftler ihre Befunde vor.

Sie zeigten, dass bei Rauchern ein bestimmtes Enzym der Gefäßinnenhaut, die NO-Synthase, ihre Funktion verändert. Damit wird aus einem Enzym, das normalerweise das Blutgefäß vor der Verkalkung schützt, ein Enzym, das den Prozess der Gefäßverkalkung durch die Bildung freier Radikale beschleunigt. Dieses Ergebnis besitzt möglicherweise eine therapeutische Bedeutung, da bestimmte Substanzen die Fehlfunktion des Enzyms stoppen können und somit wahrscheinlich der Prozess der Arterienverkalkung gestoppt werden kann.

Im Herz-Kreislauf-System wirkt Nikotin als Stimulans. Nikotin verursacht jedoch auch Vasokonstriktion der Blutgefäße. Billie Ann Wilson, Ph. D., Margaret Shannon, Ph. D., und Kelly Shields, Pharm. D., Autoren der Pearson Nurses Drug Guide 2010, erklären, dass die vasokonstriktive Wirkung von Nikotin Bluthochdruck verursacht. Daneben verringert die Vasokonstriktion den Blutfluss zum Herzen. Dies kann zu Brustschmerzen führen und das Risiko für Myokardinfarkt oder Herzinfarkt erhöhen.

Diagnostik

Serumcholesterin (HDL und LDL), Triglyzeride, Lipoprotein (a), Magnesium-, Kalium-, Kalzium-, Chrom-, Kupfer-, Silizium-, Selen- und Zink-Gesamtstatus.

Vorsicht bei hohen Cholesterinwerten mit Kalzium – Milchprodukte meiden.

Therapiehinweise

- deutlich reduzierter Kaffee-, Zucker- und Alkoholkonsum
- Lezithinzufuhr (7.000 mg täglich)
- Omega-3-Fettsäuren
- Vitamin C, 500 – 1.000 mg/Mahlzeit
- Vitamin E, 400 – 800 IE täglichCoenzym Q10
- Cholin
- ballastreiche Ernährung
- leichte Bewegungstherapie
- Rauchverbot

Forschung

Tierversuche zeigten, dass die Aminosäure **Taurin** die Kalziumablagerungen in der Aorta und dem Myocardium reduziert. Taurin scheint somit kalziumregulierend zu wirken. Taurintherapie erhöhte die Überlebensrate bei Testtieren.[169]

Murakami bestätigte dies anhand weiterer Tierversuche. Auch konnte anhand epidemiologischer Studien nachgewiesen werden, dass eine Taurinsupplementation das Fortschreiten der Atherosklerose verzögert und allgemein eine präventive Auswirkung auf deren Pathogenese ausübt.[170]

Beobachtungsstudien haben gezeigt, dass die Aufnahme von **Ballaststoffen** mit einem verringerten Risiko für Herz-Kreislauf-Erkrankungen verbunden ist. Studien zeigen, dass die empfohlene Tagesdosis für die Gesamtballaststoffaufnahme von den meisten Amerikanern nicht konsumiert wird.[171]

169 Yamauchi-Takihara K et al. (1986). Taurine protection against experimental arterial calcinosis in mice. Biochem Biopys. Res. Commun. 1986; 140(2):679-83

170 Murakumi S (2014). Taurine and atherosclerosis. Amino Acids 2014 Jan;46(1):73-80.

171 Soliman GA (2019). Dietary Fiber, Atherosclerosis, and Cardiovascular Disease. Nutrients 2019 May 23;11(5):1155.

Bromelain, ein eiweißabbauendes Enzym, das vornehmlich aus der Ananas gewonnen wird und entzündungshemmend wirkt, blockiert die Thrombozyten-Aggregation und reduziert in vitro und in vivo atherosklerotische Ablagerungen.[172, 173]

Wegen seiner oralen Wirksamkeit und den seltenen Nebenwirkungen genießt Bromelain als Phytotherapeutikum bei Patienten zunehmende Wertschätzung. Für Bromelain wurden verschiedene Indikationen beansprucht: Angina pectoris, Bronchitis, Sinusitis, chirurgische Traumen, Thrombophlebitis, Pyelonephritis, verstärkte Resorption von Antibiotika. Biochemische Untersuchungen zeigten, dass die pharmakologischen Effekte nur zum Teil auf der proteolytischen Aktivität beruhen, was die Mitwirkung anderer Stoffe nahelegt.[174]

Bereits in den Achtzigerjahren wurden Studienergebnisse veröffentlicht, die auf den Zusammenhang eines Chrommangels und Atherosklerose hinweisen. Simonoff und Kollegen berichten, dass Koronar-Arteriografien von 109 Patienten mit extremen Angstzuständen deutliche koronare Gefäßverengungen zeigten. Bei 67 dieser Patienten waren niedrige **Plasmachromwerte** deutlich.[175]

Rindertalg, der in Restaurants zum Frittieren verwendet worden war, wurde untersucht. Dieser Rindertalg war für 56 – 70 Stunden auf 142 – 182 Grad Celsius erhitzt worden. Die dadurch erzeugten. **Oxysterole** gelten als atherogen, mutagen und enzymstörend. Faktoren, die die Produktion dieser Oxysterole begünstigen, sind Sauerstoff, hohe Kochtemperaturen und langes Erhitzen von Fetten.[176]

Eine Phosphatidylcholin-Supplementation kann den Lipoprotein-Stoffwechsel verbessern und atherosklerotische Ablagerungen reduzieren. Die Zufuhr von 3 % Sojalecithin für 3 Monate normalisierte Plasmalipoproteine und verbesserte Läsionen.[177]

172 Metzig C et al. (1999). Bromelain proteases reduce human platelet aggregation in vitro, adhesion to bovine endothelial cells and thrombus formation in rat vessels in vivo. In Vivo 1999 Jan-Feb;13(1):7-12

173 Taussig SJ, Heper HA (1979). Bromelain: Its use in prevention and treatment of cardiovascular disease: Present status. J. Int. Acad. Prev. Med. 1979;. 6 (1)

174 Maurer HR (2002). Bromelain: Biochemie, Pharmakologie und medizinische Anwendung (zur Enzym-Therapie). Erfahrungsheilkunde 2002, 04

175 Simonoff M et al. (1984). Low plasma chromium in patients with coronary artery and heart diseases. Biological Trace Element Res.1984; 6:431

176 Bascoul J et al. (1986). Autoxidation of cholesterol in tallows heated under deep frying conditions: evaluation of oxysterols by GLC and TLC-FID. Lipids 1986,21:383-387

177 Hunt C et al. (1985). Hyperlipoproteinaemia and atherosclerosis in rabbits fed low-level cholesterol and Lezithin. Brit. J. Exp. Path. 1985; 66:35-46

Spurenelemente wie Kupfer und Selen beeinflussen Serumcholesterin. Klevay berichtete verschiedentlich, dass kupferarme Patienten zu Atherosklerose neigen.[178]

Selen beeinflusst ebenfalls Lipidwerte. Eine japanische Studie untersuchte 304 Männern im Alter von 22 – 87 Jahren und 223 Frauen im Alter von 23 – 84 Jahren und korrelierte Serumcholesterinwerte, wobei Alter, Körpergewicht und Rauchergewohnheiten berücksichtigt wurden. Bei Patienten, die 60 Jahre und älter waren, konnte ein enger Zusammenhang des erhöhten atherogenen Index und der Selen-Serumkonzentrationen festgestellt werden.[179]

Die Deutsche Gesellschaft für Ernährung (DGE) berichtet, dass Selenmangel bei Ratten zu einer Verringerung der GPx-Aktivität und zu einem Anstieg der Lipidperoxidkonzentration im Blut führt.[180, 181] Folge ist eine vermehrte oxidative Schädigung der Zellen und Gewebe. Ein weiterer möglicher Mechanismus des Selens auf das kardiovaskuläre Krankheitsrisiko ist der Einfluss auf die Prostaglandinsynthese. Bei niedrigen Selenkonzentrationen im Plasma kommt es infolge einer vermehrten Ansammlung von Lipidperoxiden zu einer Störung der Prostazyklinbildung und zu einem Anstieg der Bildung von vasokonstriktivem Thromboxan. Die Folgen sind eine vermehrte Thrombozytenaggregation und Blutdruckerhöhung.[182, 183, 184]

Atemwegserkrankungen bei Kindern

Inositol und Atemnot-Syndrom bei Neugeborenen

Frühgeborene mit einem Geburtsgewicht von weniger als 2.000 g, die mechanische Respiration benötigten, erhielten Inositol in Mengen, die dem Inositolgehalt der Muttermilch entsprachen. Dies verbesserte die Atmung. Bei Placebo-supplementierten Kleinkindern war die Mortalitätsrate doppelt so hoch wie bei Inositol-supplementierten Kindern. Negative Nebenerscheinungen wurden nicht verzeichnet.[185]

178 Klevay LM (2002). Advances in cardiovascular-copper research. In: Schrauzer GN, editor. First International Bio-minerals Symposium: Trace Elements in Nutrition, Health and Disease. Montreal, Quebec, Canada: Institut Rosell; 2002: 64–71

179 Deguchi Y et al. (1992). Dept. of Environm Health, Fukai Medical School, Japan. J of Trace Elements in Environ Med., 1992; 5, N2:111

180 Huang K et al. (2002). Role of selenium in cytoprotection against cholesterol oxide-induced vascular damage in rats. Atherosclerosis. 2002; 162: 137–144

181 Navas-Acien A et al. (1976). Selenium intake and cardiovascular risk: what is new? Curr Opin Lipidol 1976; 19: 43–49

182 Rayman MP (2000). The importance of selenium to human health. Lancet 2000; 356:233–241

183 Flores-Mateo G et al. (2006). Selenium and coronary heart disease: a meta-analysis. Am J Clin Nutr 2006; 84:762–773

184 Mozaffarian D (2009). Fish, mercury, selenium and cardiovascular risk current evidence and unanswered questions. Int J Environ Res Public Health. 2009; 6:1894–1916

185 Hallmann M et al. (1986). Respiratory distress syndrome and inositol supplementation in preterm infants. Arch Dis Child 1986; 61:1076-1083

Autismus

Autismus (von altgriechisch autós, dt. „selbst") ist eine Entwicklungsstörung, die in der Regel vor dem dritten Lebensjahr auftritt und sich auszeichnet durch:

- Kontaktstörung mit Rückzug auf die eigene Vorstellungs- und Gedankenwelt
- Isolation von der Umwelt
- Unfähigkeit, Gefühle zu zeigen

Laut dem Umweltbundesamt wird die Diagnose des Autismus in Frühkindlicher Autismus, Asperger-Syndrom und Atypischer Autismus eingeteilt und als Entwicklungsstörung des zentralen Nervensystems angesehen. Frühkindlicher Autismus zeigt sich meist vor dem Lebensjahr, u. a. mit Entwicklungsrückstand, Stereotypien, Kontaktstörungen und häufig verzögerter Sprachentwicklung. Die Formen des Autismus lassen sich nicht über Biomarker erkennen, sondern werden durch Beobachtung der oder des Erkrankten anhand bestimmter Diagnosekriterien festgestellt.

Ätiologie

Autismus tritt familiär gehäuft auf, sodass davon ausgegangen wird, dass genetische Faktoren oder Mechanismen zu den wichtigsten Ursachen für Autismus zählen dürften. Wechselwirkungen zwischen Umweltfaktoren und Genen könnten ebenfalls eine Rolle spielen und eine veränderte Genregulation bewirken.

Schädigungen der Entwicklung und negative gesundheitliche Auswirkungen können durch Umweltbelastungen verursacht sein, entweder während der Schwangerschaft oder der frühen Kindheit. Zu den Risiken, die mit der Schwangerschaft in Verbindung stehen, gehören die Einnahme bestimmter Medikamente (z. B. Paracetamol), geringes Geburtsgewicht, fortgeschrittenes Alter der Mutter, Vitaminmangel (insbesondere Vitamin D und Folat in den ersten Schwangerschaftsmonaten), Stress und Infektionen während der Schwangerschaft oder im Kleinkindalter.

Toxinbelastungen können sich auf das sich entwickelnde Gehirn des Kindes auswirken. Zu nennen sind hier Schwermetalle wie Blei und Quecksilber, Pestizide wie Organophosphate, Flammschutzmittel, polychlorierte Biphenyle und Phthalate sowie einige flüchtige organische Verbindungen (VOC) wie Trichlorethylen und Styrol. Laut UBA liefern Studien, die Zusammenhänge untersuchen, oft keine einheitlichen Ergebnisse, da sich meist nicht alle Einflussgrößen erfassen lassen oder gar nicht erst bekannt sind. Zudem muss das jeweils konkrete vulnerable Fenster (z. B. Schwangerschaftsmonat) bei der Expositionserfassung berücksichtigt werden. Dies gilt zum Beispiel auch für die Luftbelastung durch den Straßenverkehr, die eine Rolle in den ersten Lebensmonaten spielen könnte.[186]

Therapiehinweise und physiologische Erwägungen
Ausschluss von Nahrungsmittelunverträglichkeiten

Nichtstillen sowie verfrühtes Umstellen auf Breinahrung kann Verdauungsprobleme und somit Nahrungsmittelempfindlichkeiten führen, was wiederum die Nährstoffaufnahme negativ beeinflusst.

Rimbach konnte bereits 1977 durch Ernährungsumstellung folgende Erfolge erzielen:

zuckerfrei	von 202 Testpersonen zeigten 80 % Besserung
milchfrei	von 250 Testpersonen zeigten 44 % Besserung
weizenfrei	von 148 Testpersonen zeigten 44 % Besserung

Magnesium und Vitamin B_6
28 autistische Kindern zeigten einheitlich niedrigere Haarmagnesiumwerte als die gesunden Kontrollpersonen, die aus 18 Geschwistern der autistischen Patienten bestand.[187]

Ein vierjähriger Junge wurde über 8 Monate hinweg mit Vitamin B_6, 30 mg/kg und Magnesiumlaktat, 15 mg/kg täglich therapiert. Nach zwei Monaten war eine 85%ige Reduktion des autistischen Verhaltens deutlich. Kommunikationsstörungen waren um 50 % gebessert und der Junge zeigte eine deutliche Besserung seines bizarres Verhalten. Diese hielt an, solange die Nährstoffzufuhr beibehalten wurde. Nebenerscheinungen traten nicht auf. Sobald die Nährstoffzufuhr unterbrochen wurde, fiel der Patient in sein altes Verhalten zurück. Diese Ergebnisse bestätigen frühere klinische Studien.[188]

186 UBA (2020). Autismus/Autismus-Spektrum-Störungen. Umweltbundesamt. Quelle: https://www.umweltbundesamt.de/themen/gesundheit/umweltmedizin/autismusautismus-spektrum-stoerungen#undefined (letzte Einsicht 13.2.2021)
187 Marlow M et al. (1984). Decreased magnesium in the hair of autistic children. J. Orthomol. Psychiatry 1984;13(2):117-122
188 Martineau J et al. (1986). Long-term effects of combined vitamin B_6-magnesium administration in an autistic child. Biol Psych 1986; 21:511-518

60 autistische Kinder erhielten entweder nur Vitamin B_6, nur Magnesium oder Magnesium und Vitamin B_6 zusammen. Eine Besserung des Verhaltens wurde nur bei der kombinierten Magnesium-Vitamin-B_6-Therapie festgestellt. Dafür wurde die reduzierte renale Homovanillinsäureausscheidung verantwortlich gemacht.[189]

Toxinbelastungen

Die Bestätigung Toxinbelastung kann anhand der nichtinvasiven Haarmineralanalyse erbracht werden.

Forscher der medizinischen Fakultät der Universität Teheran evaluierten 48 Studien. Dabei wurden die Metallkonzentrationen in Haaren und Blut von ASD- und gesunden Patienten verglichen. Es zeigte sich, dass die Bleibelastung der ASD-Patienten signifikant höher lag als die der gesunden Kontrollgruppe. Haar- wie auch Blutbleiwerte zeigten dies. Weiterhin wurde nachgewiesen, dass ASD-Patienten in Entwicklungsländern höhere Belastungen an Arsen, Blei, Kadmium und Quecksilber aufweisen als Patienten der entwickelten Länder.[190]

Blaurock-Busch und Kollegen untersuchten Schwermetallkonzentrationen in Blut, Haar und Urin von autistischen Patienten in Ägypten, Nigeria wie auch Punjab, Indien, und verglichen die Ergebnisse mit gesunden Kontrollgruppen. In jedem Fall zeigten Autisten höhere Belastungen als die gesunden Kontrollpersonen.[191, 192, 193]

Azidose (systemisch)

Ätiologie

Die Azidose ist eine Störung des Säure-Basen-Haushaltes, die ein Absinken des pH-Werts im Blut bewirkt. Der Referenzbereich beim Menschen liegt bei 7,35 – 7,45. Liegt er darunter, so spricht man von einer Azidose.

189 Martineau J et al. (1985). Vitamin B_6, magnesium, and combined B_6-Magnesium Therapeutic effects in childhood autism. Biol. Psychiat. 1985; 20:467-78

190 Saghazadeh A, Rezaei N (2017). Systematic review and meta-analysis links autism and toxic metals and highlights the impact of country development status: Higher blood and erythrocyte levels for mercury and lead, and higher hair antimony, cadmium, lead, and mercury. Prog Neuropsychopharmacol Biol Psychiatry. 2017 Oct 3;79(Pt B):340-368.

191 Blaurock-Busch E, Nwokole Ch (2017). Heavy Metals in Blood, Urine and Hair of Nigerian Children with Autism Spectrum Disorder. IRJPH 2017; 2:13

192 Blaurock-Busch E et al. (2019). Comparing the Genetic Detox Ability and Heavy Metal Burden in a Cohort of Samples of Egyptian Children and those with Autistic Spectrum Disorder. J Clin Med Res. 2019

193 Blaurock-Busch E et al. (2010). Metal exposure in the children of Punjab, India. Clinical Medicine Insights: Therapeutics; 2010, 2:655

Man unterscheidet zwischen der respiratorischen Azidose, die durch eine mechanische Atemwegsbehinderung verursacht ist, und der metabolischen Azidose, die von Stoffwechselveränderungen ausgelöst wird.

Durch Gegenregulation kann eine manifeste Azidose verhindert werden.

Die respiratorische Alkalose

Durch eine zu geringe Abatmung von Kohlenstoffdioxid kommt es zu einer atmungsbedingten Übersäuerung. Bei dieser sogenannten Hypoxie wird das Körpergewebe infolge der verringerten Atmung unvollständig mit Sauerstoff unterversorgt. Typische Symptome sind die Blaufärbung der Lippen und Atemnot. Schwächeanfälle und Desorientiertheit bis hin zum Koma können die Folge sein. Da die Nieren versuchen, die Übersäuerung auszugleichen, ist vermehrtes Wasserlassen typisch.

Therapiehinweise
Bei einer respiratorischen Azidose, also einer Übersäuerung durch zu geringe Abatmung von Kohlendioxid, muss die Atemfrequenz gesteigert werden, damit mehr saures Kohlendioxid (CO_2) abgeatmet wird. Je nach Ursache können außerdem Medikamente wie z. B. bronchienerweiternde Mittel zum Einsatz kommen, etwa bei Asthma.

Die metabolische Azidose

Dies ist eine stoffwechselbedingte Übersäuerung, bei der das Säuren-Basen-Gleichgewicht verschoben wird. Ursache kann eine Hyperglykämie mit Funktionsverlust der Nieren sein, permanente, akute Diarrhö wie bei Morbus Addison oder eine Alkoholvergiftung.

Typische Symptome sind:
- Atemnot
- Hyperventilation
- häufiges Wasserlassen
- Mundgeruch
- Kopfschmerzen
- geringe Belastbarkeit
- Herzrhythmusstörungen
- niedriger Blutdruck (Hypotonie)

Diagnose und Verlauf
Durch Hyperventilation versucht der Körper, einen Ausgleich zu finden. Diese spezielle Atmung wird auch als Kußmaul-Atmung bezeichnet.

Sie kann bei einer Stoffwechselentgleisung durch Diabetes mellitus auftreten. Eine weitere Begleiterscheinung der metabolischen Azidose ist der fruchtige Mund- und Harngeruch der Betroffenen. Verringerter Blutdruck, Herzrhythmusstörungen sowie Bewusstlosigkeit können die Folge sein.

Die Diagnose der metabolischen Azidose bezieht sich neben den klinischen Auffälligkeiten und den Defiziten des Allgemeinbefindens auf die Werte der labortechnischen Messungen. Diese umfassen bei der metabolischen Azidose Parameter wie Kreatinin und Harnstoff-Stickstoff im Serum, Bikarbonat im Serum und Urin sowie in erster Linie den pH-Wert des Harns.[194]

Therapiehinweise
Verabreichung von Bikarbonat und im Notfall zusätzliche Beatmung.

Bei Diabetes mellitus wirkt die richtige Insulineinstellung vorbeugend. Bei Asthma bronchiale und chronischen Nierenerkrankungen sollte auf Ernährungs- und Lebensgewohnheiten geachtet, Rauchen und Alkoholkonsum eingeschränkt werden.

Die durch einen Insulinmangel verursachte Hyperglykämie führt zu osmotischer Diurese, die wiederum einen deutlichen renalen Verlust von Wasser und Elektrolyten bedingt. Die Ausscheidung von Ketonen über den Urin verursacht einen zusätzlichen Verlust von Natrium und Kalium. Das Serumnatrium kann durch die Natriurese abfallen oder aber aufgrund der Ausscheidung großer Mengen freien Wassers ansteigen. Kalium wird auch in großen Mengen verloren, doch ist zu Beginn der Kaliumspiegel typischerweise erhöht, da es wegen der Azidose zu einem Kaliumeinstrom in den extrazellulären Raum kommt. Da der Kaliumspiegel im Lauf der Therapie weiter fällt, muss er kontrolliert und gegebenenfalls Kalium substituiert werden, ansonsten können sich lebensbedrohliche Hypokalämien entwickeln. Vitamin B_6 wirkt nierenunterstützend.

194 Sander, F (1999). Der Säure-Basenhaushalt des menschlichen Organismus. Hippokrates, Stuttgart

Bluthochdruck – Hypertonie

Bluthochdruck, auch arterielle Hypertonie genannt, zählt zu den häufigsten Volkskrankheiten schlechthin. Über 50 % aller Europäer leiden darunter und die Dunkelziffer liegt wahrscheinlich sogar noch weit darüber, denn oftmals merken die Betroffenen gar nicht, dass sie unter Bluthochdruck leiden.

Die folgende Übersicht zeigt, ab welchem Wert eine arterielle Hypertonie vorliegt:

- **ab 130/85:** leicht erhöhter Blutdruck (Normalbereich)
- **ab 140/90:** leichter Bluthochdruck
- **ab 160/100:** mittelschwerer Bluthochdruck
- **ab 180/110:** schwerer Bluthochdruck

Der Blutdruck unterliegt gewissen Schwankungen. Während Ruhephasen und im Schlaf ist er normalerweise etwas niedriger und steigt während Anstrengung.

Ätiologie

- Primäre Hypertonie: Hier gibt es keine Grunderkrankung, die sich als Ursache des Bluthochdrucks nachweisen lässt. Diese essenzielle Hypertonie macht etwa 90 % aller Bluthochdruck-Fälle aus.
- Sekundäre Hypertonie: Hier liegt dem Bluthochdruck eine andere Krankheit als Auslöser zugrunde. Das können zum Beispiel Nierenkrankheiten, Funktionsstörungen der Schilddrüse oder andere Stoffwechselkrankheiten sein.

Symptomatik

Kopfschmerzen, Schwindelgefühl

Physiologische Erwägungen

Blutdruckmessungen schwanken teilweise deutlich, je nach Stressaussetzung und -reaktion. Allergiereaktionen können vaskuläre Veränderungen und Blutdruckschwankungen verursachen. Rauchen verursacht eine deutliche Vasokonstriktion und erhöht die Gefahr der Kadmiumbelastung, was wiederum renale Funktionen belastet.

Diagnostische Hinweise

Blutdruckmessungen im Ruhe- und Stresszustand (auch vor und während Allergiereaktionen), Serum-, Natrium- und Kaliumwerte, Zink- und Schwermetallstatus

Therapeutische Vorschläge

- ballaststoffreiche, fettarme Ernährung (mit hohem prozentualem Anteil essenzieller, mehrfach ungesättigter Fettsäuren)
- salzarme Nahrung
- Magnesium, Kalium
- Rauchen absolut meiden
- Antioxidantien (Vitamin A, E, C, Selen) plus Zink und Coenzym Q10

Forschung

Alkoholkonsum wurde für die Bluthochdruckentwicklung verantwortlich gemacht.[195] Ebenso scheint die Ernährung einen Einfluss auszuüben. Bereits in den Siebzigerjahren wiesen Forscher darauf hin, dass eine ballaststoffreiche, fettarme Ernährung mit prozentual hohem Anteil an mehrfach ungesättigten Fettsäuren bluthochdruckreduzierend wirkt. Burr berichtete von einer Studie, bei der systolische wie auch diastolische Blutdruckwerte bei 300 Probanden durch eine erhöhte Zufuhr ballaststoffreiche Nahrung reduziert werden konnte.[196] Die Münchner Medizinische Wochenschrift berichtete 1992, dass die Kaliumaufnahme bei einer Gruppe von gut eingestellten Hypertonikern in einer kontrollierten Studie nur durch eine Erhöhung des Anteils an frischem Obst und Gemüse in der Nahrung beträchtlich gesteigert werden konnte. Die Kaliumausscheidung erhöhte sich um ca. 45 %. Nach einem Jahr konnte bei 81 % der Patienten eine befriedigende Blutdruckeinstellung mit weniger als der Hälfte der ursprünglich eingenommenen Medikamente verzeichnet werden.[197]

Dass eine ungenügende Zufuhr bestimmter Nährstoffe mit der Bluthochdruckentwicklung assoziiert ist, zeigte eine US-Studie. Eine Datenbank des National Health and Nutrition Examination Survey- (NHANES) wurde verwendet, um eine umfassende Analyse von 17 Nährstoffen und deren Beziehung zum Blutdruckprofil erwachsener Amerikaner durchzuführen. Dabei wurden 10.372 Probanden im Alter von 18–74 Jahren untersucht. Als Ernährungsfaktoren, die hypertensive von normotensiven Probanden unterschieden, wurden signifikante diätetische Defizite von Kalzium, Kalium, Vitamin A und Vitamin C identifiziert.

195 Fortmann SP et al. (1983). The association of blood pressure and dietary alcohol: Differences bz age, sex, and estrogen use. Am J. Epidemiol.1983; 118(4):497-507

196 Burr ML et al. (1985). Dietary fibre, blood pressure and plasma cholesterol. Nutr. Res. 1985; 5:465-72

197 Münch. Medizin. Wochenschr (1992). 1992; 134,Nr 51/52: 26

Altura untersuchte, inwieweit Kalium- und Magnesiumdefizite Bluthochdruck beeinflussen. Magnesium hat deutlich gefäßerweiternde Fähigkeiten. Bei Magnesiummangel ist häufig reversible Hypertension vorhanden. 50 % der Patienten mit Magnesiummangel leiden unter Bluthochdruck und zellulärem Kaliumverlust. Nach Mg-Zufuhr normalisieren sich Blutdruckwerte allgemein.[198]

Die Beziehung zwischen Bluthochdruck und Natriumaufnahme über die Nahrung wird allgemein anerkannt und durch mehrere Studien unterstützt. Eine Verringerung des Natriumkonsums in der Nahrung senkt nicht nur den Blutdruck und das Auftreten von Bluthochdruck, sondern ist auch mit einer Verringerung der Morbidität und Mortalität aufgrund von Herz-Kreislauf-Erkrankungen verbunden. Eine anhaltende Reduktion der Salzaufnahme führt zu einem relevanten Blutdruckabfall sowohl bei hypertensiven als auch bei normotensiven Personen, unabhängig von Geschlecht und ethnischer Gruppe, mit einem stärkeren Abfall des systolischen Blutdrucks bei stärkerer Senkung der Natriumzufuhr.[199]

Grobbee und Hofman evaluierten die Wirkung der Natriumrestriktion auf den Blutdruck anhand 13 randomisierter Studien und fanden, dass die blutdrucksenkende Wirkung der Natriumrestriktion gering war und sich weitgehend auf den systolischen Blutdruck beschränkte, der um durchschnittlich 3,6 mmHg (Bereich 0,5 – 10,0 mmHg) abfiel. Die Reduktion nahm mit dem Alter und bei Patienten mit höherem Blutdruck zu. Die Forscher kamen zu dem Schluss, dass eine Natriumrestriktion für diejenigen von begrenztem Nutzen zu sein scheint, die für eine nicht-pharmakologische Behandlung von Bluthochdruck am besten geeignet sind – nämlich für junge Patienten mit leichter Hypertonie.[200]

Fette, vor allem die mehrfach ungesättigten, spielen ebenfalls eine Rolle in der Behandlung hypertoner Patienten. Fette werden zu Prostaglandin verstoffwechselt, das gefäßerweiternd wirkt und die Natrium- und Flüssigkeitsausscheidung fördert. So erklären die Autoren die blutdrucksenkende Wirkung der mehrfach ungesättigten Fette.[201]

Puska und Kollegen berichteten bereits 1983 von einer finnischen Studie, an der 57 gesunde finnische Eheleute teilnahmen. Ein Teil stellte sich ernährungsmäßig auf eine fettarme Nahrung um, die prozentual einen hohen Anteil an mehrfach ungesättigten Fettsäuren aufwies, und erzielte eine Senkung der systolischen Blutdruckwerte von 139

198 Altura BM, Altura BT (1984). Interactions of Mg and K on blood vessels: Aspects in view of hypertension. Magnesium 1984; 3(4-6):175-94

199 Kawasaki T et al. (1978). The effect of high-sodium and low-sodium intakes on blood pressure and other related variables in human subjects with idiopathic hypertension. Am J Med.1978; 64:193-198

200 Grobbee DE, Hofman A (1986). Does sodium restriction lower the blood pressure? Br. Med J 1986; 293:27-9

201 Iacono JM et al. (1982). Reduction of blood pressure associated with dietary polyunsaturated fat. Hypertension 1982;4

mmHg zu 129 mmHg und der diastolischen Werte von 89 mmHg zu 81 mmHg. Die deutlichsten Senkungen wurden bei leicht hypertensiven Testpersonen festgestellt. Diese positiven Effekte konnten nicht bei den Testpersonen verzeichnet werden, deren Ernährungsgewohnheiten unverändert blieben oder die sich nur salzärmer ernährten.[202]

Norris und Kollegen berichteten von sechzehn Probanden mit leichtem Bluthochdruck, die über sechs Wochen hinweg Fischölkapseln oder ein Placebo erhielten. Blutdruckwerte lagen im Durchschnitt bei 160/94 mmHg. Nach sechs Wochen zeigte die Plazebo-Gruppe durchschnittlich Messungen von 161/94,5 mmHg. Die Durchschnittswerte der Fischölgruppe lagen bei 151/92,5 mmHg. Signifikant scheint, dass die meisten der Probanden angaben, dass sie die Fischölzufuhr den antihypertensiven Medikamenten gegenüber bevorzugten.[203]

Südkoranische Forscher des Institutes of Environmental & Occupational Medicine, Soonchunhyang University, Südkorea untersuchten Blut-kadmiumwerte koreanischer Frauen und Männer, Alter ≥20 Jahre. Sie fanden einen signifikanten Zusammenhang zwischen Blutkadmiumwerten und Bluthochdruck bei den Probanden beider Geschlechter und folgerten daraus, dass erhöhte Blutkadmiumwerte als deutliche Risikofakturen bei der Hypertonie-Diagnostik beachtet werden sollten. Dass Kadmium eine Rolle bei der Bluthochdruck-Entwicklung spielt, wurde mehrfach dokumentiert.[204] [205]

Im Vergleich mit 37 gesunden Kontrollpersonen konnte bei 39 Patienten mit erhöhten Vollblutkadmiumwerten niedrige Plasmazinkwerte und ein erhöhtes Blutkadmium-/-zink-Verhältnis nachgewiesen werden. Zinkzufuhr kann die negativen Effekte, die Kadmium auf das Blutdrucksystem auswirkt, ausgleichen.[206]

Japanische Untersuchungen verglichen **Vitamin-C-Werte** von gesunden und hypertensiven Männern im Alter von 30–39 Jahren. Männern mit niedrigen Vitamin-C-Werten hatten einen wesentlich höheren Blutdruck.

202 Puska P et al. (1983). Controlled, randomised trial of the effect of dietary fat on blood pressure. Lancet 1983;1:1-5

203 Norris PG et al. (1986). Effect of dietary supplementation with fish oil on systolic blood pressure in mild essential hypertension. Br Med J 1986; 293:104-105

204 Lee BK, Kim Y (2012). Association of blood cadmium with hypertension in the Korean general population: analysis of the 2008-2010 Korean National Health and Nutrition Examination Survey data. Am J Ind Med. 2012 Nov;55(11):1060-7.

205 Lee BK, Kim Y (2013). Blood cadmium, mercury, and lead and metabolic syndrome in South Korea: 2005-2010 Korean National Health and Nutrition Examination Survey. Am J Ind Med. 2013 Jun;56(6):682-92

206 Bartolin R et al. (1985). Blood cadmium and plasma zinc in hypertensive patients. Apropos of 76 cases. Rev. Med. Interne.1985; 6(3):280-284

Bronchitis – Bronchialkatarrh

siehe auch Asthma bronchiale und Atmungsprobleme

Ätiologie

Häufig verursacht durch: Erkältung, Infektionskrankheiten (z. B. Grippe, Keuchhusten, bakterielle Infekte) wie auch chemische Reize. Empfindlichkeit gegenüber Rauch, Umweltverschmutzung, Parfums und Haushaltschemikalien ist oft vorhanden. Allergische Reaktionen, auch gegenüber Nahrungsmittel, können Atmungsprobleme auslösen.

Symptomatik

Entzündung der Bronchien, Husten, Auswurf (anfangs schleimig-zäh, in akuten Fällen schleimig-eitrig), Brustschmerz, leichte Temperaturerhöhung. Diffuse trockene Rasselgeräusche wie Pfeifen oder bei reichlicher Sekretion feuchte, nicht klingende Atmungsgeräusche.

Physiologische Erwägung

Oft Folge schwerer Erkältungen, Grippe, Pneumonie. Unterstützung der Immunfunktionen und Schleimhäute wichtig. Erhöhte Histaminwerte sind allgemein vorhanden und können durch Vitamin C, ein natürliches Antihistamin, reduziert werden.

Diagnostische Hinweise

Großes Blutbild. Bei chronischer Erkrankung und/oder chronischem Allergiesyndrom sind weiße Blutkörperchen (Leukozyten) oft leicht niedrig. Bei akuter Reaktion sind Eosinophile leicht erhöht.

Allergietests, Zink-, Eisen-, Selen- wie auch Schwermetallstatus, Vitamin-C-Status.

Therapiehinweise

Individuelle Mineralstofftherapie. Bei Zinkmangel (häufig bei männlichen Patienten, insbesondere hyperaktiven, allergischen K indern männlichen Geschlechts) ist zusätzliche Vitamin-B_6-Zufuhr ratsam; Eisenmangel kann Ursache einer allgemeinen Immunschwäche in menstruierenden Patienten sein.

- Vitamin C (2.000 – 10.000 mg täglich)
- Vitamin A (50.000 IE täglich für 2 – 3 Wochen)
- Enzymtherapie
- Wechseldiät
- warme-heiße Bronchialtees
- heiße Brustwickel

Forschung

Vitamin C

11 Patienten mit niedrigem Vitamin-C-Status oder hohen Histaminwerten erhielten 1 g Ascorbinsäure 3x täglich, worauf sich bei allen Patienten die Histaminwerte senkten.[207]

Mit Methacholin induzierte Bronchokonstriktion wurde mit 1 g Ascorbinsäure erfolgreich blockiert. Dieser Vitamin-C-Effekt konnte mit Indozin blockiert werden, was vermuten lässt, dass Vitamin C auf den Arachidonsäure-Stoffwechsel einwirkt.[208]

In einer britischen randomisierten Studie mit älteren Patienten, die an Lungenentzündung oder Bronchitis litten, führte die Supplementierung mit Vitamin C bei allen Patienten zu einer Abnahme der Atmungsprobleme. Wichtiger ist jedoch, dass von den sechs Todesfällen während der Studie – alle aufgrund von Atemwegsinfektionen – fünf in der Placebogruppe auftraten. In der Vitamin-C-Gruppe starb nur eine Person.[209]

Bulimia Nervosa – Bulimie, Fress-Brechsucht

Bei der Bulimie scheint ein Zusammenspiel aus psychischen und biologischen Ursachen eine Rolle zu spielen. Auch wird eine erbliche Veranlagung vermutet.

Diese psychogene Essstörung tritt häufiger bei weiblichen Patienten auf und kann auch auf Nahrungsmittelabhängigkeit und dem Nahrungsmittelallergiesyndrom mit beruhen.[210] Es werden typischerweise kalorienreiche Nahrungsmittel (z. B. Schokolade) bevorzugt. Nach dem Nahrungsmittelabusus ergreift der/die Betroffene Maßnahmen wie Erbrechen, Missbrauch von Laxanzien und Diuretika oder periodisches Fasten, um das Körpergewicht zu erhalten. Übergewichtige Frauen oder Patienten mit Anorexianervosa-Disposition sind häufig betroffen. Das exzessive Verhalten kann akute Magen- und Darmerkrankungen und spezifische Organerkrankungen verursachen. Eine weitere Folgeerscheinung ist eine allgemeine Nährstoffunterversorgung.

207 Clemetson CA (1980). Histamin and ascorbic acid in human blood. J Nutr 1980; 110(4):662-68

208 Mohsenin V et al. (1983). Effect of ascorbic acid on response to methacholine challenge in asthmatic subjects. Am Rev Respir. Dis. 1983;127:143-7

209 Hunt C et al. (1994). The clinical effects of vitamin C supplementation in elderly hospitalised patients with acute respiratory infections. Int J Vitam Nutr Res 1994; 64:212-19.

210 Siehe Blaurock-Busch E (1993). Allergien: Selbst erkennen und selbst heilen, Hugendubel, Neuauflage MTM 2014).

Therapiehinweise

- Psychotherapie
- eine gezielte Nährstofftherapie mit individuellem Diätplan kann das Suchtverhalten und Nahrungsmittelabhängigkeitsverhältnis reduzieren
- wichtige Nährstoffe sind Aminosäuren- und Vitamin-B-Komplexe sowie Multivitamin-/Multimineralpräparat

Forschung

Eine 21-jährige Patientin, die seit 5 Jahren bulimisches Verhalten zeigte, erhielt 1 g **Tryptophan** täglich. Die abendliche Einnahme erfolgte über 6 Wochen. Vor der Tryptophantherapie betrug die Kalorienzufuhr der Patientin 5.000 kcal in 2 – 3 stündigen Abständen. Danach erbrach sie sich regelmäßig, teilweise gewohnheits-, teilweise zwangsmäßig. Ihr Körpergewicht war normal; Depressionen konnten nicht festgestellt werden. Nach zwei Wochen Tryptophantherapie konnte eine wesentlich reduzierte bulimische Neigung verzeichnet werden. Nach weiteren sechs Wochen Tryptophantherapie war keine bulimische Tendenz mehr vorhanden. Tryptophan verursachte, außer einer leicht sedativen Wirkung, keinerlei Nebenwirkungen.[211]

Buerger-Syndrom – Morbus Winiwarter-Buerger, Von-Winiwarter-Buerger-Krankheit, Endarteriitis obliterans, Thrombangiitis obliterans

Diese schubweise verlaufende chronisch-entzündliche Gefäßerkrankung tritt häufig bei Männern der Altersgruppe 20 – 40 Jahre auf, die meist starke Raucher sind. Sie geht typischerweise einher mit segmentaler Beteiligung kleiner und mittlerer distaler Extremitätenarterien (Unterschenkel, Fuß, Unterarm, Hand) und peripheren Durchblutungsstörungen infolge gefäßobliterierender Thrombenbildung.

Ätiologie

Hoeft und Kollegen berichten, dass die Thrombangiitis obliterans (TAO) eine Erkrankung ist, die durch eine segmentale, nicht artherosklerotische Entzündung der kleinen und mittleren Arterien und Venen charakterisiert ist. Die pathologischen vaskulären Veränderungen finden sich zumeist im Bereich der distalen Extremitäten, selten sind auch die Gefäße viszeraler Organe beteiligt. Betroffen sind vor allem junge männliche Raucher, bei denen es infolge einer Gefäßischämie zur Ausbildung von Ulzerationen und Gangrän der Zehen und Finger kommen kann. Die Diagnose wird aufgrund typischer klinischer Kriterien gestellt sowie anhand von pathologischen Veränderungen, die sich angiografisch

211 Cole W, Lapierre YD (1986). The use of tryptophan in normal-weight bulimia, Can J Psychiatr 1986; 31:755-756

und histologisch nachweisen lassen. Die exakte Ätiologie der TAO ist bis heute unklar, es besteht jedoch eine nachgewiesene Assoziation mit Tabakkonsum. In der aktuellen Literatur wird auch eine autoimmunologische Genese diskutiert, wobei das initiierende Antigen bislang nicht identifiziert werden konnte.[212]

Symptomatik

Kältegefühl, Brennen, Prickeln, taubes Schmerzgefühl, sekundäres Raynaud-Syndrom, Neigung zu peripheren Ödemen und akralen Nekrosen

Physiologische Erwägung

Rauchverbot, denn Nikotin verringert Elastizität der Blutgefäße und reduziert somit die Blutzirkulation.

Diagnostische Möglichkeiten

Schwermetall-, Zink- und Vitamin-C-Status.

Therapiehinweise

- Rauchverbot
- Vitamin C und Bioflavone
- Vitamin E
- Vitamin-B-Komplex
- erhöhte Zufuhr essenzieller Fettsäuren
- reduzierte Zufuhr tierischer Fette, außer Fischölen
- erhöhte Ballaststoffzufuhr, insbesondere Frischgemüse, Obst und Säfte

Candidosen – Candida-Erkrankungen

Candidose ist eine Sammelbezeichnung für Pilzinfektionen der Gattung Candida, wobei Candida albicans am häufigsten gemeint und anzutreffen ist. Candida albicans besiedelt häufig asymptomatisch Haut oder Schleimhäute, kann im GI-Trakt, im Mund und in der Vagina gefunden werden. Die meiste Zeit verursacht dieser Pilz keine Probleme, in einem geschwächten System kann jedoch eine unerwünschte Vermehrung auftreten und es kommt zu Pilzinfektionen. Bei bestimmten Infektionen wie Soor treten weiße Flecken auf der Oberfläche der Mundschleimhaut auf. Während der Schwangerschaft, bei Diabetes mellitus und Verschiebungen der bakteri-

212 Hoeft D et al. (2004). Thrombangiitis obliterans: Eine Übersicht. Journal der Deutschen Dermatologischen Gesellschaft 2004; 2(10):827 - 832

ellen Darmflora durch Fehlernährung oder Pharmazeutika-Abusus (z. B. bei häufigem Antibiotikagebrauch oder nach Chemotherapie) ist die Candida-Anfälligkeit erhöht.

Diagnose

- mikrobiologische Untersuchungen
- Serumantikörper-Reaktionen
- Zinkstatus aus Serum, Urin und Haar (bei Zinkmangel erhöht sich die Anfälligkeit)

Therapiehinweise

- Zucker, Süßigkeiten und Alkohol streng meiden, denn Zucker nährt Hefepilze
- Acidophillus lactobacillus und andere Probiotika zur Normalisierung der Mikroflora
- Ascorbinsäure, IE Vitamin C, zur Immununterstützung
- Beta-Carotin, 25.000 IE täglich für 3 Wochen
- Zink, 5 – 15 mg nach Abendessen mit 50 mg Vitamin B_6 (je nach Zinkstatus)

Eine kohlenhydratreiche Ernährung wurde des Öfteren mit oraler Candidose in Verbindung gebracht. Samaranayake vom Glasgow Dental Hospital beschreibt verschiedene Studien, die darauf hinweisen, dass Mangel an Zink, Folat sowie an Vitaminen A, B_1, B_2, C und K die Candida-Entstehung fördern.[213]

Die überwiegende Mehrheit der Candida-Infektionen manifestiert sich als vaginale oder orale Candidiasis, die zusammen für schätzungsweise 40 Millionen Infektionen pro Jahr verantwortlich sind. Hochgradige Candida-Kolonisation sind auch mit Darmerkrankungen verbunden, einschließlich Morbus Crohn und Colitis ulcerosa. Eine Verringerung der Pilzbelastung reduziert die Schwere der Erkrankung. Candida-Erkrankungen sind ein ständig wachsendes Problem bei immungeschwächten Patienten. Auch werden systemische Candida-Infektionen bei der überwiegenden Mehrheit der lebensbedrohlichen systemischen Infektionen in der Regel über Schleimhautoberflächen erfasst und übertragen.[214]

In einer Studie an über 700 Kindern im Alter zwischen ein und fünf Jahren wurde nach dem Zufallsprinzip untersucht, inwieweit eine **Zink- oder Plazebo-Supplementation** die Candida-Inzidenzrate sowie den Krankenhausaufenthalt in der Pädiatrischen Intensivstation beeinflusst. Die Inzidenz von Candidurie und Candidämie war in der Zinkgruppe

213 Samaranayaka LP (1986). Nutritional factors an doral candidosis. Oral Pathol 1986; 15:61-65)
214 Naglik JR et al. (2014). Candida albicans Pathogenicity and Epithelial Immunity.Plos Pathogens. August 14, 2014

signifikant niedriger als in der Placebo-Gruppe. Die Dauer des Aufenthalt in der Intensivstation war in der Zinkgruppe im Vergleich zur Placebo-Gruppe offensichtlich verringert. Zusammenfassend zeigte die Zink-Supplementierung eine vorteilhafte klinische Wirksamkeit bei der Verringerung von Candida-Infektionen nach Breitspektrum-Antibiotikatherapie bei kritischen Erkrankungen.[215]

Colitis – Kolitis, Enterokolitis

Ätiologie

Entzündung des Dünn- und Dickdarms, vermutlich verursacht durch Fehlernährung, chronische Obstipation oder Diarrhö. Nahrungsmittelallergien werden diskutiert, z. B. Laktose- oder Glutenintoleranz. Auch Intoxikationen wie Blutentleerung (C. haemorrhagica) können Krankheitsauslöser sein.

Symptomatik

Plötzlich auftretende, krampfartige heftige Leibschmerzen mit Blähungen und oft schmerzhafter Darmentleerung mit reichlich Schleim, der teilweise röhrenförmig, streifig oder oft nur als glasiger Schleim ohne Stuhlgang erscheint.

Physiologische Erwägungen

Die herkömmliche Behandlungsmethode verschreibt schlackenarme Kost, z. B. Brei und Schleimdiät. Eine derartige ballaststoffarme Ernährung verlangsamt jedoch die Eliminierung von Fäulnisbakterien.

Diagnostische Hinweise

Nahrungsmittelallergien, Candida-Stuhltest, Mikrobiologische Stuhluntersuchung, allgemeiner Mineralstoff- und Vitaminstatus, da durch die Verdauungsstörung die Resorption der Nährstoffe beeinträchtigt ist.

215 Xie L et al. (2019). Zinc supplementation reduces Candida infections in pediatric intensive care unit: A randomized placebocontrolled clinical trial. Journal of Clinical Biochemistry and Nutrition 2019; 64(2):170-173

Therapiehinweise

- Eliminierungs- und/oder Wechseldiät
- zucker- und alkoholfreie Ernährung
- Leinsamen, 1 Teelöffel 3x täglich kauen; Vitamin A und C, Flavone, Vitamin-B-Komplex, 1 – 3x täglich
- Vitamin E, 100 IE 1 – 3x täglich
- Enzymtherapie
- Nährstoffzufuhr, je nach Status
- Kamillentee
- Bewegungstherapie; Entspannungsgymnastik
- zur Schmerzlinderung: Heizkissen, Leinsamenwickel

Zink, Selen und Eisen

Die Darmmukosa von Patienten mit ulzerativer Kolitis zeigt deutliche Veränderungen. Schleimhautbiopsien wurden durchgeführt. Spurenelemente-Untersuchungen von 24 Patienten, davon 11 in Remission, zeigten allgemein deutlich niedrige Zink- und Selenwerte in der Dickdarmschleimhaut. Eisenablagerungen waren besonders hoch in entzündlichen Stellen, was auf Schädigung durch freie Radikale hindeutet.[216]

Morbus Crohn, auch Enteritis regionalis, siehe auch Kolitis

Bei dieser chronisch-entzündlichen Darmerkrankungen kann im Gegensatz zur Colitis ulcerosa die Schleimhaut des gesamten Verdauungstraktes von der Mundhöhle bis zum After entzünden. Am häufigsten befällt M. Crohn allerdings den letzten Teil des Dünndarms, das sogenannte Terminale Ileum.

Ätiologie

Die Ursache der Erkrankung ist bislang unbekannt. Genannt werden Autoimmunreaktionen und ungünstige Essgewohnheiten, Gluten- oder Kuhmilchunverträglichkeit ist häufig vorhanden. Rauchen ist ein Risikofaktor. Möglich scheint auch eine genetische Veranlagung.Wahrscheinlich scheint eine gestörte Barrierefunktion des Darmes. Zwar muss der Darm durchlässig sein, damit Nährstoffe in den Blutstrom gelangen können, andererseits soll er auch Krankheitserregern das Eindringen verwehren. Bei Darmstörungen können sich Bakterien in die Darmwand einnisten und somit Abwehrreaktionen provozieren.

216 Lewis PE et al. (1992). Altered Zinc, Selenium and Iron Concentration in Colonic Mucosa of Ulcerative Colitis. Div of Gastroenterology and INFN, Lab Legnaro, Padua University, Italy and IAEA, Wien Austria. Journ of Trace Elements of Experimental Medicine, 1992; 5:,122

M. Crohn tritt schubweise auf, d.h. es gibt Perioden mit unterschiedlich starken Beschwerden. Morbus Crohn kann in jedem Alter auftreten, häufiger tritt die Erkrankung jedoch zwischen dem 15. und dem 35. Lebensjahr in Erscheinung. Frauen und Männer sind gleichermaßen betroffen.[217]

Hauptsymptome sind krampfartige Bauchschmerzen, anhaltende Durchfälle, Erschöpfung, Abszesse.

Therapie

Medizinisch werden Antibiotika (z.B. Ciprofloxacin, Levofloxacin mit Metronidazol) eingesetzt.

Probiotika wie Laktobazillus werden immer häufiger und mit Erfolg angewandt. Ansonsten werden Kortison, Immunsuppressiva, Operationen, Psychotherapie genannt.

Forschung

Wissenschaftliche Forschungen bestätigen, wie wichtig ein gesundes Mikrobiom ist. Wissenschaftler der Universitätsklinik von Cleveland, Ohio stellten fest, dass massive Störungen der Darmflora eine Schlüsselrolle bei chronisch entzündlichen Darmerkrankungen spielen. Sie entdeckten in der Darmflora von Morbus-Crohn-Patienten besonders hohe Werte einer speziellen Candida-Variante: Candida tropicalis. Darüber zeigten die Forscher, dass diese Organismen robuste Biofilme bilden, die Darmentzündungen verschlimmern können. Die Forscher unterstreichen die Rolle des Mikrobioms für Gesundheit und Krankheit und die Bedeutung der Aufrechterhaltung der Darmflora. Der Einsatz von Antimykotika und/oder Probiotika, die darauf abzielen, ein gesundes Gleichgewicht der Darmflora herzustellen, einschließlich Pilzen und Bakterien, ist ratsam.[218]

Die Rolle der Ernährung bei der Krankheitsentwicklung wird seit Langem diskutiert. Wichtig scheint eine zuckerarme Ernährung. Silkoff und Kollegen befragten 120 Morbus-Crohn-Patienten sowie 100 gesunde Kontrollpersonen nach deren Essgewohnheiten und stellten fest, dass der Zuckerkonsum der Morbus-Crohn-Patienten deutlich höher lag.[219]

217 Sina C et.al. (2006). Das Kompetenznetz chronisch entzündliche Darmerkrankungen (KN-CED) – Vernetzte Forschung führt zur Identifikation von Krankheitsursachen und zur Verbesserung der Patientenversorgung. Med Klinik. 2006; 101-2:161-165.

218 Hager CL, Ghannoum MA (2017). The mycobiome: Role in health and disease, and as a potential probiotic target in gastrointestinal disease. Digestive and Liver Disease, 2017

219 Silkoff K et al. (1980). Consumption of refined carbohydrate by patients with Crohn's disease in Tel-Aviv-Yafo. Postgrad. Med. J. 1980; 56:842-6

Brandes und Kollegen konnten nachweisen, dass eine zuckerfreie Ernährung bei 80 % der Patienten mit M. Crohn innerhalb von 18 Monaten Beschwerden reduzierte.[220, 221]

Nährstoffmangel ist logischerweise eine Folgeerscheinung chronischer Diarrhöen. Harris und Heatley wiesen schon vor Jahrzehnten darauf hin, dass eine Vielfalt von Mangelerscheinungen in Crohn-Patienten zu verzeichnen sein wird und somit der frühzeitigen Diagnostik und Therapie bedarf.[222]

Carrhuthers beschrieb bereits 1946, dass Folat die Diarrhö-Anfälligkeit reduzieren kann. Bei 23 männlichen und 24 weiblichen Crohn-Patienten war die durchschnittliche Folatzufuhr unzureichend und lag unterhalb des täglichen Mindestbedarfs.[223] Serumfolatwerte waren niedrig in 21 % der Männer und 26 % der Frauen. Niedrige Serumfolatwerte erhöhen das Risiko von Vitamin-B_6-, -B_{12}- und -C-Mangelerscheinungen.[224]

Eine Kalziumunterversorgung ist nicht selten bei Kuhmilchunverträglichkeit. Durch Diätrestriktionen ist die Nahrungszufuhr möglicherweise kalziumarm. Zudem kann Kalziummangel durch die darmbedingte Resorptionsschwäche, Steatorrhö, Kortikosteroidtherapie und Vitamin-D-Mangel verursacht werden.[225]

Die Spasmentendenz erhöht sich bei Magnesiummangel. Fälle von Patienten mit chronisch entzündlichen Erkrankungen sind beschrieben. Niedrige Serummagnesium- sowie niedrige 24-h-Urinmagnesium-Konzentrationen wurden bei 21 von 25 Patienten mit akuter Erkrankung festgestellt. Mangel war häufiger bei intravenös-ernährten Patienten, die weniger als 5 mmol IV Mg/24 h erhielten. Muskelkrämpfe, Tetanie und Knochenschmerzen traten auf.[226, 227]

Spurenelemente wie Selen und Zink spielen eine nicht unerhebliche Rolle. Penny beschrieb dies bereits 1983. So zeigten Morbus-Crohn-Patienten im Vergleich zu Kontrollpersonen niedrige Vollblutselenwerte.[228]

---

220 Brandes JW, Lorenz-Meyer H (1981). Sugar free diet: A new perspective in the treatment of Crohn's disease? Randomized control study. J. Z. Gastroenterol.1981; 19(1):1-12

221 Mayberry JF et al. (1980). Increased sugar consumption in Crohn's disease. Digestion1980; 20:323-6

222 Harries AD. Heatley RV (1983). Nutritional disturbances in Crohn's disease. Postgrad Med. J.1983; 50:690-7

223 Carrhuthers LB (1946). Chronic diarrhea treated with folic acid. Lancet 1946,1:8496

224 Hodges P et al. (1984). Vitamin and iron intake in patients with Crohn's disease. J.Am. Diet. Assoc.1984; 84(1):52-8,

225 Rosenberg IH et al. (1985). Nutritional aspects of inflammatory bowel disease. Ann Rev Nutr. 1985;5: 463-84

226 Russell RI. (1985). Magnesium requirements in patients with chronic inflammatory disease receiving intravenous nutrition. J Am Coll Nutr. 1985; 4(5):553-58

227 Hessov I et al. (1983). Magnesium deficiency after ileal resections for Crohn's disease. Scand. J. Gastroenterol.1983;18:643-49

228 Penny WJ et al. (1983). Relationship between trace elements, sugar consumption, and taste in Crohn's disease. Gut 1983; 24(4):288-92

Schoelmerich und Kollegen konnten einen deutlichen Vitamin-A- und Zinkmangel bei 54 Patienten mit M. Crohn feststellen. Bei den Kontrollpersonen war dies nicht der Fall.[229] Zinkmangel ist eine klinische Manifestation bei chronischer Diarrhö, möglicherweise verursacht durch ein Malabsorptionssyndrom.[230] Bekannt ist, dass Zinkmangel mit Geschmacksverlust assoziiert ist. Penny berichtete bereits 1983, dass bei 65 % aller Crohn-Patienten eine deutliche Geschmacksreduzierung sowie niedrige Plasmazinkwerte festgestellt wurden.Diese und weitere Nährstoffdefizite wurden inzwischen von einer Vielzahl von Studien bestätigt.

So zeigten Untersuchungen bei Morbus-Crohn-Patienten Vitamin-C-Werte, die um 32 % niedriger lagen als die gesunder Personen.[231] Bei Patienten mit Fistelbildung lagen die Vitamin-C-Werte um 54 % niedriger als in Crohn-Patienten, die keine Fisteln aufwiesen.

Ein Vitamin-K-Mangel wurde bei allen Patienten mit ulzerativer Kolitis oder Enteropathie des Ileum festgestellt. Vitamin-E-Mangel begleitete den Vitamin-K-Mangel.

Corona-Virus (Covid-19), siehe Viren

siehe Viren, S. 293

Depression

Die WHO definiert eine Depression als eine weit verbreitete psychische Störung, die durch Traurigkeit, Interesselosigkeit und Verlust an Genussfähigkeit, Schuldgefühle und geringes Selbstwertgefühl, Schlafstörungen, Appetitlosigkeit, Müdigkeit und Konzentrationsschwächen gekennzeichnet sein kann.

Abhängig von der Schwere der Krankheit werden Depressionen in der Regel mit einer Psychotherapie, antidepressiven Medikamenten oder einer Kombination aus beidem behandelt. Die Kombinationstherapie wird häufig bei chronischen, wiederkehrenden oder schweren Depressionen eingesetzt.

229 Schoelmerich J et al. (1985). Zinc and vitamin A deficiency in patients with Crohn's disease is correlated with activity but not with localization or extent of the disease. Hepatogastroentero. 1985; 32(1):34-8

230 Kruis et al. (1985). Zinc deficiency as a problem in patients with Crohn's disease and fistula formation. Hepatogastroenterol.1985; 32(3):133-4

231 Hughes RG, Williams N (1978). Leucocyte ascorbic acid in Crohn's disease. Digestion 1978;17:272

Depressionen können jedoch auch durch allergische Einwirkungen unterschiedlicher Substanzen, z. B. chemischer Natur, ausgelöst werden. Nahrungsmittelempfindlichkeiten wie z. B. Kuhmilchunverträglichkeit werden häufig genannt. Kupferbelastungen, Zinkmangel und ein erhöhter Vitamin-B_6-Bedarf wirken erschwerend.

Therapiemöglichkeiten und Hinweise

- Vitamin-B-Komplex oder 50 mg Vitamin B_6, 1 – 3x täglich
- Zink, 15 mg täglich nach dem Abendessen (bei Kupferbelastung)
- Vitamin C, 1.000 mg 1 – 4x täglich

Nahrungsmittelunverträglichkeiten als Ursache rekurrierender Depression wurden vor allem in den Achtzigerjahren diskutiert. Wechseldiäten oder IgG-Nahrungsmitteltests wurden genutzt, um latente Nahrungsmittelreaktionen zu erkennen.

Dieses Fallbeispiel einer 58-jährigen Patientin mit rekurrierender Depression, begleitet von Lethargie, akuten Kopfschmerzen, Hauteruptionen und schmerzhaftem Harnlassen verdeutlicht, dass Nahrungsmittelunverträglichkeiten psychologische Dysfunktionen verursachen können, die häufig über lange Zeit unerkannt bleiben. In diesem Fall konnte der Entzug von Milchprodukten innerhalb von drei Tagen eine deutliche Besserung erzielen. Nach dem Verzicht auf Rindfleisch wurde eine zusätzliche Besserung aller Symptome wie auch des lethargischen Verhaltens erzielt. Diese dramatischen Besserungen blieben während der 12-monatigen Ernährungsumstellung konstant. Doppelblind- und placebokontrollierte Versuche mit Milch und Rindfleisch produzierten alte Symptome, die für 24 Stunden andauerten.[232]

Die Rolle des Kupfers bei Depressionen wird seit Jahrzehnten diskutiert. Bekannt ist, dass Kupfer eine Rolle im Hormonhaushalt spielt. Östrogen kann Kupferretention und -akkumulation verursachen. Postpartale Depressionen wurden mit Kupferbelastungen in Verbindung gebracht. Ebenso wurden Östrogene wie die Pille mit schwerem PMS sowie Dysmenorrhö assoziiert.[233]

Die chinesischen Forscher Ni und Kollegen evaluierten in einer Metaanalyse die Rolle des Kupfers bei psychiatrischen Erkrankungen. Insgesamt wurden 21 Studien mit 1487 Patienten und 943 Kontrollen untersucht. Die Analyse ergab, dass Patienten mit Depressionen höhere Kupferwerte im Blut hatten als die Kontrollpersonen ohne Depression. Diese

232 Mills N (1986). Depression and food intolerance: a single case study. Hum Nutr Appl Nutr 1986; 40A:141-145
233 Tsafir J (2017). Copper Toxicity: A Common Cause of Psychiatric Symptoms. Psychiatry

Metaanalyse legt nahe, dass erhöhte Konzentrationen von Blutkupfer mit depressiven Störungen in Verbindung stehen.[234]

Diabetes Mellitus – Zuckerkrankheit

Diabetes mellitus, umgangssprachlich auch Zuckerkrankheit genannt, ist eine chronische Stoffwechselerkrankung. Die beiden wichtigsten Formen sind der Typ-1- und der Typ-2-Diabetes.

Diabetes Typ 1

Der Typ-1-Diabetes beginnt meist schon im Kindes- oder Jugendalter und gilt als eine Autoimmunerkrankung. Antikörper zerstören die Insulin-produzierenden Betazellen in der Bauchspeicheldrüse. Als mögliche Ursache gelten Genveränderungen und andere Faktoren wie Infektionen. Diabetes mellitus Typ 1 tritt häufig zusammen mit anderen Autoimmunerkrankungen auf, wie z. B. Hashimoto-Thyreoiditis, Glutenunverträglichkeit (Zöliakie), Morbus Addison und autoimmune Magenschleimhautentzündung (Typ-A-Gastritis).

Häufige Symptome: starker Durst, vermehrter Harndrang, Gewichtsverlust, Schwindel, Übelkeit, Schwäche, im Extremfall Bewusstseinsstörungen bis hin zu Bewusstlosigkeit.

Diagnostik
Messung von Blutzucker und HbA1c, oraler Glukosetoleranztest (oGTT), Suchtest auf Auto-Antikörper

Behandlung
Insulintherapie, Ernährungsumstellung, mehr Bewegung

234 Ni M et al. (2018). Copper in depressive disorder: A systematic review and meta-analysis of observational studies. Psychiatry Res 2018 Sep;267:506-515.

Diabetes Typ 2

Der Diabetes Typ 2 ist die häufigste Form von Zuckerkrankheit. Er entsteht durch eine mangelhafte Insulinwirkung an den Körperzellen. Dadurch kann nicht genug Zucker aus dem Blut ins Gewebe gelangen – die Zuckerkonzentration im Blut ist erhöht und trotzdem kann in den Zellen ein Energiemangel entstehen. Die Erkrankung tritt meist nach dem 40. Lebensjahr auf.

Mögliche Ursachen

- Insulinresistenz (Unempfindlichkeit der Körperzellen gegenüber Insulin)Übergewicht und Bewegungsmangel
- Metabolisches Syndrom

Symptome sind ähnlich dem Typ 1, entwickeln sich schleichend. Müdigkeit, erhöhte Infektanfälligkeit, trockene Haut, Juckreiz und vermehrter Durst werden genannt. Sehstörungen oder Durchblutungsstörungen in den Beinen sind im fortgeschrittenen Stadium möglich.

Diagnostik

Messung von Blutzucker und HbA1c, oraler Glukosetoleranztest (oGTT), Untersuchungen zu Begleit- und Folgeerkrankungen (Bluthochdruck, diabetische Retinopathie, diabetischer Fuß etc.)

Physiologische Erwägung

Pankreasschwäche mit Insulinproduktionsschwäche und Störungen des Kohlehydratstoffwechsels sind vorhanden. Es kann eine Hypophysenstörung vorliegen. Eine erhöhte Produktion des Hypophysenhormons kann die Insulinproduktion verbessern. Die chronische Unterversorgung oder mangelnde Resorption von Zink-, Chrom-, Magnesium und Aminosäuren kann eine unzureichende Insulinproduktion mitverursachen. Neueste Forschungsarbeiten verdeutlichen, dass ballaststoffreiche Nahrung den Insulinbedarf reduziert. Epidemiologische Studien lassen vermuten, dass Diabetiker leichter schwermetallbelastet werden. Rauchen sollte verpönt sein.

Diagnostische Hinweise

Blutglukose, Harnuntersuchung, Gesamt-Mineralstoff-Status zur Feststellung der Chrom-, Zink- und Magnesiumwerte (Chrom ist der Glukose-tolerierende Faktor, genannt GTF)

Therapiehinweise
Aminosäuretherapie unterstützt Pankreasfunktion. Aminosäuren sind der Grundbaustoff aller Hormone, einschließlich des Insulins. Die Spurenelemente Chrom und Zink sind notwendig zur Bildung des Insulinmoleküls, wogegen Magnesium wichtig für alle Stoffwechselfunktionen ist. Vitamin C kann Diabeteskomplikationen wie Gefäßerkrankungen reduzieren und möglicherweise verhüten.

Diabetes, infantiler

Brustkinder sind wesentlich weniger diabetesanfällig als Flaschenkinder. Zwischen 1940 und 1982 wurden 266 gestillte Kinder, die später ID entwickelten, und 230 gesunde Kinder verglichen. Bei den teilweise gestillten Kindern dieser skandinavischen Studie, die später Diabetes entwickelten, war die Stillperiode wesentlich kürzer, nämlich 2,7 Monate im Vergleich zu 3,4 Monaten für die Kontrollgruppe. Die Autoren behaupten, dass Stillen genetisch prädisponierte Kinder vor Beta-Zellzerstörungen, die durch schleichende virale Infektionen verursacht sind, schützt und auch die Anfälligkeit gegenüber juveniler Diabetes reduziert.[235]

Diabetesinduzierte Neuropathien

82 Patienten erhielten für sechs Monate entweder täglich acht Placebokapseln oder acht Kapseln mit jeweils 500 mg Nachtkerzenöl, das 360 mg y-Linolensäure enthielt. Neurologische Untersuchungen wurden vor und nach jeder Zufuhr durchgeführt. Die Wärmetoleranz besserte sich deutlich bei den 12 Patienten, die das Nachtkerzenöl erhielten, und verschlechterte sich einheitlich bei der Placebogruppe. Die Nachtkerzenöl-Gruppe zeigte nur eine leichte Besserung der Kältetoleranz. Nachdem die Konversion der Linolensäure zu Gamma-Linolensäure (GLS) bei Diabetikern gestört ist, ist die Gamma-Linolensäure-Zufuhr wichtig bei Nervenmembran-Funktionsstörungen.[236]

Forschung
Davie und Kollegen berichteten im Journal *Diabetes*, dass Vitamin C die Protein- und Aminosäurensynthese fördert und Diabeteskomplikationen verhütet.[237]

---

235 Borch-Johnsen K et al. (1984). Relation between breast-feeding and incidence rates of insulin-dependent diabetes mellitus. Lancet II:1984; 1083-1086.)

236 Jamal GA et al.(1986). Gamma-Linolenic acid in diabetic neuropathy. Lancet I:1098, Mai 10, 1986

237 Davie SJ (1992). Gould BJ, Yudkin JS. Effect of vitamin C on glycosylation of proteins. Diabetes 1992; 41:167-1730

Dass der Genuss von Nahrungsmitteln und Getränken, die reich an einfachen Zuckern oder Kohlenhydraten sind, höhere Plasmaglukosewerte verursacht als Nahrungsmittel, die aus komplexen Kohlenhydraten bestehen, dürfte jedem einleuchten. Die Autoren weisen darauf hin, dass zuckerreiche Nahrung auch die Fettsucht begünstigt.[238]

Typ-I- und Typ-II-Diabetiker erhielten für 12 Wochen eine fettarme Ernährung mit Fokus auf komplexe Kohlenhydrate. Während der ersten Hälfte der Periode wurden 45 g der Kohlenhydrate von Nahrungsmitteln mit hohem glykämischem Index wie Brot und Kartoffeln durch Sukrose ersetzt. Insulinwerte blieben unverändert in Typ-II-Patienten. Typ-I-Patienten zeigten keine wesentlichen Veränderungen. Eine geringe Sukrosezufuhr kann somit von Typ-I- und Typ-II-Diabetikern toleriert werden.[239]

Es muss auch berücksichtigt werden, dass ein hoher Verzehr an Zucker und Süßigkeiten sowie ein hoher Alkoholkonsum die Chrommobilisierung aus den Speichern des Körpers verstärkt, was zu einer erhöhten urinären Chromausscheidung führt.

Chrom, seit 1959 als aktiver Teil des Glukose-Toleranz-Faktors anerkannt, kann die Insulinproduktion und -wirkung fördern. Chrom ist notwendig für die Insulinproduktion. Bei einem hohen Zucker- oder Alkoholkonsum wird Chrom vermehrt ausgeschieden, was wiederum die Insulinproduktion reduziert.

Kozlovsky und Kollegen betonten, dass ein hoher Konsum einfacher Zucker Chrommangel verursachen kann, was wiederum die Entstehung von Typ-2-Diabetes und kardiovaskulären Erkrankungen fördert. Starke körperliche Anstrengung und körperliches Trauma erhöht außerdem die urinäre Chromausscheidung.[240]

Die Zahl der Menschen mit Diabetes und Prädiabetes nimmt zu. Zink ist Bestandteil des Insulinmoleküls, und inwieweit eine Zink-Supplementierung sich bei Patienten mit Diabetes auswirkt, wurde vielfach debattiert. Jayawardena und Kollegen der medizinischen Fakultät der Universität Colombo (Sri Lanka) untersuchten die Auswirkungen der Zink-Supplementierung auf Diabetes bei 25 vorliegenden Studien. Von diesen befassten sich drei Studien mit Typ-1-Diabetes und 22 mit Typ-2-Diabetes. Es zeigte sich, dass Zink-Supplementation sich positiv auf die glykämische Kontrolle auswirkte und die Lipidparameter verbesserte.[241]

238 Oettle GJ et al. (1987). Glucose and insulin responses to manufactured and wholefood snacks. Am J Clin Nutr 1987; 45:86-91
239 Peterson DB et al. (1986). Sucrose in the diet of diabetic patients - just another carbohydrate? Diabetologia 1986; 29:216-220
240 Kozlovsky AS et al. (1986). Effects of diets high in simple sugars on urinary chromium losses. Metabolism 1986; 35:515-518)
241 Jayawardena R. et al. (2012). Effects of zinc supplementation on diabetes mellitus: a systematic review and meta-analysis. Diabetol Metab Syndr 2012 Apr 19;4(1):13.

Afridi und Kollegen wiesen nach, dass Diabetes-Patienten signifikant höhere Belastungen an Arsen, Kadmium und Blei aufweisen als deren Kontrollgruppe. Das ergaben Haar-, Blut- und Urin-Vergleichsuntersuchungen von Diabetes-Patienten und gesunden Personen. Rauchende Diabetiker zeigten höhere Belastungen als nichtrauchende.[242]

22 Patienten mit diabetischen Neuropathien erhielten entweder ein Placebo oder Kapseln mit 500 mg **Nachtkerzenöl,** die 360 mg y-Linolensäure enthielten. Nervenfunktionsuntersuchungen wurden vor und nach der Zufuhr durchgeführt. Die zwölf Patienten, die das Nachtkerzenöl erhielten, zeigten eine deutliche Besserung, wogegen die Placebogruppe Verschlechterung zeigte.[243]

Diarrhö, chronische

Merkmale der chronischen Diarrhö sind eine verminderte Stuhlkonsistenz und mindestens drei Stuhlentleerungen täglich. Bei starker Diarrhö verliert der Körper große Mengen Wasser, Salze und Verdauungssäfte über den Darm. Wird dieser Verlust nicht ausgeglichen, besteht die Gefahr einer Dehydratation.

Geht der Durchfall mit Blut- und Schleimbeimengungen einher, spricht man von Dysenterie.

Ätiologie

Verglichen mit akuter Diarrhö halten die Beschwerden bei der chronischen Diarrhö über mehrere Wochen an. Während die akute Form meist infektiöse oder toxische Ursachen hat, kommen für die chronische viele Auslöser infrage, wie z. B. Nahrungsmittelintoleranzen oder Antibiotika-Therapie. Siehe auch Morbus Crohn oder Zöliakie.

Ursächlich kommt eine Vielzahl von Erkrankungen infrage. Die wichtigsten Differenzialdiagnosen sind entzündliche oder maligne Erkrankungen des Dickdarms, entzündliche Erkrankungen des Dünndarms, Malabsorption des Dünndarms, Maldigestion bei z. B. Pankreasinsuffizienz, Motilitätsstörungen sowie Infektionskrankheiten. Eine Sonderform ist das Reizdarmsyndrom, welches im Wesentlichen eine Ausschlussdiagnose darstellt.

242 Afridi HI et al. (2008). Evaluation of status of toxic metals in biological samples of diabetes mellitus patients. Diabetes Research & Clin Practice, 2008; 80 (2):280-288

243 Jamal GA et al. (1986). Gamma-Linolenic acid in diabetic neuropathy. Lancet I:1098, Mai 10, 1986

Symptomatik

Darmentzündungen sind meist Begleiterscheinungen. Von einer chronischen Diarrhö spricht man, wenn weicher oder flüssiger Stuhl mindestens dreimal täglich abgeht und/ oder ein Stuhlgewicht von mehr als 200 g am Tag vorliegt. In der Literatur werden als Mindestdauer der Symptome meist vier Wochen angegeben.

Physiologische Erwägungen

Der ständige Flüssigkeitsverlust kann Dehydrierung und starken Mineralstoffverlust, insbesondere von Kalium induzieren.

Diagnostische Hinweise

- Elektrolytwerte (Blutbild)
- mikrobiologische Stuhluntersuchung (Stuhlgewicht, Stuhlbakterien, Parasiten, Würmer)
- Eliminierungsdiät, d. h. auf gluten- und laktosehaltige Nahrungsmittel achten

Therapiehinweise

- allgemeiner Nährstoffmangel ist meist vorhanden
- spezifische Mineralstofftherapie, insbesondere Kaliumzufuhr
- Vitamin-B-Komplex, hoch dosiert (häufig B_3-Mangel)

Forschung

Chronische Diarrhö wurde mit dem Konsum **nicht pasteurisierter Frischmilch** in Verbindung gebracht.[244]

In Entwicklungsländern sterben jährlich 500.000 Kinder an Durchfall. Derzeit empfiehlt die Weltgesundheitsorganisation (WHO) und das Kinderhilfswerk der Vereinten Nationen (UNICEF) **Zink-Supplementierung** bei akutem Durchfall. Bei Kindern mit anhaltendem Durchfall verkürzte die Zinksupplementierung die durchschnittliche Dauer von Durchfall um etwa 16 Stunden. Als Nebenwirkung kann Erbrechen auftreten, wahrscheinlich bei zu hoher Dosierung oder Gabe auf nüchternen Magen.[245]

244 Osterholm MT et al. (1986). An outbreak of a newly recognized chronic diarrhea syndrome associationed with raw milk consumption. JAMA 1986; 256:484-490)

245 Lazzerini M, Wanzira H (2016). Cochrane Infectious Diseases GroupOral zinc for treating diarrhoea in children Cochrane Database Syst Rev. 2016 Dec; 2016(12): CD005436. Published online 2016 Dec 20. doi: 10.1002/14651858. CD005436.pub5

Divertikulose – Divertikulitis

Von Divertikulose spricht man, wenn Ausstülpungen der Darmwand vorliegen. Diese sogenannten Divertikel sind weder schmerzhaft noch gefährlich, können sich allerdings entzünden, bluten und somit abdominale Schmerzen auslösen.

Divertikulose ist weit verbreitet. Die meisten Betroffenen, meist ältere Menschen, sind jedoch völlig symptomfrei. Eine Umstellung der Nahrung auf eine ballaststoffreichere Kost wird empfohlen. Treten wiederholt Komplikationen auf wie linksseitige Unterbauchschmerzen mit Fieber, Stuhlunregelmäßigkeiten und einem druckschmerzhaften Abdomen, besteht insbesondere bei älteren Menschen der Verdacht auf eine akute Divertikulitis. Die Entzündungsparameter sind oft erhöht. „Bestätigt wird die Diagnose im Ultraschall", betonte Professor Wolfgang Fischbach, ärztlicher Direktor des Klinikums Aschaffenburg bei einer Veranstaltung der Gastro-Liga in Berlin. „Bei Verdacht auf Komplikationen kommt zusätzlich eine Spiral-CT zum Einsatz. Eine Koloskopie ist primär nicht nötig und der klassische Bariumkontrasteinlauf ist völlig obsolet."[246]

Dr. Crowe und Kollegen der Cancer Epidemiology Unit, Nuffield Department of Clinical Medicine, University of Oxford, UK, untersuchten die Wirkung einer ballaststoffreichen Ernährung bei Divertikulitispatienten. Patienten, die täglich 25 g Ballaststoffe konsumierten, mussten wesentlich seltener hospitalisiert werden als Patienten, die weniger als 14 g täglich zu sich nahmen.[247]

In einer weiteren Studie verfolgten die britischen Forscher Crowe und Kollegen mehr als 690.000 Frauen ohne divertikulare Erkrankung. Es zeigte sich, dass jede weitere um 5 g erhöhte Ballaststoffzufuhr täglich mit einer 15 %igen Verringerung des Risikos einer Divertikulitis verbunden war.[248]

Der englische Chirurg Dr. med. Neil Painter verabreichte 70 Patienten mit Divertikulitis eine ballaststoffreiche Kleie-Diät. Zu Beginn der Studie klagten Patienten insgesamt über 171 verschiedene Symptome. Nach Abschluss der Studie verzeichnete der Großteil der Patienten verbesserten Stuhlgang. Divertikulitis-Symptome waren bei über 88 % der Patienten deutlich gelindert.

246 Von Graetz P (2008). Divertikulitis: Der Trend geht ganz klar in Richtung konservative Therapie. Ärzte Zeitung 20.11.2008

247 Crowe FL et al. (2011). Diet and risk of diverticular disease in Oxford cohort of European Prospective Investigation into Cancer and Nutrition (EPIC): prospective study of British vegetarians and non-vegetarians. Brit.Med.J. 2011 Jul 19;343:4131.

248 Crowe FL et al. (2014). Source of dietary fibre and diverticular disease incidence: a prospective study of UK women. Gut 2014 Sep;63(9):1450-6.

Arbeiten des britischen Epidemiologen Dr. med. Denis Burkitt verdeutlichen, dass Amerikaner nur 15 – 20 g Ballaststoffe täglich konsumieren, wogegen 20 – 40 g zur Verhütung von Verdauungsproblemen notwendig sind.[249]

Duchenne-Muskeldystrophie

Die Muskeldystrophie vom Typ Duchenne ist neben der „myotonen Dystrophie" die häufigste erbliche Muskeldystrophie. Es ist eine x-chromosomal-rezessiv vererbte Erbkrankheit, die durch das Fehlen oder den Defekt von Dystrophin, einem wichtigen Strukturprotein im Muskel, zum fortschreitenden Muskelschwund führt und schon in frühem Kindesalter zu einem ausgeprägten Muskelschwund führt, der durch Befall von Atem- und Herzmuskulatur meist rasch verläuft und tödlich endet. Betroffene sind fast ausschließlich Männer, die meistens im frühen Erwachsenenalter versterben. In Deutschland leben 1.500 – 2.000 Betroffene, jährlich muss mit etwa 100 Neuerkrankungen gerechnet werden.

Eine Heilung der Duchenne-Muskeldystrophie ist bis heute nicht möglich; therapeutische Maßnahmen sind begrenzt. Das Hauptaugenmerk richtet sich auf genetische Möglichkeiten. Forschungsarbeiten zeigen jedoch, dass die orthomolekular-therapeutische Behandlung mit Antioxidantien, B-Vitaminen, Curcumin und N-Acetylcystein eine Verbesserung der neurologischen Funktionen erzielen kann und somit die Lebensqualität unterstützt und möglicherweise sogar verlängert.[250, 251]

Duodenalgeschwür

Der Zwölffingerdarm, lateinisch Duodenum, ist der erste kurze, etwa 30 cm lange Abschnitt des Dünndarms. Er umrandet den Kopf der Bauchspeicheldrüse und ist mit der Bauchhöhle an der Rückwand verwachsen. In das Duodenum münden der Gallengang sowie der Haupt- und, wenn vorhanden, auch der zusätzliche Ausführungsgang der Bauchspeicheldrüse.

249 Walker, M (1992). Health Enhancement with High Fiber Foods, Townsend Newsletter, July 1992: 580-581.
250 O'Halloran KD et al. (2018). Antioxidant therapy for muscular dystrophy: caveat lector! J Physiol. 2018 Feb 15; 596(4): 737–738.
251 Flurkey K et al. (2010). Life extension by diet restriction and N-acetyl-l-cysteine in genetically heterogeneous mice. J Gerontol A Biol Sci Med Sci 2010; 65A: 1275–1284.

Zwölffingerdarm
Ein Zwölffingerdarm- oder Duodenalgeschwür äußert sich meist durch ähnliche Beschwerden wie z. B. ein Magengeschwür:

- bohrende Schmerzen im oberen Bauchraum, teils mit Ausstrahlung in den Rücken
- Druck- oder Völlegefühl, Sodbrennen oder saures Aufstoßen
- Übelkeit und Erbrechen (teilweise auch Blut)
- Abneigung gegenüber bestimmten Lebensmitteln

Obgleich Milchgerichte, z. B. Milchbrei, oft bei Duodenalgeschwüren eingesetzt werden, zeigt Kumars Studie, dass eine milchproduktreiche Ernährung keine Vorteile erzielt, sondern Heilungsprozesse negativ beeinflusst.[252]

Durchblutungsstörungen

Durchblutungsstörungen sind die Folge von Gefäßverengungen. Das Blut kann nicht mehr ungehindert durch die Gefäße fließen. Häufig betroffen sind Beine, Füße, Arme und Hände. Typische Merkmale sind blasse Haut an den jeweiligen Körperstellen, Kribbeln sowie Schmerzen bei Belastung. Gefäßerweiternde Maßnahmen sind gefragt.

Symptome

Durchblutungsstörungen der Extremitäten zeichnen sich aus durch kalte Gliedmaßen, Schmerzen, Taubheitsgefühle, blasse Haut und schlechte Wundheilung. Bei Gefäßverschluss: fehlender Puls im betroffenen Körperteil.

Prävention, Therapie und Forschung

Prof. Hiroki Teragawa und Kollegen des Department of Medicine and Molecular Science, Graduate School of Biomedical Sciences, Hiroshima University untersuchten die gefäßerweiternde Wirkung von intravenös verabreichtem Magnesium sowie die Wirkungsweise der verschiedenen Magnesiumsalze. Sie folgerten, dass Magnesium allgemein gefäßerweiternd wirkt, dass aber Wirkungsunterschiede bei den verschiedenen Mg-Salzen bestehen.[253]

252 Kumar N et al. (1986). Effect of milk on patients with duodenal ulcers. Br Med J 1986; 293:666
253 Teragawa H et al. (2002). Mechanisms responsible for vasodilation upon magnesium infusion in vivo: clinical evidence. Magnes Res 2002 Dec;15(3-4):241-6

Nikotin wirkt gefäßverengend. Durch die vom Nikotin angestoßene Freisetzung von Vasopressin verengen sich Blutgefäße, was in der Folge zum Ansteigen des Blutdrucks beiträgt. Weiterhin wirkt das Vasopressin antidiuretisch. Nikotin fördert außerdem die Blutgerinnungsneigung, wodurch sich die Gefahr von Thrombosen erhöht.[254]

Vitamin E, Vitamin C und Selen

Vitamin E vermag durch Hemmung der Thrombozyten-Aggregation das Risiko der Entstehung regionaler Durchblutungsstörungen infolge arteriosklerotischer Gefäßveränderungen herabsetzen und somit akuten Gefäßverschlüssen vorzubeugen. Zur Therapie von Durchblutungsstörungen sollten somit die Vitamin-E-Gaben am sinnvollsten sowohl mit einer Vitamin-C- als auch einer Selenverabreichung kombiniert werden. Die kombinierte Verabreichung der Antioxidantien Vitamin C und Selen erzeugt einen Vitamin-E-sparenden Effekt.[255]

Dyskinesia Tarda (DT)

Als Dyskinesia tarda (französisch: dyskinésie tardive) werden Bewegungsstörungen bezeichnet, die häufig im Gesichtsbereich als Zuckungen, Schmatz- und Kaubewegungen auftreten. Zu den Dyskinesien zählen spontan entstehende, nicht willkürlich beeinflussbare Bewegungen wie Tremor oder Chorea, aber auch eine pathologisch verminderte Beweglichkeit (z. B. Rigidität), d. h. es können hyper- und hypokinetische Störungen gemeint sein. Grimassieren oder unwillkürliche Bewegungsabläufe der Extremitäten (Hyperkinesen) fallen darunter und sind möglicherweise Folgeerscheinungen eines längeren Neuroleptika-Gebrauchs.

Tryptophan-Supplementation scheint die Störungen positiv zu beeinflussen. Sandyk und Kollegen berichteten 1986, dass der Entzug von Tryptophan bei DT-Patienten mit Insomnie die DT-Symptome wie auch die Insomnieproblematik innerhalb von drei Tagen verschlechterte.[256]

In der Ausgabe September 2001 des *American Journal of Psychiatry* demonstrierten Lerner und Kollegen, dass therapeutische Gaben von Vitamin B_6 deutliche Verbesserungen bei Patienten mit DT erzielten. 15 Patienten mit Schizophrenie, die die Forschungs-

254 AWMF (Arbeitsgemeinschaft der wissenschaftlichen medizinischen Fachgesellschaften) (2008). Leitlinie (2008) Tabakbedingte Störungen, Leitlinie Tabakentwöhnung, ICD-10:F 17.xx; DG-Sucht und DGPPN Hrsg.

255 Schünke G, Kuhlmann D (1992). Vitamin E, Vitamin C und Selen bei peripheren Durchblutungsstörungen. Naturheilpraxis 1992; 7: 688-691

256 Sandyk R et al. (1986). L-Tryptophan in drug-induced movement disorders with insomnia. New Engl J Med. 1986; 314:1257

kriterien für tardive Dyskinesie erfüllten, wurden nach dem Zufallsprinzip mit Vitamin B_6 oder Placebo für 4 Wochen behandelt. Die Patienten erhielten zuerst 100 mg B_6 täglich, danach wurde die Dosis in wöchentlichen Abständen erhöht, und zwar auf insgesamt 400 mg täglich in der vierten Woche. Die Forscher stellten ab der dritten Woche (bei 300 mg täglich) signifikante Verbesserungen bei verschiedenen Bewegungswerten fest. Es wurden keine nachteiligen Auswirkungen festgestellt.[257]

In einer Megaanalyse wurden insgesamt 58.042 schizophrene Patienten erfasst, die von insgesamt 80 Ärzten über wenigstens 10 Jahren mit Megadosen Vitaminen und neuroleptischen Pharmazeutika behandelt wurden. Neurologische Nachuntersuchungen ergaben, dass DT in 0,045 % der Vitamingruppe auftrat. Bei alleiniger pharmakologischer Behandlung liegt die Rate normalerweise bei 10 – 25 %.[258]

Emphysem – Lungenemphysem

Bei einem Lungenemphysem sind die Lungenbläschen teilweise überdehnt und zerstört. Die Folge ist, dass der Körper nicht mehr ausreichend mit Sauerstoff versorgt werden kann. Typische Symptome eines Lungenemphysems sind daher Kurzatmigkeit, Atemnot und verminderte Leistungsfähigkeit. Rauchen ist die Hauptursache der Lungenüberblähung.

Ätiologie

Mögliche Folge chronischer Bronchitis. Rauchen und Umweltverschmutzung erhöhen das Risiko.

Ursache kann auch Alpha-1-Antitrypsin-Mangel (AATM oder einfach Alpha-1) sein, eine genetisch bedingte Erkrankung, bei der sowohl die Lunge als auch die Leber betroffen sind. Durch einen Gendefekt fehlt der Eiweißstoff Alpha-1-Antitrypsin oder wird nicht mehr in ausreichender Menge hergestellt.[259]

In der Lunge kommt es durch den Mangel zu einer chronischen Entzündung der Bronchien. Die Wände der Lungenbläschen verlieren ihre Elastizität, in der Folge entsteht eine Überblähung der Lunge, ein sogenanntes Lungenemphysem. Die Lunge ist damit nur noch eingeschränkt zum Gasaustausch fähig.

---

257 Lerner V et al. (2001). Vitamin B(6) in the treatment of tardive dyskinesia: a double-blind, placebo-controlled, crossover study. Am J Psychiatry 2001;158(9):1511-4

258 Hawkins DR (1986). The prevention of tardive dyskinesia with high dosage vitamins: a study of 58,000 Patients. J. Orthomolecular Med. 1986; 1:24-26)

259 Stoller JK, Aboussouan LS (2012). A review of α1-antitrypsin deficiency. Am J Respir Crit Care Med. 2012; 185:246–59.

Die Behandlungsrichtlinien bei AATM entsprechen denen der chronisch obstruktiven Lungenerkrankung (COPD). Es steht jedoch auch eine spezifische Therapieoption zur Verfügung, bei der Betroffene das Eiweiß Alpha-1-Antitrypsin als Infusionslösung erhalten.[260]

Symptomatik
Überdehnung des Lungengewebes mit irreversibler Zerstörung von Alveolen und Lungensepten. Atemnot, nichtproduktiver Husten.

Therapie
Rauchstopp, Atemtraining, Inhalation von Kochsalzlösung, ausreichende Flüssigkeitszufuhr, medikamentöse Therapie, bei fortgeschrittenem Lungenemphysem evtl. Sauerstoff-Langzeittherapie, Operation. In sehr schweren Fällen Lungentransplantation. Behandlung akuter Atemwegsinfekte mit Antibiotika sowie lungenunterstützenden Maßnahmen.

Physiologische Erwägung
Fibrose und andere Anzeichen chronischer Entzündungen oder Infekte sind meist vorhanden, somit sind diese Patienten besonders umweltgefährdet. Die erhöhte Zufuhr an Antioxidantien sowie die Entgiftung von Umwelttoxinen scheint ratsam, insbesondere bei Patienten mit Rauchaussetzung oder erhöhter Umweltbelastung.

Forschung
Früherkennung (und Behandlung) ist der Schlüssel zur Verbesserung. Rauchentwöhnung wie auch eine reduzierte Schadstoffexposition sind wichtig.[261]

260 Lungeninformationsdienst (2020). ALPHA-1-ANTITRYPSIN-MANGEL (AATM). Quelle: https://www.lungeninformationsdienst.de/krankheiten/weitere-lungenerkrankungen/alpha-1-antitrypsin-mangel/index.html#:~:text=Alpha-1-Antitrypsin-Mangel%20ist%20eine%20genetisch%20bedingte%20Erkankung.%20Es%20kommt,entsteht%20eine%20%C3%9Cberbl%C3%A4hung%20der%20Lunge%2C%20ein%20sogenanntes%20Lungenemphysem. (letzte Einsicht 15.2.2021)

261 Torres-Durán, M. et al (2018). Alpha-1 antitrypsin deficiency: outstanding questions and future directions. Orphanet Journal of Rare Diseases, 2018; 13, Article number: 114

Energielosigkeit

Ätiologie

Möglicherweise Anämie, Vitamin-C- oder -E-Mangel, Nebennierenschwäche, Hypothyreose

Physiologische Erwägungen

Mangelnde Sauerstoffzufuhr und -verteilung zu Geweben ist oft vorhanden. Anämie und geschwächtes Immunsystem sind oft vorhanden. Chronische Unterversorgung an Kalzium, Kalium und Magnesium kann Energieschwäche verursachen und ist häufig bei menopausalen Frauen vorhanden. Eine Unterversorgung mit Vitamin D und Vitamin B_{12} ist vielfach vorhanden, insbesondere in älteren Personen. Schilddrüsenschwäche kann vorliegen.

Diagnose

- Blutbildwerte (liegen meist im unteren Normalbereich)
- Magnesium-, Kalzium- und Kaliumstatus
- Schilddrüsenstatus: TSH, fT4, fT3, rT3, Schilddrüsen-Antikörper

Therapiehinweise

- Vitamin C, 1.000 mg 2 – 6x täglich
- Vitamin E, 400 – 600 mg je nach Bedarf und Alter
- Eisentherapie je nach Bedarf
- Magnesium und Kalium je nach Bedarf
- Vitamin B_{12}, sublingual oder intramuskulär
- Bewegungstherapie

Epilepsie

Epilepsie gilt als Folgeerscheinungen einer Vielzahl von Hirnerkrankungen, für die eine erhöhte Neigung zu krampfartigen Anfällen typisch ist. Deshalb auch die Bezeichnung Krampfleiden.

Epileptische Anfälle können unterschiedlich ablaufen: Manche dauern nur wenige Sekunden, bleiben fast unbemerkt und äußern sich in nicht mehr als einem leichten Muskelzucken, Kribbeln oder einer kleinen Bewusstseinspause, früher Petit Mal genannt. Eine sogenannte Grand Mal verläuft deutlich, kann über 1 – 2 Minuten anhalten und mit deutlichem Bewusstseinsverlust, heftigen Krämpfen und unkontrollierbaren Zuckungen einhergehen.

Hinter dem Anfallsgeschehen steckt eine vorübergehende anfallsartige Funktionsstörung von Nervenzellen im Gehirn. Nervenzellgruppen der Hirnrinde senden plötzlich gleichzeitig und hoch synchron Signale, zwingen anderen Nervenzellen ihren Rhythmus auf, mit unterschiedlichen Folgen.

Symptomatische Epilepsien sind Epilepsien mit bestimmter Ursache, z. B.

- Missbildung im Gehirn
- eine genetische Veränderung
- eine Narbe nach einer Hirnverletzung
- Sauerstoffmangel im Gehirn (während Schwangerschaft oder Geburt)
- Durchblutungsstörungen im Gehirn (z. B. nach Schlaganfall)
- Hirnblutungen
- Hirnverletzungen durch Unfälle
- Gefäßmissbildungen
- Gehirnentzündungen (Meningitis, Enzephalitis)
- Gehirntumoren
- Stoffwechselstörungen

Idiopathische Epilepsie: Ursache unklar

Schlafmangel, Fieber oder Flimmerlicht können bei manchen Menschen schneller einen epileptischen Anfall auslösen als beim „Durchschnittsmenschen". So eine erhöhte Neigung zu Anfällen bedeutet jedoch nicht, dass tatsächlich Anfälle auftreten. Wenngleich genetische Ursachen untersucht werden, besteht kein Verdacht, dass Epilepsie vererbbar ist. Welche Faktoren im Einzelnen dazu führen, dass aus der bloßen Neigung eine behandlungsbedürftige Krankheit entsteht, ist noch unklar.

Symptomatik
Schwäche, Konvulsionen bis hin zur Ohnmacht

Physiologische Erwägungen
Die Ursache ist meist unbekannt. Hypoglykämische Patienten mit Epilepsieneigung sprechen gut auf eine spezielle Ernährungstherapie an, insbesondere wenn vorhandene Nahrungsmittel-unverträglichkeiten und Nährstoffmängel identifiziert wurden.

Achtung
Antikonvulsive Medikamente wie Dilantin und Phenobarbitol Phenobarbital produzieren Folatmangel.

Barbara Plecko und Lucia Abela des Universitäts-Kinderspital Zürich schrieben 2016 über **Vitamin-B_6-abhängige Epilepsien.** „Die Erstbeschreibung", so die Autoren, „der Vitamin-B_6-abhängigen Epilepsien erfolgte 1954 durch Prof. Andrew Hunt in Philadelphia. Fast 50 Jahre später hat sich das Gebiet durch Erkenntnisse über die genetischen Hintergründe rasant weiterentwickelt. Dem Mechanismus der Vitamin-B_6-Abhängigkeit liegen entweder Störungen in der Bildung des aktiven Vitamin B_6 (Pyridoxalphosphat, PLP) oder eine sekundäre Inaktivierung von PLP zugrunde. Hierdurch kommt es zur Störung Vitamin-B_6-abhängiger Enzymreaktionen im Neurotransmitter- und Aminosäurestoffwechsel. Durch Bestimmung von Biomarkern im Urin und Plasma ist ein selektives Screening für die Vitamin-B_6-abhängigen Epilepsien verfügbar. Bei ätiologisch unklaren Neugeborenenanfällen sowie Therapie-refraktärem Status epilepticus sollte frühzeitig ein standardisierter Vitamin-B_6-Versuch erfolgen. Dabei steht Pyridoxin-HCl als registrierte Arzneiware und aufgrund des günstigen Nebenwirkungsprofils an erster Stelle. Pyridoxalphosphat ist lediglich als Chemikalie verfügbar und sollte aufgrund jüngster Berichte über Hepatopathien nur bei Pyridoxin-Non-Respondern eingesetzt werden."[262]

Therapievorschläge
- zuckerarme Wechseldiät, kein Alkohol
- Aminosäurenkomplex bei Hypoglykämie
- 15 – 50 mg Zink abends mit B-Komplex, Magnesium, 100 – 400 mg mit MahlzeitenVitamin B_6 (bis 100 mg täglich),
- Folsäure nach Bedarf (100 – 800 µg täglich)
- B-Komplex, 1 – 3x täglich, jeweils nach Mahlzeit

262 Plecko B, Abela L (2016). Vitamin B_6-abhängige Epilepsien – ein Update. Epileptologie 2016; 33:102-109

Forschung

Keyser beschrieb 1991, dass Thiaminmangel neurologische Dysfunktionen verursacht und somit epileptische Anfälle und entsprechende elektroenzephalografische Aktivität auslösen kann. Dies zeigten Untersuchungen von 16 Patienten.[263]

Das Epilepsiezentrum Berlin-Brandenburg (ezbb) beschreibt den Fall eines 57-jährigen Patienten, bei dem Magnesiummangel einen epileptischen Vorfall auslöste. Der Patient „erlitt im wachen Zustand einen tonisch-klonisch generalisierten epileptischen Anfall ohne fokale Einleitung. Der Patient war ansonsten weitgehend gesund. Die auswärtige Diagnostik inklusive Routine-EEG und Kopf-MRT blieb ohne pathologischen Befund. In dieser Konstellation gingen wir bei einem ambulanten Vorstellungstermin zunächst von einem isolierten, nicht provozierten epileptischen Anfall aus. Wegen des geringen Rezidivrisikos empfahlen wir nicht die Einnahme eines Antiepileptikums, wir sprachen den Richtlinien gemäß ein Fahrverbot für Kraftfahrzeuge für 6 Monate aus. Wenige Tage später stellte die Hausärztin im Rahmen einer umfangreichen Laboruntersuchung einen deutlich erniedrigten Wert für Magnesium im Serum fest (0,29 mmol/l; Normwert Erwachsene: 0,7 – 1,0 mmol/l). Ein Magnesiummangel kann bei Patienten ohne Epilepsie Ursache eines epileptischen Anfalls sein, wir sprechen dann von einem akut-symptomatischen Anfall. Nach der Definition der Internationalen Liga gegen Epilepsie wird ein niedriger Magnesiumwert dann als akut ursächlich für einen epileptischen Anfall angenommen, wenn er unter 0,3 mmol/l liegt."[264]

2004 verglichen Ilhan und Kollegen die Konzentration von Mangan, Kupfer und Zink in Serum und Nägeln von 31 Epilepsiepatienten und 19 gesunden Patienten. Erhöhte Manganwerte in Nägeln lagen bei den Epileptikern vor, jedoch nicht bei den gesunden Testpersonen. Die Zink- und Kupferwerte beider Gruppen unterschieden sich nicht. Serumkupferwerte unterschieden sich deutlich, die Epileptiker zeigten deutlich höhere Werte im Vergleich zur Kontrollgruppe ($p < 0,009$).[265]

In ihrer früheren Studie schlussfolgerten die Forscher, dass niedrige Haarkonzentrationen der Elemente Zn, Mg und Cu eine Rolle bei der Diagnose epileptischer Patienten spielen könnten, denn im Stresszustand sind nicht ausreichende Speichervorräte vorhanden, um Krampfanfälle zu verhüten.[266]

263 Keyser A (1991). Epileptic manifestations and vitamin B_1 deficiency. Eur Neurol 1991; 31:121-125.

264 Epilepsie Zemtrum Berlin, Brandenburg. Anfall bei Magnesiummangel. Quelle: https://www.ezbb.de/index.php/interessante-fallbeispiele/#toggle-id-15 (letzte Einsicht 21.02.21)

265 Ilhan A et al. (2004). The comparison of nail and serum trace elements in patients with epilepsy and healthy subjects. Progress in Neuro-Psychopharmacology and Biological Psychiatry 2004. 28(1): 99-104

266 Ilhan A et al. (1999). Serum and hair trace element levels in patients with epilepsy and healthy subjects: does the antiepileptic therapy affect the element concentrations of hair? Eur J Neurol 1999; 6(6):705-709

Priv. Doz. Dr. K.H. Krause des Friedrich-Baur-Instituts der medizinischen Universitätsklinik München schreibt: „Die Konzentrationen von Vitamin B_{12}, B_1, B_2 und B_6 in den Erythrozyten von über 550 Anfallskranken wurden mit denen einer Normalpopulation verglichen. Die Epileptiker zeigten eine schlechtere Versorgung mit Vitamin B_2 bei beiden Geschlechtern und mit Vitamin B_6 bei den Männern. Die Überprüfung der Beziehungen zwischen Vitaminspiegeln und durchschnittlicher Tagesdosis und Gesamtdosis der Antiepileptika sowie Therapiedauer deckte bei allen 3 Vitaminen einen möglichen Zusammenhang mit der Medikation auf; darüber hinaus lagen die Vitaminspiegel jeweils deutlich niedriger bei Patienten unter Monotherapie mit enzym-induzierenden Antiepileptika als bei mit Valproat behandelten. Beziehungen der Spiegel der B-Vitamine zu neurografischen Parametern oder Konzentrationsvermögen fanden sich nicht. Hinweise bestanden dagegen auf mögliche Beziehungen zwischen Vitamin B_6 und immunologischem sowie Lipid-Status, außerdem zwischen Riboflavin und Gingivahyperplasie. Männer mit niedrigen Riboflavinkonzentrationen wiesen eine Tendenz zur makrozytären Anämie auf." Für Vitamin B_1 (Thiamin) konnte kein klareer Zusammenhang festgestellt werden, doch scheint „eine hochdosierte Langzeitbehandlung mit enzyminduzierenden Antiepileptika einen negativen Einfluß auf den Vitamin B-Status zu haben"[267]

Hamed und Kollegen untersuchten die Wirkung von Antiepileptika auf den Serumspiegel einiger Spurenelemente (Zink, Selen und Kupfer), der Elektrolyte (Kalzium, Magnesium, Natrium und Kalium) sowie die gesamte antioxidative Kapazität und Ceruloplasmin. Für die Studie wurden 70 epileptische Patienten und 14 Kontrollpersonen rekrutiert. In der behandelten Gruppe (insbesondere mit Valproat) war ein Anstieg der Gehalte an Zink, Kalzium, Natrium, Malondialdehyd und Glutathionperoxidase deutlich. Dagegen zeigte sich ein Rückgang an Serumkupfer sowie der gesamten Antioxidationskapazität und Ceruloplasmin. Selen, Magnesium, und Kaliumwerte waren in beiden Gruppen gleich. Bei unbehandelten Epileptikern war der Harnsäurespiegel erhöht und die gesamte Antioxidationskapazität deutlich verringert. Eine bessere Regulation der Lipidperoxidation und der Antioxidantien sowie weniger Störungen des Mineralstoffwechsels wurden bei der Monotherapie gegenüber der Polytherapie und bei der Carbamazepin- gegenüber der Valproat-Therapie beobachtet.[268]

267 Krause KH (1990). Vitamin B-Versorgung und Epilepsie: Welche Auswirkungen hat ein Mangel an Vitamin B_2, B_2 und B 6 bei langzeitbehandelten Epileptikern. Therapie Woche. 2.Apr 1990; 14

268 Hamed SA et al. (2004). Blood Levels of Trace Elements, Electrolytes, and Oxidative Stress/Antioxidant Systems in Epileptic Patients. J Pharmacological Sciences 2004; 96(4):465-473

Erkältungen

Ätiologie
Abwehrschwäche

Symptomatik
Husten, Schwäche, Kopfschmerz, Fieber

Therapeutische Erwägungen
- eine erhöhte Flüssigkeitszufuhr ist ratsam, vor allem bei Fieber
- Zink- und Eisenstatus überwachen, denn Mangel oder Überlastung dieser Elemente verursacht Immunschwäche
- Beta-Carotin, 10.000–25.000 IE täglich, Vitamin C, 1.000 mg stündlich oder Vitamin-C-Titration (siehe Vitamin C)
- B-Komplex
- Aminosäurenkomplex zur Immununterstützung
- Antihistamine, sofern notwendig

Dr. med. Nancy Hutton, Assistant Professor der pädiatrischen Abteilung der John Hopkins Universität in Baltimore, Maryland, USA, testete 96 Kinder, die unter Erkältungskrankheiten litten. Die Patienten erhielten entweder Antihistamine oder ein Placebo. Es konnten keinerlei Unterschiede in Wirkungserfolgen nachgewiesen werden. Dr. Hutton bestätigte vor US-Kongressmitgliedern, dass Antihistamine keine berechtigte Anwendung bei Erkältungen von Kindern haben, insbesondere, nachdem diese Medikamente nachweisbar Hyperaktivität, Sedierung und epileptische Anfälle bei jugendlichen Patienten auslösen können.[269]

Frakturen

Fluorid
Radius-Knochendichteuntersuchungen von 417 Frauen, deren Trinkwassser einen natürlichen Fluoridgehalt hatte, wurden mit Messungen von 410 Frauen, deren Wasser mit 1 mg/l Fluorid angereichert war, verglichen. Ein hoher Fluoridkonsum schützte nicht vor Osteoporose, auch nicht vor den Wechseljahren. Junge Frauen, deren Vitamin-D- und Kalziumzufuhr sehr niedrig und deren Fluoridzufuhr hoch war, zeigten eine deutlich

269 Med. Tribune (1992). Antihistamines unproven for colds. Med. Tribune, 23.April 1992, p4.

reduzierte Knochendichte. Die Forscher sind der Meinung, dass eine hohe Fluoridzufuhr möglicherweise sogar den Kalzium- und Vitamin-D-Bedarf erhöht.[270]

Gallenblasenerkrankungen

Ätiologie
Leberfunktionsstörungen, Gallensteine

Symptomatik
Brechreiz und Unwohlgefühl nach fettreichem Essen

Diätische Vorschläge
Lezithin, Cholin und Inositol zur Leberunterstützung. Fettarme Diät. Aminosäuren- oder Enzymtherapie zur Leberunterstützung.

Ikterus, Glebsucht

Ätiologie
Gallenblasenstörung, Gallensteine, Tumor, Hepatitis, Zirrhose

Symptomatik
Gelbliche Haut und Augen, Brechreiz, Schwäche

Therapeutische Vorschläge

- Lezithin, 1.200 mg täglich
- Cholin
- Inositol

Forschung
Neonatale Gelbsucht erhöht die Bleiresorption. Bleiaussetzungen im Kindesalter verursachen Verhaltensstörungen. 141 Kinder, die im Alter von 8 Jahren oder jünger bleibelastet wurden, wiesen einen niedrigeren Intelligenzquotienten und reduzierte visomotorische

270 Sowers MR et al. (1986). The relationship of bone mass and fracture history to fluoride and Kalzium intake: a study of three communities. Am J Clin Nutr 1986; 44:889-898

Fähigkeiten auf. Die bleiverursachten Defizite verringerten sich zwischen dem 8. und 15. Lebensjahr, insbesondere bei Mädchen und Kindern der höheren Sozialschichten.[271]

Gastrointestinale Erkrankungen

Häufiger Rohmilchkonsum wird mit gastrointestinalen Infektionen in Verbindung gebracht. Chronische Diarrhö, abdominale Krämpfe, Kopfschmerzen, Myalgien und Fieber sind häufige klinische Symptome.[272]

Magengeschwüre

Ätiologie
Ärger, Spannungszustände, Fehlernährung

Symptomatik
Akute Magenschmerzen, Brechreiz, Erbrechen

Physiologische Erwägungen
Obgleich Stress ein entscheidender Faktor ist, scheint Fehlernährung die Grundursache.

Therapiehinweise
Ernährungsumstellung auf leichtverdauliche Nahrungsmittel wie Gemüse, Fisch, Reis, Vollkorn ist schnell erfolgreich, insbesondere, wenn zucker-, fett- und fleischreiche Nahrung gemieden werden.

- Kaffee-, Schwarztee- und Alkoholverbot
- Rauchverbot

Salz
Der Salzkonsum der Bevölkerung von 16 Ländern wurde mit der Mortalitätsrate im Zusammenhang mit Magengeschwüren verglichen. Die Studie zeigte, dass die Salzzufuhr oder -ausscheidung keinen Einfluss auf die Entwicklung gastrischer Geschwüre und Metaplasien hat.[273]

271 Grandjean P(1992). Impact of neonatal jaundice and early lead exposure on neuropsychological performance at 15 years of age. Inst of Community Health. Odense University. J of Trace Elements in Experim Medicine, 1992

272 Blaser MJ et al. (1987). The influence of immunity on raw milk-associated Campylobacter infection. JAMA 2.Jan 1987; 257:43-46

273 Sonnenberg A (1986). Dietary salt and gastric ulcer. Gut 1986; 27:1138-1142

Zink
Orale Zinksupplementation schützt vor Magengeschwüren, auch bei Alkoholkonsum und Stressaussetzung.[274]

Anmerkung: Zink darf bei Ulkusverdacht nicht auf nüchternen Magen eingenommen werden, denn Zink erhöht die Magensäureproduktion.

Gefäßerkrankungen

Dies ist ein Sammelbegriff für pathologische Veränderung der Blut- oder Lymphgefäße. Der synonyme Begriff Angiopathie wird klinisch am häufigsten im Zusammenhang mit Veränderungen der arteriellen Blutgefäße verwendet. Man unterscheidet zwischen arteriellen Gefäßerkrankungen, den Arteriopathien sowie den venöse Gefäßerkrankungen (Venopathien) und den Lymphgefäßerkrankungen (Lymphangiopathien).

Weit verbreitet sind die Atherosklerose und die diabetische Angiopathie, die im Kontext eines Diabetes mellitus auftritt und verantwortlich für deren Spätfolgen ist.

Kardiovaskuläre Erkrankungen

Arterielle Durchblutungsstörungen sind die Ursache für ernste, mitunter sogar lebensbedrohende Erkrankungen wie Angina pectoris, Atherosklerose, koronare Herzkrankheit, Schlaganfall und paVK, die periphere arterielle Verschlusskrankheit.

Lymphgefäßerkrankungen

Man unterscheidet primäre und sekundäre Lymphödeme: Die primären beruhen auf einer genetisch bedingten Entwicklungsstörung des Lymphgefäßsystems. Sie betreffen vor allem Jugendliche sowie bevorzugt Frauen. Die sekundären Lymphödeme sind erworben. Wenn die Lymphflüssigkeit nicht abfließen kann, kommt es zum Lymphödem, das sich an der einseitigen oder einseitig betonten Schwellung einer Extremität erkennen lässt. Es verursacht selten Schmerzen, führt aber zu Schwere- und Spannungsgefühlen und beeinträchtigt die Beweglichkeit.

---

274 Wong SH et al. (1986). Protection by zinc sulphate against ethanol-induced ulceration: preservation of the gastric mucosal barrier. Pharmacology 1986; 33:94-102

Venöse Gefäßerkrankungen (Venopathien)

Venopathie ist der Oberbegriff für nicht entzündliche Venenerkrankungen mit trophisch bedingter Wandschädigung (Thrombosierung). Auch hier spielen Durchblutungsprobleme eine zentrale Rolle. Die Schaufensterkrankheit ist ein Stadium der peripheren arteriellen Verschlusskrankheit (PAVK). Thrombosen verursachen Durchblutungsstörungen in den Venen.

Vorbeugende Maßnahmen sind bei allen Gefäßerkrankungen wichtig.

Forschung

Na-Mg-EDTA-Chelattherapie

Die Chelattherapie kann hier positiv und nebenwirkungsarm eingesetzt werden. Dies zeigte die TACT Studie (Trial to Assess Chelation Therapy). Diese Forschungsarbeit der amerikanischen National Institutes of Health (NIH) wurden von 2002–2011 durchgeführt. Dabei wurden in dieser randomisierten, doppelblinden und placebokontrollierten Studie 1.708 Herzinfarkt-Patienten entweder mit Na-Mg-EDTA-Infusionsstherapie oder einem Placebo behandelt und über 4 Jahre beobachtet.

Bei den mit der Chelattherapie behandelten Patienten traten – statistisch signifikant – 18 % weniger kombinierte Endpunkte (Tod, Herzinfarkte, Schlaganfälle, Herzkatheter-Interventionen/Bypass-Operationen oder Krankenhaus-Aufnahmen wegen Angina pectoris) auf. Diabetespatienten zeigten die besten Erfolge. Verglichen mit der Placebogruppe konnten 43 % der kardiovaskulären Endpunkte reduziert werden; die Mortalitätsrate verringerte sich um 41 %.[275]

Anmerkung: Na-EDTA bindet Metalle und trägt somit zur Reduzierung arterieller Entzündungen bei. Das mit Magnesium angereicherte Na-EDTA hat zusätzlich eine gefäßerweiternde Wirkung.

Kaffeekonsum

Der Kaffeekonsum von 1.040 jungen Männern wurde über 19–35 Jahre verfolgt. Der koronare Risikofaktor war 2,8 Mal größer bei Männern, die mehr als 5 Tassen Kaffee täglich tranken, als der Testpersonen, die keinen tranken.[276]

---

275 Lamas GA et al. (2013). Effect of disodium EDTA chelation regimen on cardiovascular outcomes in patients with previous myocardial infarction: the TACT randomized trial. JAMA. 2013;309(12):1241-1250.

276 LaCroix AZ et al. (1986). Coffee consumption and the incidence of coronary heart disease. New Engl J Med 1986; 315:977-982

Kardiovaskuläre Schäden sind meist durch Stress verursacht und werden durch Magnesiummangel moduliert. Bei erhöhter Stressaussetzung zeigten magnesiumarme Menschen deutlich erhöhte Plasmaadrenalinwerte, myokardiale Kalziumüberladung und teilweise Nekrosen. Magnesiumsupplementation schützt vor kardiovaskulären Schäden, sogar wenn ein Magnesiummangel nicht nachweisbar ist.[277]

Vitamin C

Eine Studie, die an mehr als 11.000 Amerikanern durchgeführt wurde, demonstrierte, dass eine Vitamin-C-reiche Nahrung die Mortalitätsrate der Koronarerkrankten deutlich reduzierte.[278]

Vitamin E

Langzeittherapie von Vitamin E (über 1 – 2 oder mehrere Jahre) reduziert das kardiovaskuläres Risiko deutlich. Zwei Studien untersuchten mehr als 130.000 gesunde Patienten, die kein kardiovaskuläres Risiko aufwiesen. Die Vitamin-E-Zufuhr von 100 IE täglich reduzierte die Herzerkrankungsrate um 46 % in Frauen und um 26 % in Männern.[279]

Fettsäuren und koronare Erkrankungen

Wang und Kollegen wiesen anhand von 842 Studien zum Thema Herz und Atherosklerose nach, dass eine erhöhte Zufuhr von Omega-3-Fettsäuren durch Fischverzehr oder Supplementation die Wahrscheinlichkeit eines Herzinfarkts oder plötzlichen Tod deutlich senkt. Komplikationen wurden nicht verzeichnet.[280, 281]

Dies bestätigen auch Untersuchung der Mayo Clinic. In drei kontrollierten Studien, die 32.000 Probanden umfasste, konnte ein deutlicher Rückgang der kardiovaskulären Ereignisse um 19 – 45 % verzeichnet werden.[282]

In einer 7-Länder-Studie wurden die Ernährungsgewohnheiten von Männern im Alter von 40 – 59 Jahren untersucht. Zu Beginn der Studie zeigte keine der Testpersonen Zeichen einer lebensgefährlichen Erkrankung. In keinem der Fälle konnten mehrfach ungesättigte Fettsäuren mit eventuellen Todesursachen (Krebs, Herzkranzgefäßerkrankungen und andere Ursachen) in Zusammenhang gebracht werden. Herzkranzgefäßerkrankungen und alle anderen Krankheiten korrelierten negativ mit der diätetischen

277 Classen H-G (1986). Systemic Stress, magnesium status and cardiovascular damage. Magnesium 1986; 5:105-110)

278 Brody JE (1992). Vitamin C linked to Heart Benefit., New York Times, 8. Mai 1992

279 Stampfer MJ (1993). Harvard School of Public Health, Boston, Mass., USA, Jan 1993

280 Wang C (2004). Effects of omega-3 fatty acids on cardiovascular disease. Summary, Evidence Report/Technical Assessment No. 94. Rockville (MD): Agency for Healthcare Research and Quality; 2004: 2:1–8

281 Whelan J (2008). Dietary Stearidonic Acid is a long Chain (n-3) Polyunsaturated Fatty Acid with Potential Health Benefits. J of Nutr 2008

282 Lee et al. (2008). Omega-3 Fatty Acids fpr Cardioprotection. Mayo Clin Proc 2008;83(3):324-332

Zufuhr von einfach ungesättigten Fettsäuren und positiv mit mehrfach gesättigten Fettsäuren. Das Verhältnis der einfach ungesättigten zu den gesättigten Fettsäuren wurde für 72 % der Todesfälle verantwortlich gemacht. Die diätische Zufuhr der einfach ungesättigten Fettsäuren bestand zum Großteil aus Olivenöl, das ungefähr 80 % Oleinsäure enthält. Die Zufuhr von Olivenöl reduziert somit die Mortalitätsrate der Herzkranzgefäßerkrankten.[283]

Geschmacksverlust

Ätiologie

Meist (altersbedingter) Zinkmangel, der jedoch auch durch Infektionen oder Krankheiten begünstigt wird.

Symptomatik

Deutlicher Geschmacksverlust (Patienten übersalzen gerne)

Physiologische Erwägungen

Oft verbunden mit Geruchs- und Appetitverlust. Zinkmangelsymptome wie schlechte Wundheilung und Immunschwäche sind meist vorhanden.

Diagnostische Hinweise

Gesamt-Zinkstatus (Blut, Haare)

Therapeutische Erwägungen

5 – 15 mg Zink, plus 50 mg Pyridoxin

Forschung

Die Forscher untersuchten, ob eine zinkarme Ernährung das Geschmacks- und Sehvermögen gesunder Personen beeinträchtigt. Testpersonen bekamen zuerst über acht Tage eine Krankenhausdiät, die tierisches Eiweiß enthielt, und wurden zusätzlich mit 12 mg Zink täglich supplementiert. Danach erhielten alle für 24 Wochen eine zinkreduzierte, vorwiegend vegetarische Ernährung und wurden mit weniger Zink (3,2 – 5,6 mg Zink täglich supplementiert. Anschließend wurde bei gleicher Diät die Zinksupplementation auf 30 mg täglich erhöht).

283 Keys A et al. (1986). The diet and 15-year death rate in the Seven Countries Study. Am J Epidemiol 1986; 124:903-915

Es wurde die Zinkkonzentration in Plasma, Neutrophilen, Lymphozyten und Thrombozyten gemessen. Die Fähigkeit, im Dunkeln zu sehen, und das Geschmacksvermögen (salzig, süß, sauer und bitter) wurde ebenfalls getestet. Diese Untersuchungen wurden vor und nach der zinkreduzierten Diät durchgeführt. Testresultate zeigten, dass bereits eine leicht zinkreduzierte Diät das Geschmacks- und Sehvermögen beeinträchtigt.[284]

Milder Zinkmangel ist bei 30 % der älteren Bevölkerung vorhanden und verursacht Geschmacks- und Geruchsverlust. Prasad und Kollegen demonstrierten, dass trotz normaler Zinkplasmawerte (und hoher Plasmakupferwerte) bei den Testpersonen niedrige Granulozyten- und Lymphozytenwerte vorhanden waren. Während der eingesetzten Zinktherapie verbesserten sich immunologische und biochemische Parameter sowie der Allgemeinzustand der Testpersonen.[285]

Gingivitis – Zahnfleischentzündung

Ätiologie

Chronische oder akute Entzündung der Gingiva, die durch mechanische oder thermische Verletzungen verursacht sein können. Bakterielle Beläge, Vitaminmangel und Rauchen erhöhen das Risiko.

Symptomatik

Rotes, geschwollenes, leicht blutendes Zahnfleisch. In akuten Fällen schmerzhafte, ulzeröse Entzündungen.

Physiologische Erwägungen

Häufig bei Diabetes, Schwangerschaft. Arsen- und Quecksilberbelastungen oder Blutkrankheit (Agranulozytose, Leukämie) ausschließen.

Therapeutische Vorschläge

- Multivitaminpräparat
- Vitamin A
- Vitamin C, 1.000 mg 3 – 4 täglich oder mehr
- Zinkstatus überprüfen
- Ernährungsumstellung (mehr Frischobst und Gemüse)

284 Mahajan S(1992). Effect of Changes in Dietary Zink Intake on Taste Acuity and Dark Adaptation in Normal Human Subjects. J Trace Elements in Experim. Medicine 1992; 5:33-45.

285 Prasad AS (1992). Our Knowledge of Zinc as an Essential Trace Element. Wayne State University, School of Medicine. Michigan. Journ of Trace Elements in Experim Medicine.1992; 5:90

Hämorrhoiden

Knotenförmige Erweiterungen der Äste der A. rectalis sup. im Bereich der arteriell und venös durchbluteten Corpora cavernosa recti, die teilweise druckempfindlich sind, brennen, schmerzen und bluten.

Physiologische Erwägung
Zink zur verbesserten Wundheilung

Therapeutische Vorschläge

- erhöhte Ballaststoffzufuhr (Weizenkeim, Vollkorn, Leinsamen etc.)
- Zinkzufuhr je nach Bedarf und Alter
- Vitamin-B-KomplexVitamin C und Bioflavone
- extern: abwechselnd Zinksalbe und Vitamin-E-Öl auftragen

Hauterkrankungen

Unsere Haut gilt als das größte Organ unseres Körpers. Sie umfasst etwa zwei Quadratmeter und schützt die inneren Organe und Körperstrukturen vor äußeren Einflüssen. Über den Schweiß ist die Haut in der Lage, Giftstoffe aus dem Körper nach außen zu leiten. Deshalb wird sie auch als Entgiftungsorgan bezeichnet. Durch Schwitzen werden Krankheitserreger und Toxine über die Haut entsorgt. Hauterkrankungen sind meist Symptome eines überlasteten Systems, gekoppelt mit Zinkmangel. (Zink ist wichtig für die Heilung der Haut.)

Der Hongkonger Arzt und Metalltoxikologe Dr. med. Paul Kwun Lai Lam behandelt u. a. Hauterkrankungen wie Akne und Ekzem bei Kindern wie auch Erwachsenen. Dabei kombiniert er die Orthomolekulartherapie mit der Chelattherapie, d. h. er entgiftet den Organismus mittels synthetischer Chelatsubstanzen und unterstützt die Wundheilung mit natürlichen Nährstoffen. Die Erstdiagnose einer Langzeitexposition (häufig in Hongkong) wird anhand einer (nichtinvasiven) Haarmineralanalyse gestellt, vor allem bei Kindern. Blutuntersuchungen werden genutzt, um Akutreaktionen festzustellen. Anhand von Urinuntersuchungen kann er seine Therapieergebnisse demonstrieren. Seine Untersuchungen bestätigen, dass Quecksilberbelastungen häufige Ursache von Hauterkrankungen bei der Bevölkerung Hongkongs sind.

Acne cosmetica (Kosmetik-Akne)

Hierunter versteht man eine leichte Akne, die nach regelmäßigem oder längerem Kosmetikagebrauch auftritt. Rund 25 % der Frauen sind von einer Kosmetik-Akne betroffen. Ursache sind bestimmte Inhaltsstoffe, sowie die individuelle Hypersensitivität. Fettreiche Cremes tragen zur Verstopfung der Talgdrüsen bei und sollten gemieden werden.

Die Fett- und Hornzellproduktion der Talgdrüsen wird durch männliche Geschlechtshormone noch stärker stimuliert, somit ist Akne bei Männern und Jungen meist deutlicher ausgeprägt als bei Mädchen und Frauen. Da eine Überbesiedelung mit Bakterien wie z. B. dem Cutibacterium acnes häufig die Folge ist und Entzündung auslöst, sind hygienische Maßnahmen gefragt.

Vielfach macht sich Acne Cosmetica durch geschwollene und stark gerötete Hautstellen bemerkbar, bei denen ein Jucken und Brennen eine der Begleiterscheinungen sind. Bei einer Verschlimmerung kann es unter anderem zu einer Bildung von Pusteln, Bläschen und Pickel kommen. Oft wird nicht festgestellt, dass dabei eine Verbindung zu der Kosmetik besteht, und somit werden andere Produkte genutzt, um die betroffenen Hautstellen abzudecken, was überwiegend eine Verschlimmerung der Allergie nach sich zieht. Nicht selten treten Pickel auf. Um Hautbrennen und Schwellungen zu lindern, setzen Dermatologen meist Antihistaminika und/oder kortisonhaltige Cremes ein.

Therapie
Die von Akne betroffenen Hautregionen sollten täglich mit pH-neutralen und parfümfreien Seifen oder Waschlotionen gesäubert werden. Zu häufiges Waschen mit aggressiven Substanzen zerstört das Bakterien-Milieu der Haut (Mikrobiom) und kann zu einer Verschlimmerung der Akne führen.

Auf keinen Fall sollten fettige oder ölige Cremes oder Make-up angewendet werden. Fette und Öle verstopfen die Poren. Der Verzicht auf herkömmliche Kosmetika oder die Umstellung auf hypoallergene Produkte kann Abhilfe schaffen.

Immunfunktionsunterstützene Maßnahmen sind ratsam. Zink ist wichtig für die Wundheilung. Gerade bei männlichen Patienten ist eine Zinkunterversorgung durch Blut- oder Haaranalyse häufig nachweisbar.

Mittlerweile ist die Wirkung von Zink bei Akne gut erforscht und ausreichend belegt. In einer Studie aus 2001 wurde z. B. gezeigt, dass die orale Zufuhr von 30 mg Zink täglich über drei Monate hinweg entzündliche Pusteln um bis zu 50 % reduzieren kann. Damit stellt Zink eine gute Therapieergänzung bei Akne dar.

Cervantes und Kollegen bewerten in ihrer Literaturrezension die Wirksamkeit und Nebenwirkungen topischer wie auch systemischer Zinkbehandlungen bei Akne. Sie folgern, dass diese Therapie eine vielversprechende Alternative zu anderen Aknebehandlungen aufgrund seiner niedrigen Kosten, Wirksamkeit und Mangel an systemischen Nebenwirkungen ist.

Akne vulgaris (Akne)

Dermatologen vertreten teils die Meinung, dass diätische Faktoren kaum eine Rolle in der Akne-Entwicklung spielen. Dennoch zeigen Studien, dass Nahrungsmittel wie Schokolade, Cola-Getränke, jodhaltige Mittel, Milchprodukte, fettreiche oder stark gewürzte Speisen Auslöser von Hautproblemen sind oder Symptome deutlich verschlechtern. Fettarme, ballaststoffreiche Nahrung fördert die Verdauung und verbessert Hautprobleme. Eine zucker- und alkoholarme Diät trägt außerdem zur Besserung bei. Bei Verdacht auf Nahrungsmittelunverträglichkeiten ist die Wechsel- oder Rotationsdiät angebracht.

Ätiologie

Anders als bei der Acne Cosmetica tritt dieses Hautproblem auch ohne Kosmetikagebrauch auf. Betroffen sind häufig Jugendliche in der Pubertät bzw. im frühen Erwachsenenalter. Aufgrund einer Seborrhö entstehen an den talgdrüsenreichen Hautbezirken (Gesicht, Nacken, Brust, Rücken) verstärkte Verhornung und Verstopfung der Folikel mit Bildung von Mittessern. Ererbte Disposition, Entzündungen, auch bakterielle Infekte, hormonelle Einflüsse, erhöhte Empfindlichkeit gegenüber Kosmetika sowie eine falsche Ernährung und chronische Obstipation können zur Entstehung der Hautproblematik beitragen.

Physiologische Erwägung

Zink- und Vitamin A sind wichtige Nährstoffe für eine gesunde Haut und notwendig für die Wundheilung.

Schwermetallbelastungen können Ursache sein.

Erfahrungswerte/Therapiemöglichkeiten

Zink

Cervantes und Kollegen evaluierten topische und systemische Behandlungsmethoden, die bei Patienten unterschiedlichen Alters verwendet wurden. Dazu gehörten auch antibakterielle Lotionen und Cremes sowie Retinoide. Nebenwirkungen traten bei all diesen Behandlungen auf. Dagegen zeigte sich die Behandlung mit **Zink** als vielversprechend, auch aus Kostengründen. Nebenwirkungen wurden bei der Zinktherapie nicht verzeichnet.[286]

Yee und Kollegen der Universitäten von San Diego, Kalifornien und Boston, Massachusetts untersuchten die Serumzinkwerte von Patienten mit und ohne Akne. Die Aknepatienten zeigten im Vergleich mit der Kontrollgruppe niedrige Serumzinkwerte. Die mit **Zink** behandelten Patienten zeigten deutliche Verbesserungen. Entzündungen konnten schnell beseitigt werden, vor allem mit einer Zinkmonotherapie. Im Vergleich mit einer Kontrollgruppe zeigten 28,3 % der männlichen wie weiblichen Patienten niedrige Serumzinkwerte, 24,1 % wiesen niedrigere Haar- und 26,7 % niedrigere Nagelzinkwerte auf.[287]

Die tägliche Zufuhr von 135 mg Zinksulfat war effektiver als 300.000 IE Vitamin A oder Placebo. 85 % der zinkbehandelten Gruppe zeigte bereits nach zwölf Wochen eine wesentliche Besserung.[288]

Zinksulfat (135 mg täglich) war eben so wirksam wie Tetracycline (750 mg täglich). Die Nebenwirkungen der Zinktherapie waren geringer, auch nach Langzeitverordnung.[289]

Die Zufuhr von 3x täglich 50 mg elementarem Zink erzielte nach 6–12 Wochen eine deutliche Besserung. 75 % der Patienten waren mit den „Resultaten zufrieden".[290]

Ernährungsweise

Verschiedene Studien demonstrieren, dass die westliche Ernährung für das häufige Auftreten von Acne vulgaris verantwortlich gemacht werden kann. Akne ist wesentlich seltener in der schwarzen Bevölkerung Sambias als in der in Nordamerika. Die Ernährungs-

286 Cervantes J. et al. (2018). The role of zinc in the treatment of acne: A review of the literature. Dermatol Ther. 2018 Jan;31(1).
287 Yee BE et al. (2020). Serum zinc levels and efficacy of zinc treatment in acne vulgaris: A systematic review and meta-analysisDermatol Ther. 2020 Nov;33(6)
288 Michaelsson G et al. (1977). Effects of oral zinc and vitamin A in acne.Arch. Dermatol. 1977; 113:31-36
289 Michaelsson G et al. (1977). A double blind study of the effect of zinc and oxytetracycline in acne vulgaris. Brit. J. Dermatology 1977; 97:561
290 Michaelsson G et al. (1977). Serum zinc and retinol-binding protein in acne. Brit. J. Dermatology. 1977; 96:283

weise dieser afrikanischen Menschen unterscheidet sich auch wesentlich von der in den USA-, die fett-, fleisch- und zuckerreich ist. [291]

Bendiner berichtet, dass Eskimos, die sich nach dem Zweiten Weltkrieg „westlich" ernährten, eine Reihe ihnen bisher unbekannter Erkrankungen, inklusive Akne, entwickelten.[292]

Die schwarze Bevölkerung Kenyas, die sich traditionell ernährt, zeigt wesentlich seltener Akneprobleme als die schwarze US-Bevölkerung.[293]

B-Vitamine
Acht Patienten mit Acne vulgaris erhielten oral 510 mg Folsäure. Sechs zeigten deutliche Besserung, nur ein Patient zeigte eine leichte Besserung.[294]

Nicotinamid
Polymorphe, juckende Hauteffloreszenzen, die nach Sonnenlichtaussetzung auftreten, werden häufig mit Kortikosteroiden behandelt. In dieser Studie erhielten 42 anderweitig unbehandelte Patienten 1 g Nikotinamid 3x täglich über zwei Wochen hinweg. Obgleich die Patienten täglich Sonnenlicht ausgesetzt wurden, konnten Juckreiz und Effloreszenzen in 25 Patienten komplett abgeklärt werden. Bei vierzehn Patienten waren 2 g Nikotinamid täglich genauso effektiv. Nebenerscheinungen traten nicht auf. Die Autoren vertreten die Meinung, dass diese Hautprobleme durch einen gestörten Tryptophanstoffwechsel und die folgende Akkumulation von Kynurensäure verursacht ist. Nikotinamid blockiert die Formierung der Kynurensäure.[295]

Vitamin A, E und Selen
Vitamin E unterstützt die Verwertbarkeit von **Vitamin A.** Gleichermaßen ist die Vitamin-A-Resorption bei Tieren, die Vitamin-E-Mangel zeigen, deutlich verringert.[296]

Über 100 Patienten litten unter Hautproblemen, die mit der durchschnittlichen Tagesdosis von **100.000 IE Vitamin A und 800 IE Vitamin E** erfolgreich behandelt werden konnten. Die meisten dieser Patienten reagierten innerhalb einer Woche positiv und der erzielte Erfolg blieb selbst nach reduzierter Dosis gleichbleibend.[297]

---

291 Rosenberg EW, Kirk BS (1981). Acne diet reconsidered. Arch Dermatol.1981; 117:193-95.
292 Bendiner E (1974). Disastrous trade-off: Eskimo health for white civilization. Hosp. Pract. 1974; 9:156-89,
293 Rosenberg EW, Kirk BS (1981). Acne diet reconsidered. Arch Dermatol. 1981; 117:193-95
294 Callaghan TJ (1967). The effect of folic acid on seborrheic dermatitis/ Cutis 1967; 3:583-88
295 Neumann R et al. 1986). Treatment of polymorphous light eruption with nicotinamide: a pilot study. Br J Dermatol 1986; 115:77-80)
296 Ames SR (1969). Factors affecting absorption, transport and storage of Vitamin A. Am. J. Clin Nutr. 1969; 22:934
297 Ayres S Jr, Mihan R (1978). Acne vulgaris and lipid peroxidation: New concepts in pathogenesis and treatment. Int. J. Dermatol. 1978; 17:305

Neunundzwanzig Patienten mit schwerer Akne erhielten **200 µg Selen** (Na2SeO3) und **Vitamin E** (Tocopherol Succinat), 10 mg 2x täglich über 6 – 12 Wochen. Obgleich bei allen Patienten gute Resultate erzielt wurden, war vor allem bei Patienten mit pustulöser Akne der Erfolg sichtbar. Diese Patienten zeigten typischerweise niedrige **Glutathion-Peroxidase-Aktivität,** von deren Normalisierung der Therapieerfolg abhängig war.

Chrom

Heilerfolge, die mit chromreicher Hefe erzielt wurden, sind wahrscheinlich auf positive Insulinreaktionen zurückzuführen, die wiederum den essenziellen Fettsäurestoffwechsel günstig beeinflussen. Insulin induziert die Delta-6-Desaturase-Synthese, die für die Konversion der Linolensäure zu Prostaglandin notwendig ist.[298]

Zehn Patienten verzeichneten schnelle Besserung nach Supplementation mit chromreicher Hefe (2 TL Hefe enthielten 400 µg Chrom).

Therapiehinweise

- ballaststoffreiche, ausgewogene Nahrung
- Meiden von kommerziellen Softdrinks
- nicht mehr als ein Glas Milch täglich
- Beta-Carotin, 2x täglich, oder Karottensaft vor den Mahlzeiten
- Zufuhr von Vitamin E, 400 IE täglich vor Mahlzeiten
- Pyridoxin (Vitamin B_6) 20 mg oder B-Komplex, 1 – 2x täglich bei menstrualer oder prämenstrueller Akne
- 1 – 2 l Wasser täglich trinken

Als Dermatitis wird eine entzündliche Reaktion der Haut bezeichnet, die vornehmlich die Dermis erfasst. Dermatitis ist ein weit gefasster Überbegriff für die ekzematösen Hautveränderungen.

Ätiologie

Diese entzündlichen Hautreaktionen entstehen oft durch äußere Einwirkungen (Kontaktreaktion) wie z. B. auf Kosmetika, Kontakt mit Gräsern, Chemikalien etc. Allergische Nahrungsmittelreaktionen oder Fehlernährung können ebenfalls Ursache sein.

Symptomatik

Meist rote, nässende oder trockene, rissige Stellen, die jucken oder schmerzen.

---

298 McCarty M (1984). High chromium yeast for acne? Med. Hypotheses 1984; 14:307-10

Physiologische Erwägung

Selbst bei Kontaktreaktion und Fehlernährung sollten Nahrungsmittelunverträglichkeiten und Störungen der Nährstoffsysteme in Betracht gezogen werden. Kuhmilchempfindlichkeit ist häufig vorhanden. Ebenso kann Candida mitbeteiligt sein und erschwerend wirken.

Zink- und Vitamin-B_6-Mangel liegt häufig vor, insbesondere bei männlichen Patienten. Schwermetallbelastungen erschweren die Symptomatik und sollten ausgeschlossen werden. Vorsicht geboten ist beim Umgang mit Kosmetika und Haushaltschemikalien.

Forschung

Andersson und Kollegen halten eine glutenfreie Ernährung für die erfolgreichste Therapie einer Dermatitis herpetiformis.

Zink spielt eine zentrale Rolle bei der Hautintegrität und kann bei der Pathogenese der atopischen Dermatitis (AD) relevant sein. Zink ist wichtig für die Wundheilung. Gray und Kollegen evaluierten eine Reihe von Studien und folgerten, dass niedrige Serum-, Haar- und Erythrozytenzinkspiegel mit atopischer Dermatitis in Verbindung gebracht werden.

Diagnostische Hinweise

- Zinkstatus (Serum oder Plasma, Haare und Urin)
- Schwermetallstatus (Vollblut, Haare und Urin)
- Vitamin-A- und -C-Status

Therapiehinweise

- äußerlich: Vitamin-E-Öl und Zinksalbe
- Eliminierungsdiät (auf Milch- und/oder Glutenunverträglichkeit achten)
- zucker- und fettarme sowie alkoholfreie Ernährung

Psoriasis – Schuppenflechte

Diese chronisch-entzündliche, möglicherweise erblich veranlagte Hauterkrankung ist nicht nur eine Erkrankung der Haut. Psoriasis kann Nägel und Gelenke befallen und sogar Gefäße, Herz, Leber und Stoffwechselvorgänge in Mitleidenschaft ziehen. Schätzungen zufolge sind etwa 2,5 – 3,5 % der Nordeuropäer von Psoriasis betroffen. Die Schuppenflechte ist nicht ansteckend.

Mehr als die Hälfte aller Betroffenen erkrankt vor dem 40. Lebensjahr erstmals an Typ-1-Psoriasis. Der seltenere Spättyp (Typ-2-Psoriasis) bricht erst im fünften bis sechsten Lebensjahrzehnt aus. Im Kindesalter ist die Schuppenflechte – im Vergleich zur Neurodermitis – eher selten.

Ätiologie

Untersuchungen zur Häufigkeit der Vererbung zeigten klare Hinweise auf einen stärker über den Vater vermittelten Vererbungseffekt. Die Wahrscheinlichkeit der Vererbung liegt bei einem Kind mit nur einem betroffenen Elternteil bei etwa 10 %. Leiden beide Eltern an Schuppenflechte, steigt dieses Risiko auf etwa 30 %. Laut Untersuchungen gibt es außerdem nicht nur krankheitsfördernde, sondern auch vor der Erkrankung schützende Gene. Hellhäutige sind häufiger betroffen als Schwarze, Inuit oder amerikanische Ureinwohner.

Die Manifestation der Psoriasis wird u. a. durch Infekte und Traumen gefördert. Alkalose und Störungen des Fettstoffwechsels sind meist vorhanden.

Symptomatik

Die Symptome der gewöhnlichen Schuppenflechte (Psoriasis vulgaris) sind vor allem Folge eines gutartigen, rasanten, unkontrollierten Wachstums der Oberhaut. Dabei „wandern" die Zellen der obersten Hautschicht (Epidermis) siebenmal schneller an die Hautoberfläche als bei gesunden Menschen. Normalerweise erneuert sich die Oberhaut innerhalb von 28 Tagen. Bei Psoriatikern dauert das nur drei bis vier Tage.

Glänzende, silbrig-weiße Schuppen bilden sich auf scharf begrenzten, stark durchbluteten und entzündlich geröteten Hautarealen. Beim Kratzen treten Schuppen deutlicher hervor und unter Schuppen liegt ein dünnes sogenanntes Psoriasishäutchen, nach dessen Entfernung eine punktförmige Blutung auftritt.

Betroffen sind vor allem Arme (etwa am Ellbogen) und Beine, die Kopfhaut, aber auch Gesäß, Brust und Rücken. Problematisch wegen der Sichtbarkeit sind Gesicht, Haaransatz und die Hände. Die betroffenen Stellen jucken häufig.

Forscher des Klinikums der Universität München sind auf der Suche nach den Ursachen von Psoriasis einen wichtigen Schritt weitergekommen. Experimenten zufolge ist die Erkrankung die Folge einer Autoimmunreaktion gegen die pigmentbildenden Zellen der Haut, so Professor Jörg Prinz von der Klinik und Poliklinik für Dermatologie und Allergologie des LMU-Klinikums.

Physiologische Erwägungen
Die Krankheit verläuft in aller Regel chronisch oder in wiederkehrenden Schüben, wobei kürzere oder längere akute Phasen mit Perioden ohne oder mit wenigen Symptomen wechseln können. Schweregrad und Ausdehnung sind individuell und sehr unterschiedlich. Eine endgültige Heilung ist bisher nicht möglich, wohl aber eine wirksame Therapie.

Kaliumzufuhr kann Symptome verschlechtern, was auf Alkalose und Störungen des Elektrolythaushaltes deutet. Meist sind Kohlehydrat-, Fettstoffwechsel und Aminosäurenabbau gestört. Eine gestörte Fettsynthese verursacht erhöhte Cholesterinwerte.

Chemische und physikalische Reize können Auslöser sein. Hefepilzerkrankungen sind oft zusätzlich vorhanden.

Diagnostische Hinweise
Um andere Krankheiten mit ähnlichen Symptomen auszuschließen (unter anderem Ekzeme, Pilzinfektionen, Syphilis), müssen Blutuntersuchungen, Abstriche und gegebenenfalls Gewebeproben vorgenommen werden. Sind Gelenke betroffen, können Bildgebungsverfahren (MRT, Nuklearszintigramm und/oder Röntgenaufnahmen) die entsprechenden Veränderungen nachweisen.

Zur weiterführenden Diagnostik zählen Serumlipide, Elektrolytwerte, LTT-Test

Hohe Zinkwerte im Harn reflektieren Zinkverwertungsschwäche und erhöhten Zink- und Vitamin-B_6-Bedarf. Bei Hauterkrankungen ist der Zinkbedarf meist deutlich erhöht.

Therapiehinweise
- Lezithin zur Normalisierung der Cholesterinwerte, 4.000 mg täglich
- Omega-3-Fettsäuren
- Vitamin D
- Beta-Carotin, 10.000 IE täglichVitamin B_6, 50 – 100 mg täglich
- Zink, 15 – 50 mg täglich
- erhöhte Jodzufuhr
- äußerlich: Mineralsalzbäder oder Bäder mit Natriumbikarbonat, Vitamin-E-Creme oder -Lotion

Die meisten äußerlich wirkenden Medikamente werden in Form von Cremes, Salben und Lotionen aufgetragen. Um die Schuppen abzulösen, kommen Bäder und Salbenverbände zum Einsatz.

Der zeitliche Aufwand einer äußerlichen Behandlung beträgt täglich je nach Ausdehnung der Hautveränderungen zwischen 10 und 45 Minuten.

Von Vitamin D abgeleitete Wirkstoffe wie Calcipotriol, Tacalcitol und Calcitriol wirken ebenfalls entzündungshemmend und sind eine Standardtherapie, die allein einsetzbar und gut mit selektiver Phototherapie kombinierbar ist.

Häufig werden Vitamin-D-Präparate mit Kortisonsalben kombiniert. Dies ist zum Beginn der Behandlung hilfreich, aber bei einer Langzeitanwendung von Kortison ist Vorsicht geboten: Es führt dazu, dass die Haut an den behandelten Stellen dünner und infektionsanfälliger wird.

Psoriasis arthropathica – Psoriasis-Arthritis

Eine Psoriasis-Arthritis ist eine chronische Gelenkentzündung, die im Kontext einer Psoriasis (Schuppenflechte) auftritt. Häufig sind von einer Psoriasis-Arthritis die Finger- oder Zehengelenke betroffen. Diese verursachen Schmerzen und zeigen sich entzündlich verdickt. Etwa jeder fünfte an Psoriasis Erkrankte leidet an einer Psoriasis-Arthritis. Wenn eine Psoriasis mit Symptomen an den Nägeln (Nagelpsoriasis) einhergeht, verdoppelt sich das Risiko, an einer Psoriasis-Arthritis zu erkranken.

Die Psoriasis-Arthritis zeigt eine erhöhte Prävalenz für das Risiko eines Diabetes mellitus und der Hypertonie. Im Durchschnitt zeigen Patienten mit Psoriasis-Arthritis einen höheren Body-Mass-Index (BMI) gegenüber Patienten mit Psoriasis oder einer rheumatischen Arthritis oder gegenüber der Gesamtbevölkerung.

OM-Therapie wie oben

Medizinisch kommen in leichteren Fällen bei einer Psoriasis-Arthritis kortisonfreie entzündungshemmende und schmerzlindernde Medikamente zum Einsatz (nicht- steroidale Antirheumatika, kurz NSAR). Unterstützend werden Physiotherapie oder orthopädische Hilfsmittel verordnet. Bei akuten Entzündungen werden Kortisontabletten und/oder -salben verordnet oder Kortison wird direkt in das betroffene Gelenk gespritzt. Eine dauerhafte Kortisonanwendung wird nur in Ausnahmefällen eingesetzt.

Forschung

Kageyama und Kollegen untersuchten in einer retrospektiven Studie die Prävalenz der Überempfindlichkeit gegen Metalle, die häufig für Dentallegierungen verwendet werden. Insgesamt 53 japanische Patienten mit Psoriasis vulgaris (PV) wurden getestet, davon 20 Männer und 33 Frauen im Alter von 22 – 83 Jahren. Eine Kontrollgruppe mit ähnlichen Voraussetzungen wurde ebenfalls getestet. Bei allen Probanden waren Implantate oder Prothesen vorhanden, die vornehmlich Zink, Gold, Nickel und Palladium enthielten. Für den Nachweis der Hypersensitivität wurde der LTT (Lymphozyten-Transformationstest) genutzt. Die Mehrzahl (68,2 %) der gesunden Kontrollpersonen testeten negativ. Der Rest (31,8 %) reagierte überempfindlich auf eines der Metalle. Bei der PV-Gruppe reagierte die Hälfte (52,8 %) überempfindlich auf wenigstens eines der Metalle und 30,2 % reagierten auf mehr als ein Metall.[299]

Herpes – siehe auch Viren und virale Infekte

Herpesviren begleiten einen Befallenen, das sogenannte Wirtssystem, ein Leben lang. Ist dieses System gesund und stark, bleibt es symptomfrei. Sobald dieses Wirtssystem durch psychischen, chemischen oder anderweitigen Stress geschwächt wird, werden Herpesviren aktiv. Typische Symptome treten auf.

Diese Ausbrüche oder Reaktionen latent infizierter Neuronen treten häufig nach fiebrigen Infekten (Herpes febrilis), Trauma (Herpes traumatica) oder während der Menstruation (Herpes menstrualis) auf. Immunsuppression sowie hormonelle und psychische Faktoren sind weitere Risikofaktoren. In jedem Fall erhöht die jeweilige Stresssituation die Nährstoffanforderung des Körpers. Eine ungenügende Nährstoffversorgung resultiert in einer reduzierten Abwehrfähigkeit, was wiederum Virusausbrüche begünstigt.

Die Orthomolekulartherapie stärkt unser Wirtssystem und unterstützt die Abwehrmechanismen unseres Organismus. Somit sprechen Herpes-Virenerkrankungen gut und meist erstaunlich schnell auf eine gezielte Orthomolekulartherapie an. Wie bei allen Infekten ist auch hier der individuelle Nährstoffbedarf des Patienten deutlich erhöht und übersteigt die von der Deutschen Gesellschaft für Ernährung gesetzten Maßstäbe um ein Vielfaches. Bei ausreichender Versorgung werden Herpesausbrüche wie auch deren Infektionsdauer reduziert. Sobald die individuellen Nährstoffbedürfnisse des herpesanfälligen Patienten gedeckt sind, werden verantwortliche Viren inaktiviert und somit in Schach gehalten. Der herpesinfizierte Patient wird symptomfrei und bleibt dies, solange er gestärkt und widerstandsfähig ist. Siehe auch Corona-Virus.

299 Kageyama Y et al. (2020). Dental metal hypersensitivity in patients with psoriasis vulgaris: A case-control study using an in vitro quantitative sensitivity test. Health Science Report. 28 December 2020

Epstein Barr – EBV, auch Pfeiffersches Drüsenfieber, infektiöse Mononukleose

EBV ist eines der am weitesten verbreiteten Viren der Welt. Schätzungen zufolge haben 95–98 % aller Menschen im Alter von 50 Jahren bereits eine Infektion mit EBV durchlebt. Das Virus ist der Auslöser des Pfeifferschen Drüsenfiebers, auch bekannt als infektiöse Mononukleose. Erfolgt die Infektion mit EBV in der frühen Kindheit, so verläuft sie meist ohne oder mit nur milden Symptomen. Tritt die Erstinfektion mit EBV hingegen erst im Jugend- oder Erwachsenenalter ein, so sind die Symptome meist deutlich stärker ausgeprägt: Müdigkeit, Fieber, Kopf- und Gliederschmerzen, Halsschmerzen, geschwollene Lymphknoten und eine Vergrößerung der Milz können auftreten. EBV wird sehr leicht über den Speichel übertragen, aber auch bei Kontakt mit Blut oder bei sexuellem Kontakt, Bluttransfusionen oder Transplantationen. Menschen mit einem eingeschränkten Immunsystem können an einer EBV-Infektion schwer erkranken. So kann es zum Beispiel zu einer Entzündung des zentralen Nervensystems, der Lunge, der Bauchspeicheldrüse oder des Herzens kommen. EBV kann ebenfalls eine Mitursache verschiedener Krebsarten wie das Nasopharynxkarzinom oder von Lymph-Tumoren wie das Burkitt- oder das Hodgkin-Lymphom sein.

Fallbeispiel
Ein 45-jähriger, sportlicher Mann klagte über starke chronische und wandernde Muskel- und Gelenkschmerzen. Da der Patient in jungen Jahren unter Asthma litt, wurde Rheuma vermutet, wenngleich der RA-Faktor negativ war. Leichte Kortisondosen brachten Linderung. Weitere Untersuchungen zeigten einen hohen EBV-Wert. Die Symptomatik des Patienten stimmte mit der EBV-Diagnose weitgehend überein. Kortison wurde ausgeschlichen. Gleichzeitig wurden Vitamin-C-Infusionen eingesetzt, die eine sofortige Linderung erzeugten, insbesondere als die Dosis auf 15 g erhöht wurde. Zusätzlich wurde Glutathion, Lysin, B-Vitamine, Omega-3-Fettsäuren und Vitamin E verabreicht. Das Befinden des Patienten verbesserte sich zusehends.

Herpes simplex, Herpes genitalis

Das Herpes-simplex-Virus, kurz HSV, ist ein DNA-Virus aus der Familie der Herpesviren. Das Virus verursacht beim Menschen eine Infektion, die als Herpes simplex bezeichnet wird und meist mit bläschenartigen Haut- und Schleimhautausschlägen einhergeht. Laut Schätzungen der Weltgesundheitsorganisation WHO sind zwei Drittel der Weltbevölkerung mit HSV-1 infiziert.

Man unterscheidet zwei eng verwandte Arten des Herpes-simplex-Virus:

- Herpes-simplex-Virus 1 (HSV-1) und
- Herpes-simplex-Virus 2 (HSV-2)

HSV-1 und HSV-2 Infektionen sind klinisch nicht zu unterscheiden, bei beiden Arten ist die Bläschenbildung deutlich, jedoch kommt es bei genitalen HSV-2 Infektionen zu einer deutlich höheren Rezidivrate. Die Bläschenbildung ist meist schmerzhafter.

Ätiologie

Die Primärinfektion mit HSV-1 erfolgt v. a. über den Mundbereich, bei HSV-2 eher über die Genitalorgane. Daher wird HSV-1 häufig auch als oraler Typ, HSV-2 als genitaler Typ bezeichnet. Diese Zuordnung ist jedoch irreführend. Der Anteil an genitalen Infektionen durch HSV-1 im Rahmen orogenitaler Kontakte hat deutlich zugenommen.

Die Inkubationszeit der Primärinfektion beträgt zwischen zwei und sieben Tagen. Die Übertragung oder Erstinfektion erfolgt häufig schon im Kleinstkindalter nach Abklingen des mütterlichen Antikörperschutzes durch Schmier- und Tröpfcheninfektion aus Herpesläsionen, oft von gesunden Dauerauscheidern. Nur 1 % aller Infekte verlaufen, inbesondere bei Kindern, klinisch deutlich, meist unter dem Bild der Stomatitis herpetica, seltener als Vulvovaginits herpetica, Keratokonjunktivitis oder als primärer Herpes simplex. Bei Neugeborenen sind Herpes sepsis und Meningoenzephalitis gefürchtet.

Eine Arginin-reiche Ernährung fördert die HSV-Entwicklung, wohingegen die Aminosäure Lysin in der Lage ist, HSV zu unterdrücken, d. h. zu inaktivieren.[300]

Eine ausreichende Zufuhr an Nährstoffen wie Kalzium, Magnesium, Zink, den B-Vitaminen, Lysin und den Antioxidantien Vitamin C, E, A und Selen stärkt die Herpes-Abwehr.

Symptomatik

Juckreiz und Spannungsgefühl, dann später gruppierte und nässende Blasenbildung auf gerötetem Grund, die zu Krusten eintrocknen und nach 8 – 10 Tagen narbenlos abheilen. Häufig sind Lymphknoten angeschwollen und schmerzhaft. Der Herpesbefall tritt meist am gleichen Ort auf, meist den Lippen (Herpes labialis) oder der Vulva bzw. dem Penis (Herpes genitalis), kann jedoch auch weitere Gesichtsstellen an Wangen, Ohrläppchen, Augenlidern oder der Hornhaut befallen.

300 Wright EF (1994). Clinical effectiveness of lysine in treating recurrent aphthous ulcers and herpes labialis. Gen Dent. 1994; 42:40-42

Physiologische Erwägungen

Aufgrund der Immunschwäche ist Candidose, Stomatitis und Tonsillitis häufig mit vorhanden.

Pathologie

Der Herpes-Simplex-Virus penetriert als Nukleokapsid in Nervenendigungen und gelangt in die zugehörigen Ganglien. Nach 1 – 2 Tagen beginnt die aktive, produktive Infektion, die am 4. Tag ihren Höhepunkt erreicht und ab dem 6. Tag, wahrscheinlich durch die zelluläre Abwehr, auf ein Minimum begrenzt wird. Symptome treten somit erst nach dem 6. Tag auf. Die Virusausscheidung hält bis zum 10. Tag an, was eine erhöhte Ansteckungsgefahr während dieser Zeit bedeutet.

Diagnostische Möglichkeiten

Klinischer Virennachweis durch Elektronenmikroskop, Immunfluoreszenz, ELISA-Test. Gesamt-Mineralstoff-Status (Blut, Urin, Haar) zur Überwachung von Zink, Selen, Kalzium, Magnesium. Schwermetallbelastungen wirken immunbelastend, in solchen Fällen sind entgiftende Maßnahmen vorteilhaft. Zur weiteren Einschätzung:

- Vitamin-C-Belastungstest
- Candida-Screening

Therapiehinweise bei Virenausbruch

- Vitamin C, 1.000 mg 2 – 6x täglich plus Bioflavone
- Vitamin E, 100 – 600 IE täglich
- Lysin, 500 mg 3 – 4x täglich
- auf Zinkstoffwechsel achten
- Vitamin-B-Komplex, 2 – 3x täglich mit Mahlzeiten (z. B. Hevert forte, Ratiopharm)

Argininreiche Nahrungsmittel wie Schokolade, Erdnüsse, Nüsse, Samen, Kerne und Vollkorn scheinen die Herpes-Virusentwicklung zu fördern, wenn Lysin nicht ausreichend supplementiert wird.

Forschung

Lysin

Mailoo und Kollegen überprüften die Wirksamkeit von Lysin anhand vorhandener Studien. Die L-Lysin-Supplementierung scheint in Dosen von weniger als 1 g und ohne eine argininreduzierte Diät unwirksam für die Prophylaxe oder Behandlung von Herpes-simplex-Läsionen zu sein. Die Verabreichung von mehr als 3 g Lysin täglich schien den Krankheitsverlauf zu verbessern.

Die Forscher weisen darauf hin, dass längerfristige Studien mit täglichen Lysingaben von mehr als 1,2 g täglich bei der Herpes-Simplex-Prophylaxe erforderlich sind. Einundvierzig Patienten wurden täglich mit 1.248 mg Lysin-Hydrochlorid supplementiert. Herpesausbrüche traten wesentlich seltener auf; Symptome waren deutlich reduziert. Dosen von 624 mg täglich waren nicht effektiv.[301]

Patienten mit Herz-Kreislauf- oder Gallenblasenerkrankungen sollten vor den theoretischen Risiken einer Lysin-Supplementierung gewarnt werden. Da Lysin den Argininspiegel senkt, kann eine Verschlechterung der Herzleistung die Folge einer langzeitlich zu hohen Lysinsupplementation sein.

Vitamin C, Bioflavone und Zink

Klenner berichtete bereits 1949 von 8 Patienten, die Vitamin-C-Injektionen erhielten. Von diesen verzeichneten 7 innerhalb 2 Stunden nach der ersten Injektion eine deutliche Schmerzreduzierung. Blasen trockneten innerhalb eines Tages ab. Eine totale Heilung der Haut wurde innerhalb 3 Tagen verzeichnet.

Terezhalm und Kollegen berichteten 1978 über eine Studie, bei der Patienten 200 mg 3x täglich mit Mahlzeiten erhielten, nachdem Symptome verzeichnet wurden. Dies reduzierte Herpesausbrüche. Weiterhin verglich eine Doppelblindstudie die Effektivität einer Vitamin-C-Bioflavon-Supplementation mit der Placebozufuhr. Bei 14 von 38 Herpes-labiales-Patienten konnte die Vitaminzufuhr die Krankheitsdauer von 9 auf 4,5 Tage reduzieren.[302]

Fitzherbert berichtet von Patienten mit Herpes genitalis, die nach dem Herpesausbruch 2x täglich 100 mg Zinksulfat und 250 mg Vitamin C erhielten, und zwar für die Dauer von 6 Wochen. Es wurde entweder eine totale Suppression der Herpesausbrüche auf unbegrenzte Zeit oder eine deutliche reduzierte Herpesentwicklung verzeichnet.[303]

301 McCune et al. (1984). Treatment of recurrent herpes simplex infections with L-lysine monohydrochloride. Cutis 1984; 34:366

302 Terezhalmz GT et al. (1978). The use of water-soluble bioflavanoid-ascorbic acid complex in the treatment of recurrent herpes labialis. Oral Surgery, Oral Medicine, Oral Pathology 1978; 45:56-62

303 Fitzherbert J (1979). Genital herpes and zinc. Letter to the Editor. Med J Aug 1979; 1:399

Lactobazillus Acidophilus

Bei 38 von 40 Patienten konnte innerhalb 48 Stunden nach der Gabe dieser Darmbakterien eine Besserung der Symptomatik verzeichnet werden.[304] Von ähnlichen Resultaten berichten Gertenrich und andere.[305]

Honig und Propolis

Zur Behandlung von Herpes labialis sowie von genitalem Herpes wird im Allgemeinen eine Aciclovircreme eingesetzt. In der Studie wurden 16 Patienten mit rezidivierenden Herpesattacken (acht labial, acht genital) im Wechsel mit Honig oder einer Aciclovircreme behandelt. Überraschenderweise waren Dauer der Herpesepisode, Schmerzempfinden, Verkrustung und Heilungszeit unter der Behandlung mit Honig sowohl beim Herpes labialis wie beim Herpes genitalis deutlich günstiger zu beeinflussen. In drei Fällen kam es zu einer kompletten Remission der rezidivierenden Herpesgeschwüre. Unter Aciclovir traten keine Rezidive auf. Drei Patienten entwickelten unter Aciclovir einen umschriebenen Juckreiz, während die Gabe von Honig keine unerwünschten Wirkungen zeigte. Die Autoren kommen zu dem Schluss, dass die lokale Applikation von Honig bei Herpes labialis und genitalis bezüglich Management von Symptomen und Läsionen sicher und effektiv ist.[306]

Die Anti-Herpes-Wirksamkeit von Honig und Propolis wird diskutiert. Propolis ist ein antibiotisch wirksamer Stoff, der von Bienen hergestellt wird, um den Bienenstock und das Bienenvolk vor Infektionen zu schützen.[307]

Eine aktuelle Studie einer tschechischen Forschergruppe vergleicht die Wirksamkeit eines Lippenbalsams mit 0,5 % Propolisextrakt mit der von 5 %iger Aciclovir-Creme bei der Behandlung von Lippenherpes. 379 Patienten, die seit maximal 30 Stunden krankheitstypische Hautrötungen und/oder Hautknötchen zeigten und zuvor schon mindestens viermal an Lippenherpes erkrankt waren, wurden nach dem Zufallsprinzip einer der beiden Behandlungsformen zugeordnet. Die jeweilige Creme wurde den Patienten in äußerlich gleich aussehenden Tuben ausgehändigt und unterschieden sich nur geringfügig in Farbe und Geruch. Die Forscher gingen aber davon aus, dass die Patienten daraus keine Erkenntnis über den enthaltenen Wirkstoff gewinnen konnten. Fünfmal täglich im Abstand von drei-fünf Stunden sollte die jeweilige Creme auf beide Lippen aufgetragen

304 Rapopart L, Levine WI (1995). Treatment of oral ulceration with lactobacillus tablets. Report of forty cases. Oral Surg. 1965; 20(5):591-93

305 Gertenrich RL, Hart RW (1970). Treatment of oral ulceration with Bacid (Lactobacillus acidophilus). Oral Surg. 1970; 30(2):196-200

306 Al-Waili NS (2014). Topical honey application vs. acyclovir for the treatment of recurrent herpes simplex lesions. Med Sci Monit. 2004;10(8): MT94-98

307 Schnitzler P et al. (2010). Antiviral Activity and Mode of Action of Propolis Extracts and Selected Compounds. Phytother Res. 2010; 24 Suppl 1:20-8.

werden. Die gesamte Behandlungszeit wurde für die Studie anhand des typischen Verlaufs eines unbehandelten Lippenherpes auf bis zu 10 Tage festgesetzt. Eine ärztliche Untersuchung und Dokumentation des Krankheitsbildes wurden an den Tagen 0, 2, 3, 4, 5 und, falls eine weitere Behandlung erforderlich war, zusätzlich an den Tagen 8 und 10 durchgeführt. Als primärer Zielparameter wurde die durchschnittliche Zeit-zur vollständigen Verkrustung und Abheilung (Epithelisierung) verglichen. Darüber hinaus wurden die typischen Symptome wie Schmerzen, Jucken, Brennen, Spannungsgefühl und Schwellung erhoben und der Prozentsatz der Patienten dokumentiert, deren Krankheit von der vesikulären (Bläschen) in die erosive (offene Wunde) bzw. in die Epithelisierungsphase gewechselt hatte.

Die Creme mit Propolisextrakt bewirkte eine deutlich schnellere Abheilung der Lippen als Aciclovir. So hatten am vierten Tag nur noch 45 % und am fünften Tag lediglich 10,1 % der Patienten Hautrötungen, Knötchen, Blasen oder Wunden, während es in der Aciclovir-Gruppe an den jeweiligen Untersuchungstagen noch 74,7 % bzw. 42,5 % der Studienteilnehmer waren.[308]

Laboranalysen zeigen, dass es Unterschiede in der pharmakologisch-chemischen Zusammensetzung von Propolis-Cremes gibt und dass somit mit unterschiedlichen Wirkungen zu rechnen ist.[309] [310]

Windpocken – Varizellen

Die Windpocken oder Varizellen (veraltet auch Varicellen) sind eine durch Tröpfcheninfektion übertragene Infektionskrankheit, die durch das Varizella-Zoster-Virus ausgelöst wird. Die Ansteckung erfolgt meist im Kindesalter. Diese Kinderkrankheit mit hoher Kontagiosität (2 – 5 Tage nach dem Exanthem) tritt selten bei Erwachsenen auf. Infektionsquellen sind Nasen- und Rachensekret, Stuhl- und Urin.

Die Erkrankung hinterlässt allgemein eine lebenslängliche Immunität. Sie beginnt mit einem juckenden Exanthem und Fieber. Es kann zu Hautläsionen kommen, die sich zu Blasen entwickeln. Der Schweregrad dieser Läsionen kann bei Individuen sehr unter-

308 Arenberger P et al. (2002). Comparative study with a lip balm containing 0.5% Propolis special extract GH 2002 versus 5% Aciclovir cream in patients with Herpes labialis in the popular/erythematous stage: a single-blind, randomized, two-arm study. Curr Ther Res 2018; 88: 1-7.

309 Mohtar LG et al. (2017). Comparative analysis of volatile compound profiles of propolis from different provenances. J Sci Food Agric 2017

310 Al-Ani I et al. (2018). Antimicrobial activities of European propolis collected from various geographic origins alone and in combination with antibiotics. Medicines 2018; 5(1)

schiedlich sein. Meist heilen die Hautläsionen ohne Narbenbildung ab, jedoch können durch Kratzen oder eine sekundäre Infektion mit Bakterien Narben zurückbleiben.

Die Windpocken können bei Neugeborenen, Schwangeren oder Menschen mit geschwächtem Immunsystem zu schweren Krankheitsverläufen führen. So kann es etwa zu einer Varizellen-Pneumonie, also einer Lungenentzündung als Folgeerkrankung, oder bakteriellen Sekundärinfektionen kommen.

Infiziert sich eine Schwangere während des ersten oder zweiten Trimesters erstmalig mit VZV, so kann es zur Infektion des Fetus im Mutterleib kommen, die zur Fehlgeburt oder schwersten Schädigungen des Kindes führen kann. Ein weiteres Risiko besteht im Falle einer Varizellen-Erkrankung der Mutter um den Zeitpunkt der Geburt herum – die Infektion des Kindes kann in diesem Fall zu lebensbedrohlichen neonatalen Varizellen führen. Nach Abklingen der Windpocken verbleibt das VZV ein Leben lang latent in den Nervenzellen und kann zu einem späteren Zeitpunkt reaktivieren und eine Gürtelrose auslösen.

Die Ständige Impfkommission am Robert Koch-Institut empfiehlt seit 2009 die zweidosige Varizellenimpfung von Kindern, Jugendlichen, ungeimpften Frauen im gebärfähigen Alter sowie Frauen im gebärfähigen Alter mit unklarem Impfstatus. HZI-Wissenschaftler konnten zeigen, dass die Varizellen-Impfung erfreulicherweise nicht zu einem erhöhten Risiko für Gürtelrose führt.

Symptomatik und Diagnose

Inkubationszeit beträgt 12 – 21 Tage. Mäßiges Fieber und schubweise auftretendes, juckendes Exanthem in Gesicht, Kopfhaut und Körper. Schleimhäute sind meist beteiligt. Die stecknadelkopfgroßen Makeln werden innerhalb von Stunden zu Papeln und mehrkammerigen Bläschen, später zu Pusteln mit gelbbräunlichen, fest an der Haut haftenden und nach 2 – 3 Wochen abfallenden Krusten, die meist narbenfrei abheilen.

Schwangerschaft: Infekt während der ersten 3 Monate kann zu Embryopathien führen. Bei Infektionen in der 5. Woche treten Katarakte auf, in der 5. – 7. Woche Innenohrschäden. Bei Infekt während Spätschwangerschaft erkrankten 25 % der Neugeborenen an Varizellen.

Therapiehinweise (siehe Herpes)

Die American Academy of Pediatrics (amerikanische Kinderärztevereinigung) gab bekannt, dass pharmazeutische Behandlungen mit Aciclovir, bekannt als Zovirax, einem Medikament, das vornehmlich in der Windpocken- und Herpesbehandlung eingesetzt wird, bei der Windpockenbehandlung von Kindern ohne Vorteil ist.

Herpes zoster – Gürtelrose, auch Acne rosacea

Die Gürtelrose ist eine Viruserkrankung. Sie wird vom gleichen Erreger verursacht wie die Windpocken. Gürtelrose bekommt, wer zuvor an Windpocken erkrankt war (Ausnahme: Geimpfte). Windpocken sind hochansteckend. Die direkte Ansteckung bei Gürtelrose-Kranken erfolgt durch Kontakt mit der befallenen Haut.

Allein in Deutschland erkranken jährlich über 400.000 Menschen an Gürtelrose. Typischerweise macht sich diese Krankheit zunächst durch einen brennenden Nervenschmerz bemerkbar. Auf ihn folgt ein bläschenartiger Ausschlag, der am häufigsten an Brustkorb und Rumpf, aber auch am Kopf und an den Beinen in Erscheinung treten oder auch fehlen kann. fehlen kann. Betroffen sind meist ältere oder immunschwache Menschen. Als Auslöser gelten physischer und psychischer Stress, andere Virusinfekte, Krebsleiden, immunsystemunterdrückende Medikamente, auch UV-Licht.

Die Gürtelrose heilt in der Regel innerhalb weniger Wochen ab. Eine frühe Behandlung senkt das Risiko von Komplikationen.

Symptome

- Kopf- und Gliederschmerzen
- Abgeschlagenheit, Müdigkeit
- leichtes Fieber
- Hautrötungen und Hautkribbeln, später gürtelförmiger Hautausschlag mit flüssigkeitsgefüllten Bläschen, die später verkrusten
- im fortgeschrittenen Stadium treten brennende Schmerzen oder ein anhaltender Juckreiz in einem bestimmten Hautgebiet auf
- meist sind Brust, Lenden und Gesicht betroffen, seltener Arme, Beine, Bauch und Rücken. Bei schwerwiegenden Fällen kann die Gürtelrose auch Augen oder Ohren befallen
- postherpetische Neuralgien sind häufig

Risikofaktoren

Laut einer Studie erhöht sich bei Herpes-Zoster-Patienten das Risiko für Herz-Kreislauf-Erkrankungen, vor allem bei Rauchern und Menschen mit einem Body-Mass-Index über 30, hohen Cholesterinwerten oder Diabetes. Bei den unter 40-Jährigen war die Wahrscheinlichkeit, einen Schlaganfall zu bekommen, um 74 % erhöht, wenn die Person schon mal an Gürtelrose erkrankt war. „Gürtelrose ist ein unabhängiger Risikofaktor für Gefäßkrankheiten, besonders für Schlaganfälle, Gehirnblutungen und Herzinfarkte", so die Forscher.[311]

Forschung/Erfahrungswerte/Therapiemöglichkeiten
Verschiedene Forschungsarbeiten weisen darauf hin, dass die häufigste Komplikation nach Herpes Zoster die Postherpetische Neuralgie (PHN) ist, mit Schmerzen an der Stelle des ursprünglichen Zosterausschlags, die nach der Heilung anhalten. Risikofaktoren für Zoster und PHN sind erhöhtes Alter und eine reduzierte zellvermittelte Immunität. Neben PHN können schwerwiegende haut-, viszerale, neurologische und okuläre Komplikationen auftreten, die hohe Gesundheitskosten und ein erhöhtes Sterblichkeitsrisiko mit sich bringen. Die Lebensqualität kann ernsthaft beeinträchtigt werden. [312, 313, 314, 315, 316]

Vitamin B_1
Wegen seiner antineuritischen Eigenschaften wird Vitamin B_1 für die Behandlung einer Vielzahl von systemischen Erkrankungen mit neuritischen Symptomen bis hin zu Erkrankungen des Nervengewebes eingesetzt. Bereits 1939 setzte Stevenson Vitamin B_1 bei einer großen Gruppe von Fällen ein und war sehr positiv von seiner Wirksamkeit beeindruckt. Er behandelte achtzehn Fälle von Ischias, vierzehn von Neuritis und drei Fälle von allgemeiner Debilität mit vagen und multiplen Nervenschmerzen. Er verabreichte das Vitamin intramuskulär in Dosen von 1 oder 2 mg. In 40 % der behandelten Fälle waren die Patienten symptomfrei, bei 37 % gab es eine deutliche Besserung und bei 23 % eine leichte oder fragwürdige Verbesserung. Stevenson kam zu dem Schluss, dass „Vitamin B_1 eine Behandlungsweise darstellt, die oft notwendig ist, um eine Neuritis effizient abzuklären und ohne die der Zustand wahrscheinlich chronisch bleiben würde".[317]

Vitamin B_{12}
Bereits 1967 berichteten Gupta und Mital über die Behandlung von Vitamin B_{12} bei Herpes Zoster. Herpes-Zoster-Patienten wurden täglich 500 µg Vitamin B_{12} intravenös

311 Breuer J et al. (2014). Herpes zoster as a risk factor for stroke and TIA: A retrospective cohort study in the UK. Neurology, 2014, 82 (24)

312 Forbes HJ et al. (2014). Quantification of risk factors for herpes zoster: population based case–control study. BMJ 2014; 348: g2911

313 Haanpää M (2017). Neurological complications of herpes zoster. In: Postherpetic Neuralgia and Other Complications: Focus on Treatment and Prevention (CPN Watson, AA Gershon, MN Oxman, eds). Cham: Springer International Publishing, 2017; 61– 75

314 Gilden DH et al. (2000). Neurologic complications of the reactivation of varicella-zoster virus. N Engl J Med 2000; 342: 635– 45

315 Hillebrand K et al. (2015). Incidence of herpes zoster and its complications in Germany, 2005–2009. J Infect 2015; 70: 178– 86

316 Szeto SKH al. (2017). Prevalence of ocular manifestations and visual outcomes in patients with herpes zoster ophthalmicus. Cornea 2017; 36: 338– 42.

317 Rattner H, Roll HC (1939). Herpes Zoster and Vitamin B_1 JAMA. 1939;112(25):2585-2586

verabreicht. Bereits nach 2 – 3 Tagen zeigten sich dramatische Besserungen. Bei keinem der Patienten traten postherpatische Neuralgien auf.[318]

2018 veröffentlichten Wang und Kollegen ihre Evaluierung von vier Studien mit insgesamt 383 Teilnehmern. Im Vergleich zu den Placebo-Gruppen verbesserte die Verabreichung von Vitamin B_{12} die Lebensqualität der Patienten mit postherpetischer Neuralgie deutlich. Der Analgetika-Konsum konnte deutlich gesenkt werden.[319]

Vitamin C

Vitamin C wirkt als starkes Antioxidans und stimuliert das Immunsystem, indem es u. a. die Produktion von Interferonen steigert. Diese körpereigenen Botenstoffe stärken das Immunsystem gegenüber Viren.

Eine Studie aus Deutschland mit 67 Teilnehmern zeigte, dass 7,5 g Vitamin C täglich intravenös gegeben die Symptome von Gürtelrose effektiv lindern können und den Krankheitsverlauf zuverlässig verkürzen. Zudem konnte damit das Aufkommen der Post-Zoster-Neuralgie reduziert werden.

Zu einem ähnlichen Ergebnis kam es in einer weiteren Studie, in der 2 Frauen mit ausgeprägter Post-Zoster-Neuralgie innerhalb von 6 Tagen schmerzfrei und nach 12 Tagen komplett beschwerdefrei. Hierfür wurde ihnen alle 2 Tage 15 g Vitamin C intravenös verabreicht, wobei bereits in den Tagen nach der ersten Infusion deutliche Hautverbesserungen zu erkennen waren.[320 321]

Zureick berichtete 1950, dass die Gabe von 1 g Vitamin C IV pro Stunde über 10 Stunden (10 g täglich) verabreicht wurden, und zwar bis Läsionen abgeheilt waren. Bei 327 Herpes-Zoster-Patienten erzielten die Vitamin-C-Infusionen innerhalb 3 Tagen ein vollständiges Abklingen der Symptomatik.[322]

318 Gupta AK, Mital HJ (1967). Cyanocobalamin (vitamin B 12) in the management of herpes zoster. Indian Pract 1967; 20(7):457-9.

319 Wang JY et al. (2018). Vitamin B_{12} for herpetic neuralgia: A meta-analysis of randomised controlled trialsComplement Ther Med 2018 Dec; 41:277-282.

320 Schencking M et al. (2010). Intravenous administration of vitamin C in the treatment of herpetic neuralgia: two case reports. Medical Science Monitor, Mai 2010, "Intravense Verabreichung von Vitamin C zur Behandlung von Herpes-Neuralgie: zwei Fallberichte."

321 Schencking M et al. (2012). Intravenous Vitamin C in the treatment of shingles: Results of a multicenter prospective cohort study. Medical Science Monitor, April 2012, "Intravenöses Vitamin C zur Behandlung von Gürtelrose: Ergebnisse einer multizentrischen prospektiven Kohortenstudie"

322 Zureick M (1950). Treatment of shingles and herpes with vitamin C intravenously. J des Practiciens. 1950; 64:586

Magnesium

Magnesium wirkt sich positiv auf Symptome der Post-Zoster-Neuralgie aus, indem es die entsprechenden Schmerzrezeptoren blockiert und somit für eine Beruhigung der Nerven sorgt.

In einer Studie wurde dies deutlich, als es bei den Herpes-zoster-Patienten bereits 30 Minuten nach einer Magnesiuminfusion zu einer erheblichen Schmerzlinderung kam, während es in der Placebo-Gruppe, die lediglich eine Kochsalzlösung erhielt, kaum Veränderungen gab.[323]

Enzyme

Gewisse Enzyme wirken entzündungshemmend und möglicherweise virenbekämpfend. Relevant für die Behandlung der Gürtelrose sind die sogenannten Peptidasen, die in der Lage sind, Proteine zu spalten. Zu den Peptidasen gehören zum Beispiel Papain (aus der Papaya), Bromelain (aus der Ananas), Trypsin und Chymotrypsin.

In einer Studie mit 192 Teilnehmern konnte beobachtet werden, dass eine Enzymtherapie die gleichen Erfolge erzielte wie eine Therapie mit dem Virostatikum Aciclovir. Dazu wurden die Teilnehmer in 2 Gruppen aufgeteilt. Eine Gruppe nahm einen Enzymkomplex ein (bestehend aus 160 mg Trypsin, 160 mg Chymotrypsin und 400 mg Papain), die andere Gruppe erhielt die schulmedizinische Therapie. Nach 14 Tagen konnten keine relevanten Unterschiede im Heilungsverlauf zwischen den beiden Gruppen festgestellt werden. Allerdings zeigten sich bei der Enzymtherapie im Gegensatz zur Virostatikagabe keine Nebenwirkungen. Im Gegenteil, sie wirkte sich sogar positiv auf andere Körperfunktionen aus.[324]

Lysin

Diese Aminosäure wird für die Produktion von Enzymen und Antikörpern benötigt. Lysin kann Viren inaktivieren, wogegen die Aminosäure Arginin die Virenaktivität unterstützt. Erfahrungsgemäß führen 3x täglich 500 mg Lysin zu einem schnellen Abklingen der durch Gürtelrose bedingten Schmerzen. Um eine optimale Wirkung zu erzielen, sollte gleichzeitig nur wenig Arginin in der Nahrung vorhanden sein. (Siehe auch Arginin.) Über die Dauer der Gürtelrose hinaus sollte Lysin nicht in hohen Dosierungen eingenommen werden, da sonst das Gleichgewicht zwischen den Aminosäuren gestört werden kann.

323 Brill et al. (2002). Efficacy of intravenous magnesium in neuropathic pain. British J of Anaesthesia, Mai 2002

324 Billigmann (1995). Enzyme therapy--an alternative in treatment of herpes zoster. A controlled study of 192 patients. Fortschritte der Medizin; Februar 1995

Impfung

Es sind zurzeit (2020) zwei Impfstoffe verfügbar, ein attenuierter Lebendimpfstoff (Zostavax®) und ein rekombinanter Totimpfstoff (Shingrix®). Der Totimpfstoff wird in zwei Dosen im Abstand von mindestens zwei-maximal sechs Monaten intramuskulär appliziert.

Eine Metaanalyse von 27 klinischen Studien zeigte eine bessere Wirksamkeit des Totimpfstoffs. Für den Lebendimpfstoff ließ sich bei der Verhinderung eines Herpes zoster in der Altersgruppe 50–60 Jahre in 5 randomisierten placebokontrollierten Studien kein signifikanter Unterschied zum Placebo nachweisen. Er wird daher nicht empfohlen.[325]

Fallbeispiel

Die Autorin wurde dreimal von H. zoster heimgesucht, jedes Mal unter erheblichem Stress. Beim ersten Mal konnten die Beschwerden mit folgendem Programm einigermaßen in Schach gehalten werden (die Dauer der Erkrankung betrug etwa 10 Tage):

- Lysin, 500 mg 4–6x täglich, je nach Toleranz. Teilweise traten nach Einnahme von mehr als 2 g Magenbeschwerden auf.
- Vitamin C als reine Ascorbinsäure, stündlich ½ Teelöffel in Wasser. Diarrhö trat nicht auf.
- Vitamin-B-Komplex, hoch dosiert, 3x täglich, jeweils nach Mahlzeiten
- Zink, 50 mg morgens und abends nach dem Essen
- Vitamin E, 400 IE 3x täglich
- Lactobazillus acidophillus, hoch dosiert, jeweils vor dem Essen

Häufiges Baden mit 1 Tasse Natron als Badezusatz sowie etwas Olivenöl half den Juckreiz und die Bläschenbildung zu reduzieren. Nach dem Bad wurde ein Gemisch von Vitamin-E-Öl und Zink auf die betroffene Haut aufgetragen.

Beim zweiten Ereignis begab sich die Autorin in die Klinik eines befreundeten Arztes und wurde dort stationär behandelt. Das obige Programm wurde weitgehend durch Vitamin-C-Infusionen (30–50 g), Nährstoffinfusionen (Lysin, B-Vitamine etc.) und tägliche B_{12}-Injektionen (intramuskulär) ersetzt. Innerhalb von 3 Tagen waren Läsionen abgeheilt, die Energie konnte stabilisiert werden, sodass die Autorin wieder reisefähig war.

Das dritte Ereignis konnte frühzeitig erkannt und somit präventiv behandelt werden, weitgehend mit dem oralen Nährstoffprogramm des ersten Ereignisses. Ein lockerer Stuhl

325 Tricco AC et al. (2018). Efficacy, effectiveness, and safety of herpes zoster vaccines in adults aged 50 and older: systematic review and network meta-analysis BMJ 2018

wurde am 2. Tag nach etwa 5 g Ascorbinsäure verzeichnet. Mehrfach tägliche Natronbäder (wie oben) halfen, den H. zoster abzuwehren. Die Bläschenbildung fand nicht statt.

Kaposi-Sarkom-assoziierte Herpes-Viren (Kshv)

Dieses Virus verursacht das Kaposi-Sarkom, einen Krebs, der häufig bei AIDS- Patienten auftritt, sowie das primäre Ergusslymphom, die HHV-8-assoziierte multizentrische Castleman-Krankheit und das entzündliche KSHV-Zytokin-Syndrom. Es ist eines von sieben derzeit bekannten menschlichen Krebsviren oder Onkoviren.

Dieser Herpesvirus tritt besonders häufig, zu etwa 40 %, in einigen Regionen Afrikas auf. In Nordamerika und Europa kommt es deutlich seltener (bei weniger als 10 % der Bevölkerung) vor. Bei Personen mit einem intakten Immunsystem verursacht KSHV nur in seltenen Fällen Tumore. In immunsupprimierten Menschen kann es jedoch das Kaposi-Sarkom, der häufigste Tumor bei AIDS-Patienten, sowie das primäre Effusionslymphom (ein B-Zell-Lymphom) und die multizentrische Castleman-Krankheit auslösen. In Afrika südlich des Äquators ist der Verlauf des Kaposi-Sarkoms sehr aggressiv und mit hoher Morbidität und Mortalität assoziiert.

Inwieweit eine orthomolekulartherapeutische Behandlung lindernd oder mortalitätsreduzierend wirkt, ist nicht bekannt. Fälle, die auf diese Weise therapiert wurden, sind ebenfalls nicht bekannt.

Hyperaktivität, Hyperkinese

Ätiologie

Eine erhöhte, pathologische Steigerung der Motorik, die mit Nahrungsmittelreaktionen und Störungen des Mineralstoffwechsels verbunden sein kann. Zuckerunverträglichkeit, Empfindlichkeit gegenüber chemischen Farbstoffen und Konservierungsmitteln, erhöhter Magnesium- und Zinkbedarf sind häufig vorhanden. Schwermetallbelastung ist eine weitere Ursache.

Symptomatik

Allgemeine, auch nächtliche Unruhe. „Zappelphilipp-Syndrom", das vielfach von unerklärlichen Temperaments- und unkontrollierbaren Gefühlsausbrüchen und Konzentrationsschwäche erschwert ist.

Physiologische Erwägungen

Dr. med. Doris Rapp und andere amerikanische Kinderärzte und Allergologen demonstrierten, dass Nahrungsmittelunverträglichkeiten häufig für die Probleme verantwortlich sind. Milchunverträglichkeit, d. h. eine latente Laktoseintoleranz. sowie eine Reihe sekundärer Nahrungsmittelunverträglichkeiten liegen häufig vor. Kalziummangel erhöht die Schwermetallaufnahmefähigkeit der Gewebe. Kinder von Rauchern sind häufig betroffen. Zinkverwertungsstörungen sowie ein erhöhter Vitamin-B_6-Bedarf sind bei Knaben oft vorhanden.

Diagnostische Hinweise

- Allergietests, Eliminierungsdiät zur Feststellung vorhandener Nahrungsmittelreaktionen
- allgemeiner Mineralstoff- und Spurenelementstatus
- Schwermetallstatus
- individuelle Ernährungsumstellung. Das Meiden von Milchprodukten, Süßigkeiten, chemischen Farbstoffen und Konservierungsmitteln ist ratsam.
- Unterstützung der Magen-Darmfunktion durch entsprechende Enzympräparate
- Aminosäurentherapie, insbesondere bei Pankreasschwäche
- Kalziumchelat, 300 mg 1 – 4x täglich je nach Alter
- Magnesiumchelat, 100 mg 1 – 4x täglich, je nach Alter
- Regulierung des Gesamtmineralienhaushaltes
- entgiftende Maßnahmen bei nachgewiesener Toxinbelastung

Hypercholesterinämie

Ätiologie

Die Neigung zu erhöhten Cholesterinwerten ist teils erblich bedingt. Übergewicht und Lebensstil beeinflussen die Anlage deutlich. So kann eine übermäßige Zufuhr von raffinierten Kohlenhydraten sowie der Konsum tierischer Fette in Verbindung mit einer geringen Ballaststoffzufuhr hohe Cholesterinwerte begünstigen. Letztere sind häufig Begleiterscheinungen bei Diabetes mellitus, Lebererkrankungen oder Hypothyreose. Hypercholesterinämie gilt als Risikofaktor der Atherosklerose.

Symptomatik

Hohe Konzentration von Cholesterin im Serum. Gesamt-Cholesterinwerte um oder über 300 mg/dl erhöhen das Herzinfarktrisiko. Bei Werten unter 200 mg/dl verringert sich dieses Risiko wesentlich.

Physiologische Erwägungen

Cholesterin wird nicht nur dem Körper durch Nahrungsmittel wie Eier, Butter und dergleichen zugeführt, es wird auch in relativ großen Mengen körpereigen in der Leber produziert. Eine zunehmende Anzahl von Wissenschaftlern sind sogar der Meinung, dass eine cholesterinarme Diät die Leber zu erhöhter Cholesterinproduktion anregt. Eine ballaststoffreiche Ernährung stimuliert Leber und Galle, was zu einer erhöhten Cholesterinausscheidung führt. Zudem sorgen Ballaststoffe für eine erhöhte Darmmotilität. Diese sorgt dafür, dass Gallenflüssigkeit und Cholesterin beschleunigt ausgeschieden werden. Außerdem sprechen erhöhte Triglyzeridwerte meist innerhalb weniger Wochen auf eine ballaststoffreiche und zuckerarme Diät an.

Erhöhte Cholesterinwerte sind allgemein von niedrigen Lezithinwerten und niedrigen Phospholipidwerten begleitet. Lezithin, ein Emulgator, ist wichtig für die Verhütung und Behandlung atherosklerotischer Erkrankungen. Fettsäuren, die B-Vitamine Cholin, Inositol und B_6 sowie Magnesium unterstützen die Lezithinsynthese. Eine erhöhte Vitamin-E-Zufuhr kann Lezithinwerte heben und den Cholesterinspiegel senken, denn Vitamin E verhütet die Oxidation wichtiger Fettsäuren. Zudem regt Vitamin B_{12} die Gallenproduktion an.

Diagnostische Hinweise

Gesamt-Cholesterinwerte sollten im Idealfall unter 200 mg/dl liegen. Werte über 250 mg/dl reflektieren Hypercholesterolämie. Liegen HDL (High-Density-Lipids) über 40, ist die Atherosklerosegefahr gering. HDL-Werte über 50 gelten als erstrebenswert und reduzieren das Herzerkrankungsrisiko deutlich.

Hohe LDL- und niedrige HDL-Werte erhöhen das Risiko.

Therapiehinweise

- Ballastreiche Diät, Lezithin (2.000–7.000 mg täglich), Vitamin C (2.000 mg);
- Vitamin-B-Komplex;
- ungesättigte Fettsäuren wie Linolensäure, Omega-Fettsäuren, Nachtkerzenöl Sonnenblumenöl, Olivenöl

Wichtige Hinweise

Lezithin kann Cholesterinwerte senken, denn Cholesterin wird im Blut von verschiedenen Fett-Eiweißkörpern transportiert, die auch unterschiedliche Mengen Lezithin enthalten. Untersuchungen haben ergeben, dass Lezithingaben die erwünschten HDL-Werte, jene Transportkörper, die sehr viel Lezithin enthalten, erhöhen und auf diese Weise den unerwünschten LDL-Werten entgegenwirken.

Ballaststoffe

Eine niederländische Forschungsarbeit demonstrierte, dass eine ballaststoffreiche Ernährung die Cholesterinspiegel von Patienten innerhalb von drei Wochen von 251 mg%[326] zu 223 mg% verringerte. Noch deutlicher wird dies in einer ähnlichen Studie, in der zwei Gruppen getestet wurden: Gruppe A bekam eine fettreiche, ballaststoffarme Diät; Gruppe B wurde fett- und ballaststoffreich ernährt. Gruppe A zeigte Cholesterin-Durchschnittswerte von 206 mg%; Gruppe B 160 mg%. Die Gallenflüssigkeitsausscheidung der Gruppe A betrug 236 mg täglich; die der Gruppe B betrug 305 mg täglich, was einer 30 % höheren Ausscheidung entspricht.[327]

Bestimmte Ballaststoffe reduzieren Serumcholesterinwerte effektiver als andere. Die Ballaststoffe in Vollweizen haben wenig Einfluss auf Serumcholesterinwerte. Die meisten Studien demonstrieren, dass Guar die Serumcholesterinwerte zwischen 11 und 15% reduzierte, jedoch häufig gastrointestinale Probleme verursacht. Pektin, Psyllium und Haferprodukte haben einen ähnlichen Einfluss auf Serumcholesterinwerte, sind jedoch leichter verträglich. Getrocknete Bohnen wirken ebenfalls cholesterinreduzierend. Die Studie zeigt, dass eine cholesterinarme und ballaststoffreiche Ernährung Gesamt-Cholesterinwerte um 20–30 % reduzieren kann. Triglyzeridwerte, Blutdruck und das Herzkranzgefäß-Risiko werdend ebenfalls reduziert.[328]

Eierkonsum

Siebzig normolipidemische Testpersonen aßen je drei Eier täglich. Gesamtserumcholesterinwerte waren inkonstant. Nachdem die Testpersonen Ei-frei ernährt wurden, wurden ebenfalls keine deutlichen Veränderungen der Gesamtcholesterinwerte oder HDL-Werte erzielt. Die Autoren vertreten die Meinung, dass Eier zwar cholesterinreich sind, doch Serumcholesterinwerte müssen davon nicht negativ beeinflusst werden.[329]

326 Brouns F et al, Cholesterol-lowering properties of different pectin types in mildly hyper-cholesterolemic men and women., European Journal of Clinical Nutrition, 2012 May; 66(5): 591-9

327 Reuben D (1975). The Save Your Life Diet, Random House NY 1975

328 Anderson JW, Tietyen-Clark J (1986). Dietary fiber: hyperlipedemia, hypertension and coronary heart disease. Am J Gastroenterol 1986; 81:907-919)

329 Flynn MA et al. (1986). Serum lipids and eggs. J AM Diet Assoc 1986; 86:1541-1548

Schwarztee-, Kaffee- und Eierkonsum

Starker Kaffeekonsum hat einen wesentlich deutlicheren Einfluss auf Gesamtcholesterinwerte als der Genuss von fünf und mehr Tassen Schwarztee oder Genuss von mehr als 10 Eiern wöchentlich. Die Studie zeigt, dass Cholesterinwerte deutlicher reduziert wurden, wenn Kaffee durch Tee ersetzt wurde.[330]

Olivenöl

Die Nahrung von dreiundzwanzig Patienten mit Hyperlipidämie oder kardiovaskulärer Erkrankung erzielt entweder Olivenöl oder Maisöl als Hauptfett. Die tägliche Fettzufuhr beider Diäten: 30 % der Gesamtkalorienzufuhr, 7–8 % davon waren gesättigte Fette. Die Maisöldiät reduzierte Gesamtcholesterin- und -LDL-Werte um 7–8 %. Die Olivenöldiät reduzierte Gesamtcholesterinwerte nur wenig und diese Reduktion blieb konstant. Die Maisöldiät erhöhte HDL-Werte, wogegen die Olivenöldiät HDL-Werte nicht beeinflusste. Beide Diäten reduzierten die Aktivität von Blutplättchen-aggravierenden Substanzen. Die Olivenöldiät reduzierte Plasma-Glukosewerte um 7 %. Die Autoren sind der Meinung, dass Olivenöl als primäres diätisches Fett kardiovaskuläre Risikofaktoren reduziert.[331]

24 gesunde Männer und Frauen, die sich normal ernährt hatten, wurden über 36 Tage hinweg Olivenöl(OL)-reich ernährt. Eine weitere Gruppe wurde während des gleichen Zeitraums ballaststoffreich und fettarm ernährt. In der OL-Gruppe konnte ein deutliches Absinken der LDL-Cholesterinwerte verzeichnet werden. Die ballaststoffreiche, fettarme Diät dagegen verursachte erhöhte Triglyzeridwerte. Gesamtcholesterinwerte fielen wie bei der OL-Gruppe, doch es wurde auch ein 14%iges Absinken der HDL-Werte verzeichnet. Anscheinend ist eine fettarme Diät weniger effektiv in der Behandlung von Hypercholesterinämien ist als eine olivenölreiche Ernährung.[332]

Meeresfrüchte

Diese Studie verdeutlicht, dass cholesterinreiche Meeresfrüchte Serumcholesterinwerte nicht erhöhen. Meeresfrüchte sind zwar cholesterinreich, doch enthalten sie auch ausreichende Mengen an nicht cholesterinhaltigen Fischölen, die ausgleichend wirken.[333]

330 Green MS, Jucha E (1986). Association of serum lipids with coffee, tea, and egg consumption in free-living subjects. J Epidemiol Community Health 1986; 40:324-329

331 Sirtori CR et al. (1986). Controlled evaluation of fat intake in the Mediterranean diet: comparative activities of olive oil and corn oil on plasma lipids and platelets. Am. J Clin Nutr 1986; 44:635-642

332 Mensink RP, Katan MB (1987). Effect of monounsaturated fatty acids versus complex carbohydrates on high-density lipoproteins in healthy men and women. Lancet 1987; 1:122-125

333 Childs MT et al. (1987). Effect of shellfish consumption on cholesterol absorbtion in normolipidemic men. Metabolism 1987; 36:31-35)

Hypoglykämie – Unterzuckerung

Die Hypoglykämie ist die Folge einer Regulationsstörung zwischen Glukoseabgabe durch die Leber, d. h. aus dem Glykogenreservoir oder durch Glukoneogenese, und der Glukoseaufnahme durch die verbrauchenden Organe.

Die Regulation erfolgt durch Insulin und Glukagon: Insulin ist dafür verantwortlich, die Aufnahme von Glucose aus dem Blut zu fördern. Außerdem sorgt es für die Umwandlung der Glukose in Glykogen, das eine wichtige Speicherform für Glukose darstellt. In dieser Form kann die Glukose in der Leber und in den Muskeln gelagert werden, ohne den Glukosespiegel im Serum zu erhöhen.

Der Serumglukosespiegel (Blutzuckerwert) liegt in der Regel in engen Grenzen zwischen 70 und 110 mg/dl (3,9–6,1 mmol/l). Somit sorgt Insulin dafür, dass der Serumglukosespiegel konstant bleibt.

Neben Glukagon wirken Adrenalin, Wachstumshormone und Kortisol gegenregulatorisch bei einer Hypoglykämie:

- Adrenalin-Ausschüttung ist die wichtigste Reaktion bei eingeschränkter Glukagonantwort (z. B. bei länger existierendem Diabetes mellitus Typ 1)
- Wachstumshormon (STH) und Kortisol (Stress-Hormon) werden erst bei prolongierter (länger andauernder) Hypoglykämie ausgeschüttet

Häufige Ursache einer Hypoglykämie ist eine Überdosierung von Diabetes-Medikamenten.

Ätiologie

Ursachen können vielfältig sein wie z. B.:

- Fehlernährung (Überangebot an Einfachzuckern)
- Überangebot an Genussmitteln wie Kaffee, Alkohol
- erhöhte Muskelaktivität, die zu einem erhöhten Glukoseverbrauch führen
- endokrine Erkrankungen, auch Tumore
- infektiöse Erkrankungen
- psychische Erkrankungen wie Anorexia nervosa

Symptomatik

Verminderung des Blutzuckers unter 2,8 mmol/l. Energielosigkeit oder starke Schwankungen des Energiehaushaltes, Schwäche, Bewusstseinsverlust, Nervosität, Gemütsschwankungen. Genuss kohlenhydratreicher Nahrung wie Süßigkeiten oder Alkohol verbessert momentan Symptome, die nach kurzer Zeit verstärkt auftreten.

Physiologische Erwägungen

Hypoglykämiker sind oft übergewichtig. Deutliche Mangelerscheinungen sind meist vorhanden und verursachen teilweise Abhängigkeit gegenüber Süßigkeiten, Alkohol etc.

Diagnostische Hinweise

Die Diagnose einer Hypoglykämie erfordert den Nachweis der sogenannten Whipple Trias (BZ <45 mg/dl, hypoglykämische Symptome und Verschwinden derselben unter Glukosegabe). Ein Abfall des Blutzuckers unter 45 mg/dl ohne das Auftreten von autonomen und/oder neuroglykämischen Symptomen ist nicht gleichbedeutend mit der Diagnose einer Hypoglykämie, da ein vergleichbar niedriger Blutzucker auch bei Gesunden während des Fastens beobachtet werden kann. Sowohl bei Verdacht als auch bei gesichertem Nachweis einer Hypoglykämie steht vor der weiteren Diagnostik die ausführliche Anamnese.[334]

- Schwermetalluntersuchung
- Chrom-, Mangan-, Magnesium-, Kalium- und Zinkstatus
- Bestimmung von Nahrungsmittelreaktionen kann aufschlussreich sein

Therapiehinweise

Wechseldiät, insbesondere zuckerarme Ernährung. Reduzierte Zufuhr von Kaffee, Schwarztee, Alkohol und raffinierten Kohlenhydraten (Weißmehl).

- Vitamin-B-Komplex, Aminosäuren-komplex, je 1 Kapsel 2x täglich zwischen Mahlzeiten plus Chrom (auch enthalten in Bierhefe)
- Vitamin C, 1.000 mg 1–3x täglich zur Nebennierenunterstützung
- individuelle Mineralstofftherapie je nach Status
- HbA1c < 6,5 % (48 mmol/l) bei Diabetikern → erhöhtes Risiko für schwere Hypoglykämien

334 Brabant G et al. (1998). Hypoglykämien beim Erwachsenen: Nicht Diabetes-assoziierte Formen. Dtsch Arztebl 1998; 95(17): A-1022 / B-870 / C-818

Forschung

Hypoglykämische Krisen und Alkoholabusus können aggressives, impulsives Verhalten und kriminelles Verhalten auslösen.

Immunschwäche

Alkohol

Akuter und chronischer Alkoholkonsum stört/blockiert den Transport polymorphonukleärer Neutrophilen und erhöht die bakterielle und virale Infektanfälligkeit. Alkoholkonsum während einer Antigenaussetzung stört primäre Antikörperreaktionen. Häufige bakterielle Infekte, Tuberkulose, Kopf- und Nackenkarzinome, Lungenentzündung, Bakteriämie und Peritonitis kommen somit auch häufiger bei Alkoholikern vor.[335]

Eisen

Eisenmangel wurde bei 10 immunschwachen Kleinkindern im Alter von 6–23 Monaten festgestellt. Eisentherapie verbesserte die Hämoglobinwerte, Transferrinsättigung und Serumferritinwerte. Die neutrophile bakterizide Kapazität war vor der Eisenzufuhr deutlich gestört und normalisierte sich innerhalb von 15 Tagen nach der Eisentherapie. Ähnliche Resultate wurden in älteren Kindern mit Eisenmangel festgestellt.[336]

Vitamin E

Vitamin-E-Mangel verursacht erhöhte Membranperoxidation und stört die polymorphonukleare Leukozyten-Funktionen.[337]

Zink

Die T-Zellreaktionen von Patienten mit primären und sekundären Immunschwächen (Crohn-Krankheit, Asthma, Silikose) wurden vor und nach Zinktherapie verfolgt. Zink verbesserte T-Zellreaktionen.[338]

335 MacGregor RR (1986). Alcohol and immune defense. JAMA 1986; 256:1474-1479

336 Walter et al. (1986). Effect of iron therapy on phagocytosis and bactericidal activity in neutrophis of iron-deficient infants. Am J Clin Nutr 1986; 44:877-882

337 Boxer LA. Regulation of phagocyte function by a-tocopherol. Proc Nutr Soc 1986; 45:333-344

338 Barbarino F et al. (1992). Zink and T-Lyphocyte subsets in some Immunodeficienies. Inst. of Medical Research, Cluj-Napoca, Balcescu 9, Romania. J. of Trace Elements in Experimental Medicine, 1992; 5 (2): 107

Infektionen

Ätiologie
Bedingt durch Besiedlung der Organe mit pathogenen Keimen

Physiologische Erwägung
Eine verringerte Abwehrkraft mit unterschiedlicher Ursache ist vorhanden.

Diagnostische Hinweise
Bluttests zur Überwachung der Zellreaktionen

- Gesamtmineralstoffstatus zur Feststellung der Zink-, Kupfer-, Eisen- und Magnesiumwerte

Therapiehinweise
Vitamin A oder Beta-Carotin, 10.000–25.000 IE (insbesondere bei Schleimhautinfekten)

- Vitamin C, 1–10 g täglich
- 15–50 mg Zink täglichB-Komplex, 1–3x täglich
- Selen, 100 µg, plus 200 IE täglich

Katarakt – Grauer Star

Betroffen sind meist Menschen ab dem 50. Lebensjahr. Fast die Hälfte der 52 bis 64-Jährigen leidet an Grauem Star, ohne es zu wissen. Je nach Stadium verursacht Grauer Star unterschiedliche Symptome. Zu Beginn der Erkrankung verschlechtert sich das Sehen, Betroffene werden zunehmend blendempfindlich. In der Mitte des Gesichtsfeldes entsteht eine Art Nebel, durch den Gegenstände unscharf oder wie hinter einem Schleier wahrgenommen werden. Farben, Kontraste und Konturen verblassen, die Hell-Dunkel-Anpassung ist mit zunehmender Verschlechterung immer mehr beeinträchtigt, meist im Alter.

Auch Kinder können am Grauen Star erkranken. Der kindliche oder angeborenen Katarakt, die Linsentrübung, kann bereits bei der Geburt bestehen oder sich im Laufe der ersten Lebensjahre entwickeln. Erstes Anzeichen dafür ist oft, dass die Kinder anfangen zu schielen (Strabismus).

Ätiologie
Trübung der Augenlinse. Patienten mit Diabetes mellitus sind oft betroffen, da sich der Zuckergehalt im Augenwasser erhöht und zu Ablagerungen in der Linse führt (Cataracta diabetica). Stoffwechselerkrankungen wie Hypokalzämie, Hyperparathyreoidismus

begünstigen die Katarakt-Entwicklung. Ein langfristig hoher Ferritinwert sowie Galaktosämie (eine angeborene Verwertungsstörung von Galaktose) wurde ebenfalls mit der Katarakt-Entstehung assoziiert.[339]

Symptomatik
Verringerung der Sehschärfe

Physiologische Erwägungen
Augenverletzungen oder tief ins Auge eingedrungene Fremdkörper können Grauen Star verursachen, den sogenannten Cataracta traumatica.

Etwa 25 % aller angeborenen Katarakterkrankungen beruhen auf einem genetischen Defekt, der zu einer Fehlbildung des Auges und damit zu einer Linsentrübung führt, dem Cataracta congenita.

Außerdem begünstigen starkes Rauchen, radioaktive Strahlung und UV-Licht die Linsentrübung.

Diagnostische Hinweise

- augenärztliche Untersuchung notwendig
- Mineralstoff- und Schwermetallstatus, vor allem bei Rauchern

Therapiehinweise

- Kataraktoperation
- Vitamin-C-Therapie (ca. 3.000 mg täglich) und Bioflavone
- Vitamin E, 400 IE individuelle Mineralstofftherapie

Forschung

Vitamin C
Taylor berichtete bereits 1991, dass Vitamin C Katarakte verhindern und sogar heilen kann. Von Testpersonen, deren Katarakte chirurgisch entfernt werden sollten, entschlossen sich 42 Patienten vor der Operation für eine tägliche Zufuhr von 2 g Vitamin C oder eine Placebotherapie. Von den Testpersonen, die Vitamin C erhielten, zeigten 49 % höhere Ascorbinsäurewerte der Augenlinse und 32 % zeigten eine höhere Augenflüssigkeitsproduktion als die Placebo-Patienten, obwohl die Placebogruppe das 2,5-

339 Matzik S et al. (2020). Grauer Star. NetDoktor. Quelle: https://www.netdoktor.de/krankheiten/grauer-star/ (letzte Einsicht 20.02.2021)

fache der von der DGE empfohlenen täglichen Zufuhr (= 60 mg) zusätzlich zum Placebo einnahmen.[340]

Zink, Kupfer und Kadmium

Die Konzentration dieser Elemente ist in Katarakt-Linsen höher als in normalen Augenlinsen. Insbesondere die hohen Kadmiumwerte können ein Faktor in der Pathophysiologie der Kataraktentstehung sein.[341]

Kopfverletzungen

Zink ist ein lebensnotwendiges Element für normales Wachstum, den Eiweißstoffwechsel, die Membranintegrität und die Funktion von über 200 Zink-Metalloenzymen. Trauma, insbesondere multiple Traumen, wie sie bei Kopfverletzung vorkommen, resultieren in extrem niedrigen Serumzinkkonzentrationen. 70 kopfverletzte Patienten wurden verschiedenen kognitiven Funktionstests und Laboruntersuchungen unterzogen. Diese Hypozinkämie reduzierte auch die kognitiven Funktionen.[342]

Krebs – allgemein

Antioxidantien (Vitamin A, E, Beta-Carotin und Selen)

Serumwerte von Patienten, die unter verschiedenen Krebserkrankungen litten, wurden mit späteren Untersuchungswerten verglichen. Die unzureichende Zufuhr eines oder aller vier Nährstoffe wurde mit der Krebsentwicklung verglichen. Beta-Carotin hatte den deutlichsten Einfluss auf das Krebsrisiko. Obgleich der Nährstoffstatus der jeweiligen Krebsarten deutlich schwankte, konnte nicht festgestellt werden, dass ein spezifischer Nährstoff vor jeglicher Krebsentwicklung schützt.[343]

Eine vitaminbetonte Ernährung kann das Krebsrisiko mindern. Empfohlen wird eine besonders gemüse- und obstreiche Ernährungsweise, die gute Mengen der antioxidativen Vitamine E, C und Beta-Carotin enthält. Speziell Beta-Carotin unterbindet die Bildung

340 Taylor A (1991). Food & Nutrition Research Briefs, US Dept. Ag, July-Sept. 1991. (Human Nutrition Research Ctr on Aging at Tufts, Boston MA)

341 Prashar S et al. (1992). Intralenticular Distribution of Trace Elements in Human Senile Cataractous Lens. Journ. of Trace Elements in Experimental Medicine,1992; 5 (3)

342 McClain CJ et al. (1992). Effects of Zinc Supplementation on Nutritional and cognitive Status Following Head Injury. Dept Medicine, University of Kentucky. Journ of Trace Elements in Experim Medicine.1992; 5:91,

343 Comstock E. et al. (1992). Serum retinol, beta carotene, vitamin E, and selenium as related to subsequent cancer of specific sites. Am J Epidemiol 1992

von Kanzerogenen aus vorhandenen Vorstufen oder beeinträchtigt das Wachstum einzelner Tumorzellen während der Tumorentstehung.[344]

Bendich und Shapiro berichten, dass die Antioxidantien-Beta-Carotin und Canthaxanthin im Tierversuch eingesetzt wurden, um Immunfunktionen zu aktivieren und chemisch-induzierte Tumore bei Mäusen zu heilen. Nebenerscheinungen traten nicht auf.[345]

Coenzym Q10 und Parenterale Ernährung (TPN)

Coenyzm-Q10-Werte im Serum von 95 Patienten mit totaler parenteraler Ernährung (TPN) ohne Fettemulsion wurden mit Werten von 108 gesunden Patienten verglichen. Vor TPN lagen CoQ10-Werte bei durchschnittlich 0,59 mg/ml, wogegen 77 % der Kontrollpersonen Durchschnittswerte von 0,77 mg/ml aufwiesen. CoQ10 wird normalerweise vom Körper aus der Nahrung synthetisiert. TPN enthält kein CoQ10. Die CoQ10-Supplementation scheint somit notwendig für TPN-Patienten.[346]

Ernährung

Die American Cancer Society (amerikanische Krebsgesellschaft) verkündete 1992, dass der Krebsprävention mehr Aufmerksamkeit geschenkt werden muss und dass in Zukunft das Hauptanliegen der Gesellschaft den Ernährungsfaktoren gelten wird. Dr. med. Walter Lawrence, Jr., Präsident der Krebsgesellschaft, wies auf die krebsverhütende wie auch krebserzeugende Wirkung vieler Nahrungsmittelsubstanzen hin. Die Krebsgesellschaft verkündete, dass eine fettarme und ballaststoffreiche Ernährung die Brustkrebs- und Darmkrebsrate wesentlich reduzieren würde. Es wird vermutet, dass über 30 % aller Krebserkrankungen ernährungsbedingt sind.

Rote Bete

Der Autor Buist befasste sich mit den klinischen Forschungen von Alexander Ferenczi, der Rote Bete in der Krebsbehandlung einsetzte. Während der Fünfzigerjahre behandelte Dr. Ferenczi inoperable Krebspatienten mit geraspelter roher Bete oder frischgepresstem Saft. Von 22 Patienten, die diese Therapie tolerierten, zeigten 21 deutliche Besserungen. Tumore reduzierten sich, die Patienten zeigten Appetit und Gewichtszunahme sowie eine allgemeine Besserung des Allgemeinzustandes. Ein Hautkrebspatient konnte mit Rote-Bete-Kompressen erfolgreich behandelt werden. Die meisten der Testpersonen setzten die Rote-Bete-Therapie ab. Zwei-drei Monate danach verschlechterte sich der

344 Kongressbericht über das Kolloquium „Vitamine - ihre Bedeutung bei der Krebsprophylaxe und mögliche Therapieansätze" am 9.6.1990 in Heidelberg. Vitamine, Mineralstoffe , Spurenelemente, 5. Jahrg. S168, Dez. 1990

345 Bendich A, Shapiro SS (1986). Effect of ß-carotene and canthaxanthin on the immune responses of the rat. J Nutr 1986; 116:2254-2262

346 Okamoto T et al. (1986). Serum levels of enzyme Q10 and lipids in patients during totaler parenteral nutrition. J Nutr Sci Vitaminol 1986; 32:1-12

Zustand der Patienten. Dr. Ferenczis Therapie: 1 kg Rote Bete täglich, verabreicht in kleinen Dosen.[347]

Pilze

In Tierversuchen wurden frische, rohe und kommerziell gezüchtete Pilze (Agarius bisporus) Mäusen im Alter von 6 Wochen bis Lebensende gefüttert. Obgleich der Pilzkonsum keinen wesentlichen Einfluss auf die Lebensspanne ausübte, zeigten makroskopische und histologische Untersuchungen der pilzgefütterten Mäuse eine wesentlich höhere Krebsentwicklung. Lungen-, Magen-, Knochen- und Leberkrebs wurde häufiger festgestellt. Die Autoren sind der Meinung, dass diese Ergebnisse bei Menschen nicht unbeachtet bleiben sollten.[348]

Fasten

Die Tumorwachstumsrate erwachsener Ratten war 3–4x größer während akutem Fasten. Sobald die Testtiere wieder normal ernährt wurden, normalisierte sich die Tumorwachstumsrate. Sobald die Testtiere zehn Tage vor der Fastenperiode deutlich kalorienreduziert (unterfüttert) ernährt und dann gefastet wurden, veränderte sich die Tumorwachstumsrate nicht.[349]

Kalorienreduktion

Tierversuche zeigten, dass eine kalorienarme Ernährung die Krebsentwicklung weit reduzierte. Die Autoren sind der Ansicht, dass eine Kalorienreduktion hormonelle Veränderungen insbesondere eine reduzierte ACTH- und Gonadotrophinproduktion verursacht und auf diese Weise einen Einfluss auf die Karzoginese hat.[350]

Fettkonsum

Die Nahrungsmittelverfügbarkeit und Krebsmortalität (Brust-, Prostata-, Eierstock- und Darmkrebs) wurde verglichen, und zwar in 30 Ländern. In allen Ländern war die Mortalitätsrate mit dem totalen Fettkonsum wie auch dem Konsum von tierischen Fetten vergleichbar. Die niedrigste Krebsmortalitätsrate wurde in Ländern erzielt, deren Bewohner vorwiegend pflanzliche Nahrung konsumieren. Länder, die einen hohen Olivenölkonsum aufweisen, hatten die niedrigste Brustkrebsrate.[351]

---

347 Buist RA (1986). Beetroot as cancer therapy. Int Clin Nutr Rev 1986; 6:107-112

348 Toth b, Erickson J (1986). Cancer induction in mice by feeding of the uncooked cultivated mushrooms of commerce Agaricus bisporus. Cancer Research 1986; 46:4007-4011)

349 Sauer LA et al. (1986). Stimulation of tumor growth in adult rats in vivo durin an acute fast. Cancer Research 1986; 36:3469-3475

350 Pariza MW (1986). Calorie restriction, ad libitum feeding, and cancer. Proc Soc Exp biol Med 1986; 183:293-298

351 Rose DP et al. (1986). International comparisons of mortality rates for cancer of the breast, ovary, prostate, and colon per capita food consumption. Cancer 1986; 58:2363-2371

Fettsäuren

Lungenkarzinom-, Brustkarzinom- und Prostata-Adenokarzinom-Zellen wurden mit oder ohne zusätzliche Omega-3- und Omega-6-Fettsäuren gezüchtet. Alle drei Tumorkategorien wurden von Linolensäure, Gamma-Linoleinsäure, Dihomo-Gamma-Linoleinsäure (GGLS), Arachidonsäure, a-Linolensäure- und Eicosapentaensäure in Konzentrationen von 20 µg/ml erfolgreich vernichtet. Nicht kanzeröse Zellen wurden von den Fettsäuren nicht geschädigt, obgleich deren Zellteilung leicht reduziert wurde. Sobald die Fettsäuren gemischten Kulturen (Krebszellen und Fibroblasten) zugesetzt wurden, vernichteten GLA, AA und EPA vorhandene Tumorzellen. Lebensfähige Fibroblasten blieben zurück. Die Kombination von LA und GLA erzielte erfolgversprechende Resultate in der Behandlung von Hepatomen und Mesotheliomen.[352]

Tierversuche zeigten, dass Omega-3-Fettsäuren, enthalten in Fischölen, die Tumorwachstumsrate blockieren. Ursache: Die in Fischölen enthaltene Linolensäure verändert die Prostaglandinsynthese.[353]

Fluor

Argumente gegen und für Fluor wurden von verschiedenen Forschern präsentiert. Eine langjährige Studie dänischer Wissenschaftler befasste sich mit 422 Arbeitern der Fluorindustrie, die zwischen 1924 und 1961 für wenigstens 6 Monate im Arbeitsverhältnis gestanden hatten. Todesraten und -ursachen wurden verfolgt. Bei 74 Männern zeigten Knochenuntersuchungen deutliche Fluorvergiftungen. Die tägliche Fluorresorption betrug durchschnittlich 35 mg. Insgesamt starben 296 dieser Testpersonen, eine weitaus höhere Rate als erwartet. Krebs verursachte 118 dieser Todesfälle, insbesondere Lungen-, Kehlkopf- und Blasenkrebs. Die Krebsrate war höher bei Arbeitern, die das Arbeitsverhältnis bereits in jungen Jahren eingegangen waren.[354]

Umweltbelastungen (Schwermetalle und Spurenelemente)

Drei Gruppen gelten als karzinogen und sollten gemieden werden: elementares Arsen und dessen organische Verbindungen, Chrom(IV)- und Nickelverbindungen, sowie Beryllium- und Kadmiumverbindungen. Ebenfalls krebserzeugend sind Bleiverbindungen.[355, 356]

352 Norell SE et al. (1986). Diet and pancreatic cancer; a case-control study. Am J Epidemiol 1986; 124:894-902,

353 Gabor H, Abraham S (1986). Effect of dietary menhaden oil on tumor cell loss and the accumulation of mass of a transplantable mammary adenocarcinoma.JNCI 1986; 76:1223-1229, Juni 1986.)

354 Grandjean P et al. (1992). Excess Cancer Incidence in Workers exposed to Fluoride. Inst. of Community Health, Odense Universität. J. of Trace Elements in Experimental Medicine 1992; 5:87

355 Boffetta P (1992). Unit of Analytical Epidemiology, Intern Agency for Research on Cancer. J. of Trace Elements in Experim Medicine 1992; 5:84

356 Sundermann FW (1992). Genotoxicity and Carcinogenicity of Nickel: Search for Molecular Mechanisms. Dep. of Lab Med and Pharm., Uni of Conn.Medical School, J. of Trace Elements in Experim Medicine 1992; 5:85)

Trinkwasser
Die Krebsmortalitätsrate der Jahre 1950–1969 wurde mit dem Trinkwassergehalt an organischen Chemikalien verglichen. Ursache der Trinkwasser-Kontaminationen waren Industrieabfälle, Pestizide und Wasserchlorierung. Die Mortalitätsrate lag 15–18 % höher für Gastrointestinaltrakt- und Harnkrebs. Eine deutlich erhöhte Krebsmortalitätsrate war außerdem für Magen-, Darm-, Rektum- und Lungenkrebs erkennbar, und zwar in beiden Geschlechtern. Ösophagus-, Leber- und Blasenkrebs war bei Männern angestiegen, wogegen die Brustkrebsrate bei Frauen erhöht war. Die Autoren sind der Meinung, dass das Ausmaß der Trinkwasserverunreinigung längst nicht bekannt ist.[357]

Brustkrebs

Brustkrebs ist mit etwa 30,5 % die häufigste Krebserkrankung bei Frauen in allen Staaten der industrialisierten Welt. Seit den 1980er-Jahren ist die Zahl der Fälle auf das Doppelte gestiegen: Ungefähr 69.000 Mal im Jahr stellen Ärztinnen und Ärzte aktuell die Diagnose „Mammakarzinom", über 17.850 Frauen sterben jährlich daran. Des Weiteren treten pro Jahr 6.500 In-situ-Karzinome- (Vorstufe von Brustkrebs) auf.[358]

Auch Männer können an Brustkrebs erkranken, allerdings sehr selten: Auf etwa 69.220 neu erkrankte Frauen im Jahr 2014 kamen 650 Männer mit Brustkrebs. Brustkrebs ist die häufigste Krebserkrankung bei der Frau, jedoch in der Regel nicht die gefährlichste Krebsart.

Verglichen mit den Geweben gesunder Frauen zeigten die Gewebeuntersuchungen von Brustkrebspatientinnen eine 50–60%ig höhere PCB(Polychlorierte Biphenyle)- und Pestizidkonzentrationen.

Fettkonsum
Der Fettkonsum von 89.538 Frauen im Alter von 34–59 Jahren, deren Familiengeschichte keine Krebsanfälligkeit aufwies, wurde über 4 Jahre hinweg überwacht. Während dieser Zeit entwickelten 601 der Testpersonen Brustkrebs. Die diätische Überwachung zeigte, dass Frauen mit dem höchsten Fettkonsum (gesättigte Fette, Linolensäure und Cholesterin) sogar eine niedrigere Brustkrebsanfälligkeit aufwiesen. Die Autoren sind der

357 Clark RM et al. (1986). Drinking water and cancer mortality. Sci of the Total Environment 1986; 53:153-172,
358 Deutsche Krebsgesellschaft (2017). Wie häufig ist Brustkrebs? Quelle: https://www.krebsgesellschaft.de/onko-internet-portal/basis-informationen-krebs/krebsarten/brustkrebs-definition-und-haeufigkeit.html (letzte Einsicht 21.02.2021)

Meinung, dass eine leichte Reduktion des Fettkonsums keinen bedeutenden Einfluss auf die Brustkrebsentwicklung ausübt.[359]

Gemüsereiche Ernährung

Der Fettkonsum in Griechenland entspricht etwa einem Drittel dem der US-Bevölkerung. Der Gemüsekonsum der Griechen ist dagegen doppelt so hoch. Die Brustkrebsrate Griechenlands entspricht etwa 60 % der der Amerikanerinnen. Eine Testgruppe von 120 Brustkrebspatienten wurde mit einer Kontrollgruppe von 120 gesunden Frauen verglichen. Nahrungsmittel wurden überwacht. Außer Gemüse hatte keine andere Nahrungsmittelgruppe einen nachweisbaren Einfluss auf die Krebsentwicklung. Von den Gemüsen hatten Gurken, Karotten und Blattsalate eine deutlich schützende Wirkung. Frauen mit dem höchsten Gemüsekonsum fielen in die Gruppe mit der geringsten Krebsanfälligkeit: Sie zeigten nur ein Zehntel der üblichen Krebsrate. Fette, Öle, Alkohol, Zucker und Kaffee hatten keine Einwirkung auf die Krebsentwicklung.[360]

Darmkrebs

Kalzium

Kalziumzufuhr kann das Darmkrebsrisiko reduzieren. In-vitro-Untersuchungen zeigten, dass eine erhöhte Kalziumzufuhr die Adenome und Karzinome nicht beeinflusste. Biopsiestudien bei 9 Testpersonen demonstrierten jedoch, dass 1.500 mg Kalzium täglich den Risikofaktor bei 6 Personen wesentlich reduzierte.[361]

Magnesiummangel erhöht Darmkrebsrisiko

Eine Studie zu diesem Thema wurde in zwei Phasen durchgeführt. Beim ersten Studienteil handelte es sich um eine Fallkontrollstudie an mehr als 1.500 Menschen. Es konnte gezeigt werden, dass pro 100 Milligramm Magnesium, die täglich zusätzlich eingenommen werden (ob über die Nahrung oder Präparate), das Risiko auf kolorektale Adenome um 19 % sinkt. Bei kolorektalen Adenomen handelt es sich um eine Krebsvorstufe, zu der beispielsweise auch die Darmpolypen gezählt werden.[362]

359 Willett WC et al. (1987). Dietary fat and the risk of breast cancer. New Engl J Med 1987; 316:22-28

360 Katsouyanni K et al. (1986). Diet and breast cancer: a case-control study in Greece. Int. J. Cancer 1986; 38:815-820)

361 Buset M et al. (1986). Inhibition of human colonic epithelial cell proliferation in vivo and in vitro by Kalzium. Cancer Research 1986; 46:5426-5430

362 Wolf FI et al. (2007). Magnesium and neoplasia: from carcinogenesis to tumor growth and progression or treatment. Arch Biochem Biophys. 2007 Feb 1;458(1):24-32. Epub 2006 Mar 9. Review.

Ernährung

Eine Gruppe von 715 Männer und Frauen mit kolorektalem Krebs wurden mit einer alters- und geschlechtsgleichen Kontrollgruppe von 727 gesunden Personen verglichen. Eine gemüse- und Vitamin-C-reiche Ernährung reduzierte die kolorektale Krebsrate.[363]

Fettkonsum

Der Fett- und Alkoholkonsum von 7.074 Amerikanern japanischer Herkunft wurde untersucht. Testpersonen waren zwischen 45 und 68 Jahren alt und wurden mit 165 neu diagnostizierten Darmkrebspatienten verglichen. Testpersonen mit erhöhtem Fettkonsum zeigten keine höhere Darmkrebsrate.[364]

Lactobazillus

Biochemiker der Tufts University demonstrierten in Tierversuchen, dass Lactobazillus-Bakterien das Krebswachstum im Darm hemmen und sogar reduzieren kann. Bei Versuchen an Ratten konnten Darmkrebsgeschwüre bis zur Hälfte reduziert werden. Finnische Untersuchungen bestätigen ebenfalls, dass Lactobazillus tumorreduzierend wirkt.

Leukämie

Eine Erkrankung der weißen Blutzellen mit weitgehend unbekannter Ursache. Faktoren, die das Risiko erhöhen, sind Chemikalien wie Benzol, Strahlungen, Zytostatika und onkogene Viren.

Brownson und Kollegen berichteten bereits 1993, dass Rauchen das Leukämierisiko um 30 % erhöht.[365]

Selen

In-vitro-Studien demonstrierten, dass sich Selenocystein und Natriumselenit den Leukämiezellen gegenüber deutlich zytotoxisch verhalten. Glutathion war ohne Selen nicht effektiv, erhöhte jedoch die Wirksamkeit des Natriumselenits um das 5- bis 10-fache.[366]

---

363 Kune S et al. (1987). Case-control study of dietary etiological factors, the Melbourne colorectal cancer study. Nutr. Cancer 1987; 9:21-42.

364 Stemmerman GN et al. (1984). Dietary fat and the risk of colorectal cancer. Cancer Research 1984; 44:4633-4637

365 Brownson R. et al. (1993). Archives of Internal Medicine. Feb 1993.

366 Batist G et al. (1986). Selenium-induced cytotoxicity of human leukemia cells: interaction with reduced gluthatione. Cancer Res 1986; 46:5482-5

Lungenkrebs

Selen und Vitamine

Bei 25.802 Testpersonen wurden Retinol-, Beta-Carotin-, Vitamin-E- und Selenwerte im Serum untersucht. Von 99 Testpersonen, bei denen später Lungenkrebs diagnostiziert wurde, wurden Serumwerte mit denen von 196 Kontrollpersonen ähnlichen Alters, Geschlechts, Rasse und Rauchgewohnheiten verglichen. Vitamin-E- und Beta-Carotinwerte waren deutlich niedriger bei Krebspatienten. Die Lungenkrebsrate schien höher bei Patienten mit niedrigen Selenwerten. Das Plattenepithelkrebsrisiko war 4,3 Mal höher, wenn niedrige Beta-Carotinwerte vorhanden waren. Raucher zeigen häufig niedrige Beta-Carotinwerte. Absinkende Werte scheinen ein Faktor in der Lungenkrebsentstehung.[367]

Schwermetalle

Lungengewebeuntersuchungen von 86 lungenkrebskranken Hüttenarbeitern zeigten hohe Arsen-, Blei- und Kadmiumwerte, wogegen Selen- und Zinkwerte niedrig lagen.[368]

Kadmium

Es wurden ca. 250 epidemiologische Veröffentlichungen zum Thema Krebs und Kadmium ermittelt. 25 Studien erfüllten die aufgestellten Qualitätsansprüche und enthielten Aussagen über Dosis-Wirkungs-Beziehungen, basierten aber auf den Informationen aus wenigen untersuchten Beschäftigtengruppen. Aus der Zusammenfassung aller Studien zu Kadmium und Lungenkrebs ergab sich ein schwacher statistischer Zusammenhang zwischen Lungenkrebs und Kadmiumexposition.[369]

Die Deutsche Lungenstiftung e. V. dagegen bezieht sich auf eine Studie, die 2006 in *Lancet Oncology* veröffentlicht wurde. Hier der Auszug:

„Studienleiter Jan Staessen und seine Kollegen verglichen die Häufigkeit, mit der Krebs in zwei Studiengruppen auftrat: 521 Menschen, die in der Nähe von Zinkhüttenwerken im Nordosten Belgiens leben, bildeten die Studiengruppe mit hoher Kadmiumbelastung. Weitere 473 Studienteilnehmer kamen hingegen aus einem Gebiet mit geringer Belastung. Im Beobachtungszeitraum von über 17 Jahre traten insgesamt 70 Krebserkrankungen auf, davon 19 Fälle mit Lungenkrebs. Anhand der gemessenen Kadmiummengen im Urin der Studienteilnehmer stellten die Forscher fest, dass Krebs umso häufiger auftrat,

367 Menkes MS. et al. (1986). Serum beta-carotene, vitamins A and E, selenium, and the risk of lung cancer. N Engl J Med 1986; 315:1250-1254

368 Gerhardson L, Nordberg GF (1992). Lung Cancer in Smelter Workers - Interactions of Metals as indicated of Tissue Levels. Dept of Environm Med, University of Umea, Sweden. J. of Trace Elements in Experim Medicine 1992; 5:86

369 IFA (Institut für Arbeitsschutz der Deutschen Gesetzlichen Unfallversicherung) (2014). Krebserkrankung durch Cadmium? Zusammenfassung epidemiologischer Studien.

je größer die Belastung mit Kadmium ausgefallen war. Insgesamt errechneten sie für die Studienteilnehmer aus der Gruppe mit starker Belastung ein Krebsrisiko von 67 %. Im Vergleich dazu beträgt das Krebsrisiko, das auf das Rauchen von Tabakwaren zurückgeführt wird, 73 %. „Mit diesem Untersuchungsergebnis hoffen wir auch die allerletzten Zweifel aus der Welt räumen zu können, dass zwischen Krebs und Kadmium ein Zusammenhang besteht', kommentiert Staessen."[370]

Experimentelle Tieruntersuchungen demonstrierten bereits 1992, dass schon geringe Kadmiumbelastungen Lungenkrebs verursachen können.[371]

Anmerkung: Kadmium befindet sich in Zigarettenrauch. Bei der Kadmiumgewinnung sowie beim Recycling des Metalls, bei der Herstellung von Batterien sowie beim Schweißen ist die Gefahr einer Cd-Exposition gegeben.

Magenkrebs

Eine bundesweite Erfassung der Krebshäufigkeit weist Bayern als das Gebiet mit der höchsten Magenkrebsinzidenz aus. Eine Untersuchung an Magenkrebserkrankten aus unterschiedlichen Regionen ergab eine Senkung des Magenkrebsrisikos durch eine erhöhte Vitamin-C-Zufuhr mit der Nahrung um 50 % gegenüber dem Risiko bei niedrigem Verzehr. Ähnliche Ergebnisse fanden sich in Ländern wie Polen, wo die besonders obst- und gemüsearme Ernährung mit einer erhöhten Magenkrebsrate korrelierte. Durch reichlichen Verzehr von Obst und Gemüse ließ sich bei einer Interventionsstudie in China die Ösophagitisrate um ein Drittel reduzieren.[372]

Mundhöhlenkrebs

Vitamin E

Vitamin E schützt vor Mundhöhlenkrebs. Eine Studie der Wissenschaftlerin Gloria Gridley des amerikanischen Krebsinstitutes (National Cancer Instituts) zeigte, dass Vitamin E Mundhöhlenkrebs verhüten kann. Die Krebsrate von 2.400 untersuchten Testpersonen,

370 Nawrot T. (2006). Environmental exposure to cadmium and risk of cancer: a prospective population-based study. Cadmium in der Umwelt erhöht Risiko für Lungenkrebs. Quelle: https://www.lungenaerzte-im-netz.de/news-archiv/meldung/article/cadmium-in-der-umwelt-erhoeht-risiko-fuer-lungenkrebs/ (letzte Einsicht 23.02.2021)

371 Nordberg G (1992). Cadmium Carcinogenesis and its Relationship to other Health Effects in Humans. Dep. of Environm Med, Univeristy of UMEA, Sweden J. of Trace Elements in Experim Medicine 1992; 5:86

372 Kongreßbericht über das Kolloquium"Vitamine - ihre Bedeutung bei der Krebsprophylaxe und mögliche Therapieansätze" am 9.6.1990 in Heidelberg. Vitamine, Mineralstoffe , Spurenelemente, 5. Jahrg. S168, Dez. 1990

die Vitamin einnahmen, war auf die Hälfte reduziert. „Die vorgeschlagende Mindestdosis", sagte Dr. Gridley, „ist jedoch nicht ausreichend in der Krebsverhütung." Testpersonen wurden neben der Mindestdosis von 30 IE noch zusätzlich mit Vitamin E supplementiert. Die effektivste Optimaldosis ist nicht bekannt. Derzeit leiten Harvard-Wissenschaftler verschiedene Studien, die die Verhütung von Darm-, Lungen- und Mundhöhlenkrebs anstreben. Die verwendete Tagesdosis ist 200 IE Vitamin E. Medizinische Forscher des Anderson-Krebszentrums in Texas verwenden 400 IE Vitamin E täglich.

Selen

Serumselenwerte wurden bei 22 Patienten mit präkanzerösen und19 Patienten mit malignen oralen Läsionen untersucht und mit den Serum-Selenwerten von 13 gesunden Kontrollpatienten verglichen. Die präkanzeröse Gruppe zeigte Selendurchschnittswerte von 105 ng/ml, wogegen die Malignom-Gruppe Werte von 77,03 ng/ml aufwies. Die Werte der Kontrollgruppe lagen bei 101 ng/ml.

Nach diesen klinischen Untersuchungen erhielt die präkanzeröse Gruppe in 4-wöchentlichen Abständen 300 µg Selen täglich, entweder in der organischen oder anorganischen Form. Serumselenwerte erhöhten sich nach dem ersten und zweiten Teil der 4-wöchentlichen Supplementation. Danach fielen sie langsam auf den Ausgangswert zurück und stabilisierten sich.

Die präkanzeröse Gruppe zeigte bereits nach dem ersten und zweiten Teil der Therapie beachtliche Erfolge: Bei zwei Patienten konnte ein kompletter Therapieerfolg, bei fünf ein Teilerfolg und bei sechs ein geringer Erfolg verzeichnet werden. Nach Beendigung der Selentherapie wurde bei 7 der 18 Patienten ein Fortschreiten der Erkrankung verzeichnet.

Patienten mit Neoplasmen zeigten niedrigere Serums-elenwerte als die gesunde Kontrollgruppe, deren Werte ebenfalls niedriger lagen als die der präkanzerösen Gruppe. Die Autoren sind der Meinung, dass die Selentherapie in der Behandlung präkanzeröser dysplastischer Läsionen der Mundhöhle beachtliche Erfolge erzielt.[373]

373 Toma S (1991). Selenium Therapy in Patients with Precancerous and Malignant Oral Cavity Lesions: Preliminary Results. Cancer Detection and Prevention. 1991; 15(6):491-493

Pankreaskrebs – Pankreaskarzinom

Obwohl dieser Krebs relativ selten auftritt, gehört er in Deutschland zu den dritthäufigsten Krebstodesursachen und den zehn häufigsten Todesursachen. In Deutschland erkranken jährlich etwa 16.000 Menschen an Bauchspeicheldrüsenkrebs. Als erstes Anzeichen wird Geschmacksverlust genannt. Bei über 95 % der Fälle handelt es sich um ein endokrines Pankreaskarzinom, bei dem der Tumor zu viel Insulin bildet. Betroffen sind allgemein Menschen höheren Alters, Frauen ab 70 Jahren und Männer ab 75 Jahren.

Bösartige Tumore des Pankreas, auch Bauchspeicheldrüse genannt, verursachen in den frühen Stadien oft keine, oder nur unspezifische Symptome. Somit wird der Tumor oft erst im fortgeschrittenen Stadium erkannt. Auslöser der teils schweren Schmerzen sind Tumorzellen, die in die sensorischen Nerven innerhalb der Bauchspeicheldrüse einwachsen.

Risikofaktoren sind:

- Rauchen
- hoher Alkoholkonsum
- Adipositas
- Diabetes mellitus Typ 2
- Chronische Pankreatitis
- geräucherten bzw. gegrillten Speisen,
- tierischen Fetten oder Zucker
- Mittel zur Bekämpfung von Schädlingen, Unkraut oder Pilzen
- chlorierte Kohlenwasserstoffe
- Chrom, Chromverbindungen und Schwermetalle
- Kraftstoffdämpfe

Eine Studie der Indiana University (veröffentlicht im British Journal of Cancer) zeigte, dass eine gute Magnesiumversorgung das Risiko für Bauchspeicheldrüsenkrebs senkt. Forscher der Universität werteten für ihre Untersuchung die Daten von mehr als 66.000 Frauen und Männern (zwischen 50 und 76 Jahren) und überprüften den Zusammenhang zwischen der Magnesiumversorgung und dem Auftreten von Bauchspeicheldrüsenkrebs. Es zeigte sich, dass das Risiko, einen Bauchspeicheldrüsenkrebs zu entwickeln, pro 100 mg Magnesium, die täglich als Nahrungsergänzungsmittel eingenommen wurden, um 24 % sank.[374]

374 Whang R, Ryder KW (1990). Frequency of hypomagnesemia and hypermagnesemia. JAMA, 1990 Jun 13;263(22):3063-4

In der Kohortenstudie aus den USA wurden mehr als 60.000 Patienten über acht Jahre lang begleitet. Der Gesundheitszustand, das Auftreten von Erkrankungen und unter anderem das Einnahmeverhalten von Mineralstoffen wurden dokumentiert. 151 Studienteilnehmer entwickelten im Beobachtungszeitraum Pankreaskrebs – die meisten dieser Patienten litten unter Magnesiummangel.

Die EPIC-Studie (European Prospective Investigation into Cancer und Nutrition Study) wurde 1992 begonnen, um die Zusammenhänge zwischen Ernährung und dem Auftreten von Krebs darzustellen. An der Erhebung waren 23 europäische Zentren mit mehr als 500.000 Teilnehmer beteiligt. Bei Pankreaskrebs wurde festgestellt, dass eine ausreichende Einnahme von Magnesium bei Patienten mit einem BMI (Body Mass Index) von mindestens 25 das Risiko um 21 % senken kann.

Kadmium (Cd)
Untersuchungen zeigen, dass Rauchen sowie die berufliche Exposition mit Kadmium die Cd-Urinkonzentration erhöht. Epidemiologische Studien zeigen, dass Kadmium das Pankreasrisiko erhöht.[375]

Die Mortalitätsrate bei Männern mit Lungenkrebs korrelierte mit dem Tabakkonsum. Bei Frauen korrelierte Bauchspeicheldrüsenkrebs signifikant mit Diabetes mellitus.[376]

Quecksilber (Hg)
Pamphlett und Kollegen untersuchten, ob Quecksilber und andere Metalle in pankreatischen Zellen angereichert werden.

In Paraffin- eingebettete Abschnitte des normalen Bauchspeicheldrüsengewebes wurden aus Pankreatektomieproben von 45 Personen mit Pankreasadenokarzinom und aus Autopsieproben von 38 Personen ohne Bauchspeicheldrüsenkrebs gewonnen. Mit Autometallographie wurde anorganisches Quecksilber in Isletzellen bei 14 von 30 Männern mit Bauchspeicheldrüsenkrebs (47 %) beobachtet. Bei den Männern ohne Bauchspeicheldrüsenkrebs wurde Hg nur bei zwei von 17 Männern (12 %) nachgewiesen. Die Forscher sind der Meinung, dass diese Ergebnisse die Hypothese stützen, dass giftige Metalle wie Quecksilber zur Pathogenese von Bauchspeicheldrüsenkrebs beitragen.[377]

375 Lucket BG et al. (2012). Cadmium Exposure and Pancreatic Cancer in South Louisiana. J Environ Public Health. 2012; 180-186.
376 Blot WJ et al. (1978). Geographic correlates of pancreas cancer in the United States. *Cancer*.1978;42(1):373–38
377 Pamphlett R et al. (2020). Mercury in Pancreatic Cells of People with and without Pancreatic Cancer. Int J Environ Res Public Health. 2020; 17(23) (ISSN: 1660-4601)

Selen, Vitamin B_2, C und E und Pankreatitis

Verglichen wurden 15 Testpersonen mit idiopathischer chronischer Pankreatitis mit einer gesunden Kontrollgruppe. Die Testpersonen mit Pankreatitis wiesen wesentlich geringere Mengen an Selen, Vitamin B_2, C und E auf als die Personen der Kontrollgruppe. Der Fettkonsum der Pankreaspatienten war fünfmal höher als der der Kontrollgruppe. Die Autoren sind der Meinung, dass die daraus resultierende Lipidperoxidation ein Faktor in der Entstehung der idiopathischen chronischen Pankreatitis ist.[378]

Fallbeispiel

B. war früher Ingenieur, der beruflich viel mit Quecksilber arbeitete. Der Weltklasseathlet war Nichtraucher und sehr ernährungsbewusst, der allerdings Süßes und Alkohol zu genießen verstand. Im Rentenalter wurde er zum Alkoholiker. Pankreaskarzinom wurde diagnostiziert, nachdem er schnell und deutlich an Gewicht verloren hatte und über Bauchschmerzen und -krämpfe geklagt hatte. Der Tumor am Pankreaskopf wurde chirurgisch entfernt. Im Anschluss daran lebte er noch fast ein Jahr alkohol- und relativ schmerzfrei. Danach war Schmerztherapie notwendig. Nach seinem Ableben wurden Pankreaskrebszellen entnommen, die im Vergleich zu gesunden Zellen mit deutlich mehr Quecksilber belastet waren.

Prostatakrebs

Nach der operativen Entfernung der Prostata wegen einer Krebsdiagnose klagen, laut Berichten, 70 % der Patienten über Erektionsprobleme, 53 % über sexuelles Desinteresse, etwa 16 % über Harninkontinenz und 20 % über Blutungen oder Darmverletzungen.

Prof. Dr. Eva Maria Bitzer vom Hannoveraner Institut für Sozialmedizin, Epidemiologie und Gesundheitssystemforschung hat eine Befragung durchgeführt und stellt fest, dass trotz guter Heilungschancen viele Patienten mit gravierenden Neben- und Folgewirkungen dieser Behandlung rechnen müssen. So ist es kein Wunder, dass die Zufriedenheit nach dem Eingriff nicht gerade überwältigend ausfällt. Zwar sind 52 % der Befragten mit dem Ergebnis der Behandlung uneingeschränkt zufrieden, doch 41 % nur eingeschränkt und 7 % unzufrieden. Prof. Bitzer kommt zu dem Ergebnis, dass in Deutschland viel häufiger eine operative Entnahme der Prostata vorgenommen wird als in anderen Ländern. Derzeit werden Prostata-Operationen wegen Krebs hierzulande ungefähr doppelt so häufig durchgeführt wie in den USA.[379]

378 Rose P et al. (1986). Dietary antioxidants and chronic pancreatitis. Hum Nutr clin Nutr 1986; 40 C:151-161,
379 Barmer GEK Report Krankenhaus 2012

Seit über hundert Jahren versuchen Ärzte, Krebspatienten durch Überwärmen des Tumorgewebes zu behandeln. Der Fachbegriff dafür lautet Hyperthermie. Diese Wärmeanwendung soll Krebszellen zerstören, da sie empfindlicher auf Hitze reagieren als gesunde. Doch trotz der langjährigen praktischen und wissenschaftlichen Arbeit ist die Überwärmung bis heute kein Standardverfahren der Krebsbehandlung.

Dr. med. Friedrich Douwes, Chefarzt der Klinik St. Georg für Onkologie, Hämatologie und Immunologie in Bad Aibling spricht dieses Thema in seinem Buch *Hoffnung bei Prostatabeschwerden. Die neue Therapie ohne Messer* an (Herbig 1999). „Eine operative Behandlung der Prostataerkrankung ist immer eine Einbahnstraße, aus der es keine Umkehr gibt", und meint, dass sie deshalb immer nur als letzte Möglichkeit in Betracht gezogen wird. Er führt die um 43 % sinkende Rate der konventionell-chirurgischen Eingriffe zwischen 1987 und 1994 auf den steigenden Einsatz der Hyperthermie zurück. Die Tendenz ist anhaltend, so Dr. Douwes, der auch in seiner Klinik diese Therapie mit Erfolg einsetzt.

Das britische Forschungsmagazin *Physics World* berichtet über eine US-Studie zum Einsatz der Hyperthermie bei Prostatakrebs. Danach könne eine Strahlentherapie bei Prostatakrebs wirksamer sein, wenn eine milde Hyperthermie vorausgeht. Zu diesem Ergebnis kommen Forscher der University of Maryland School of Medicine, Baltimore. Behandlungen, die die beiden Techniken kombinieren, könnten das umgebende Gewebe durch Verwendung einer geringeren Gesamtdosis schonen, um ähnliche Ergebnisse wie bei der konventionellen Strahlentherapie zu erzielen.[380]

Ähnliches berichten die Forscher Kalapurakal der Division of Radiation Oncology, Northwestern University, Chicago, Illinois. Ihrem Bericht zufolge, der im *International Journal of Radiology* erschien, konnte die Kombination Strahlentherapie/Hyperthermie selbst große Tumore wie auch Prostata-spezifische Antigene im Serum reduzieren.[381]

Experimentelle Tieruntersuchungen demonstrieren, dass bereits relativ niedrige Kadmiumbelastungen Prostatakrebs verursachen können. Siehe auch Lungenkrebs.

380 Cohen J et al. (2019). Mild hyperthermia as a localized radiosensitizer for deep-seated tumors: investigation in an orthotopic prostate cancer model in mice, British Institute of Radiology. 2019 Mar; 92:1095

381 Kalapurakal JA et al. (2003). Efficacy of irradiation and external hyperthermia in locally advanced, hormone-refractory or radiation recurrent prostate cancer: a preliminary report.Int J Radiat Oncol Biol Phys. 2003 Nov 1;57(3):654-64

Metalle

Toxikologen des Department of Environmental and Infectious Disease Sciences, Armed Forces Institute of Pathology, Washington, District of Columbia, USA, untersuchten Prostatektomie-Proben von Patienten mit und ohne Prostatakrebs auf deren Gehalt an Kadmium, Eisen, Selen und Zink. Die Kadmium- und Selenkonzentration der Krebsgewebe unterschieden sich nicht signifikant von den gesunden Geweben. Es zeigten sich jedoch deutlich niedrigere Zink- und Eisenkonzentrationen in den Prostatakrebsgeweben.[382]

Lernschwierigkeiten

Aflatoxine

Mais, Milch und Erdnüsse enthalten hohe Mengen an Aflatoxinen. Die Aflatoxinzufuhr bei Schwangeren wurde mit dem Intelligenzquotienten der Kinder verglichen. Untersuchungen zeigten, dass 70 % der Kinder, deren Mütter mehr als 29 Portionen dieser aflatoxinhaltigen Nahrungsmittel wöchentlich aßen, lernbehindert mit einem IQ von weniger als 70 waren.[383]

Fette

Tierversuche zeigen, dass das kognitive Lernvermögen durch Sojaöl gesteigert werden konnte, wogegen Schweinefett die Lernfähigkeit reduzierte. Die Autoren vertreten die Meinung, dass die Wahl richtiger Fette wichtig ist, um die Lernfähigkeit zu steigern.[384]

Zinkmangel

Weitere Tierversuche zeigen, dass selbst geringfügiger Zinkmangel während der Schwangerschaft und Stillperiode Lernschwierigkeiten und Gedächtnisstörungen verursachen kann.[385]

382 Sarafanov AG et al. (2011). Prostate cancer outcome and tissue levels of metal ions. Prostate 2011 ;71(11):1231-8.
383 Caster WO et al. (1986). Dietary aflatoxins, intelligence and school performance in southern Georgia. Int J Vitam Nutr1986; 56:291-295
384 Coscina DV et al. (1986). Learning is improved by a soybean oil diet in rats. Life Sci 1986; 38:1789-1794
385 Halas ES et al. (1986). Learning and memory disability in young adult rats from mildly zinc deficient dams. Physiol Behav 1986; 37:451-458

Lungenentzündung – Pneumonie

Ätiologie

Typischer Erreger dieses Infekts: Streptococcus pneumoniae

Symptomatik

Frösteln, Schüttelfrost, Schmerz in Brust und Rücken, starker Hustenreiz, Fieber, Kopfschmerzen, schneller Puls (Tachykardie)

Diagnostische Hinweise

- Leukozytenzahl, Erythrozytenüberwachung
- Mineralstoffstatus, insbesondere Zink, Eisen, Selen
- Vitamin-C-Status

Therapiehinweise

- Vitamin C, je nach Bedarf bis zu 10 g täglich
- Vitamin A, je nach Bedarf bis zu 100.000 IE für eine Woche, dann Zufuhr entsprechend verringern
- individualisierte Mineralstofftherapie
- Aminosäurenkomplex,1–2x täglich
- Vitamin-B-Komplex, 1–2x täglich

Menopausensyndrom – Wechseljahre, Klimakterium

Ätiologie

reduzierte Östrogenproduktion

Symptomatik

Hitzewallungen, Schwindel, Schweißausbrüche, Depressionen, Energieverlust, neurovegetative Beschwerden, psychischer Leistungsabfall, auch Psychoneurose (Reizbarkeit, Lustlosigkeit), Schlafstörungen (verursacht durch Kalziumstoffwechselschwäche).

Physiologische Erwägungen

Euthyreose und gesunde Nebennierenfunktionen sind typisch bei Frauen, die keine klimakterischen Beschwerden erleiden. Unterstützung der Nebennieren- und Schilddrüsenfunktionen wirkt sich somit positiv auf das Klimakterium aus. Östrogen- und auch Schilddrüsenschwäche reduzieren die Kalziumverwertung. Letztere wird durch Bewegungsarmut, fettreiche Ernährung und Magnesiummangel weiter reduziert. Klimakterische Beschwerden wie Energieschwäche etc. sind vielfach identisch mit typischen Nährstoffmangelerscheinungen. Hitzewallungen können mit 1.500 mg Kalzium, 100 mg Vitamin B_6 und 400 IE Vitamin E reduziert oder sogar verhindert werden. Psychoneurotische Beschwerden sprechen gut auf Magnesiumtherapie an.

Bei ausreichender Nährstoffversorgung und entsprechender Lebensumstellung können Folgeerscheinungen wie Adipositas und Osteoporose weitgehend verhindert werden.

Diagnostische Hinweise

- Gesamtmineralstoffstatus, auch Serumkalzium, -magnesium, -kalium
- Schilddrüsenüberwachung

Therapeutische Hinweise

- Aminosäurentherapie fördert Hormonproduktion
- Vitamin E, bis zu 600 IE 100 mg Vitamin B_6
- 1500 mg Kalzium
- 500 mg Magnesium
- auf Hypochlorhydria achten – diese beeinträchtigt die Kalzium- und Vitamin-B_{12}-Verwertung

Bor

Das Spurenelement Bor kann Östrogeneffekte verursachen und erhöhen. Östrogentherapierte Frauen im Alter von 45 und älter, die mit Bor therapiert wurden, zeigten höhere 17ß-Östradiolkonzentrationen im Serum und Plasma als gleichaltrige Frauen, die kein Bor erhielten. Östrogen wie auch Bor erhöhten außerdem immunreaktive Ceruloplasmin- und Triglyzeridkonzentrationen im Serum. Bor hatte keinen Einfluss auf diese Werte, wenn kein Östrogen supplementiert wurde.[386]

Menstruationsbeschwerden – Prämenstruelles Syndrom (PMS)

Ätiologie

Störungen des Menstruationszyklus

Symptomatik

Krämpfe, prämenstruelle Depression, Nervosität, Schwäche

386 Nielsen FH et al. (1992). Boron Enhances and Mimics Some Effects of Estrogen Therapy in Postmenopausal Women. Journ of Trace Elements in Experim Medicine 1992; 5:237-246

Physiologische Erwägungen

Symptome können Folge erhöhter Nährstoffanforderungen sein, die durch wiederholte starke Monatsblutung verursacht wurden.

Diagnostische Hinweise

- Erythrozyten
- Eisenstatus
- Folatstatus
- Kalzium-, Magnesium-, Kaliumstatus
- Hormonstatus, inklusive Schilddrüsenüberwachung (T4)

Therapiehinweise

- Eisentherapie je nach Bedarf
- Vitamin-B-Komplex, u. U. extra Folsäure und B_{12}
- Kalzium, je nach Bedarf 750–2.000 mg täglich
- Magnesium, 300–500 mg täglichVitamin E, 400 IE
- Aminosäuren- und Zinkzufuhr zur Unterstützung der Hormonproduktion
- Jod und Tyrosin bei Schilddrüsenschwäche

Forschung

Kalzium

33 Frauen mit PMS erhielten je 1.000 mg täglich Kalzium (als Kalziumkarbonat) für 3 Monate. Symptomreduzierungen wurden in 73 % der supplementierten Testpersonen erzielt. 15 % der Placebo-supplementierten Testpersonen bevorzugten die Placebo-Therapie und 12 % aller Testpersonen dieser randomisierten Doppelblindstudie zeigten keine Präferenz.[387]

Magnesium

In einer Doppelblindstudie wurden 32 Frauen mit PMS zufallsverteilt mit Magnesium (360 mg täglich) oder einem Placebo für die Dauer von 2 Monaten supplementiert. Die Zufuhr erfolgte täglich, und zwar vom 15. Tag des Menstruationszyklus – zum Beginn der Menstruation. Patienten, die Magnesium erhielten, zeigten deutlich verringerte prämenstruelle Symptome, insbesondere im emotionellen Bereich. Die Magnesiumtherapie erhöhte die Magnesiumkonzentration der Lymphozyten und polymorphonuklearen Leukozyten, aber nicht in Plasma oder den Erythrozyten.[388]

387 Thys-Jacobs S et al. (1989). Kalzium supplementation in premenstrual syndrome. A randomized trial. J. Gen Int Med 1989; 4:183-189

388 Facchinette F et al. (1991). Oral magnesium successfully relieves premenstrual mood changes. Obstet Gynecl 1991: 78:177-188

Migräne

Ätiologie

Anfallsartige Kopfschmerzen, die vermutlich durch Vasokonstriktion der Hirngefäße verursacht sind. Auslösende Faktoren sind psychische Belastung, chemische Einflüsse, Medikamente, Nahrungsmittelunverträglichkeiten. Glutamat-, Kupfer- und Tyraminempfindlichkeit sind häufig vorhanden.

Symptomatik

Starke Kopfschmerzen, die oft von Übelkeit und Erbrechen begleitet sind und teilweise Sehschwäche oder Sehstörungen (Sterne tanzen vor den Augen) verursachen.

Diagnose

Magnesium-, Kupfer-, Eisen-, Zinkstatus

Therapiehinweise

Bevor die Kopfschmerzen einsetzen, verzeichnet der Patient meist eine deutliche Abkühlung der Extremitäten. Biofeedbackmessungen zeigen, dass die Temperatur der Hände deutlich abfällt. Je erfolgreicher diese Abkühlung verhindert wird (Hand- und Fußbad, Meditation etc.), umso geringer ist die Vasokonstriktion. Der Migräneanfall wird entsprechend gemildert oder sogar verhütet.

Sobald erste Migräneanzeichen verzeichnet werden, wird der Säuren-Basen-Haushalt deutlich gestört. 1–2 EL Natron (oder ein ähnliches Karbonat) in Wasser wirkt normalisierend und reduziert die Migränesymptome.

Magnesium (wirkt gefäßerweiternd), 100 mg 3–4x täglich

Magnesium

Seit den 80er Jahren ist bekannt, dass Menschen mit Migräne einen möglichen Magnesiummangel während der Attacken aufweisen. Eine Schmerzlinderung erreichten Forscher, indem sie 1 g Magnesiumsulfat verabreichten. 86 % der Patienten berichteten über eine anhaltende Schmerzlinderung über 24 Stunden hinweg. Serotonin, das bei Migräne freigesetzt wird, löst Übelkeit und Erbrechen aus und führt zu Gefäßverengungen. Die Verabreichung von Magnesium reduziert nachweislich die durch Serotonin verursachte Gefäßverengung. Intravenös gegebenes Magnesium zeigte eine signifikante Verbesserung der Migräne.[389]

389 Ramadan et al. (1989). Low brain magnesium in migraine. Headache, J of Head and Face Pain. Oct 1989

Eine Placebo-kontrollierte Doppelblindstudie ergab, dass die regelmäßige Einnahme von Magnesium die Migräneanfälle um 41,6 % reduzierte.[390]

2017 kamen Alexander von Luckner und Franz Riederer in einem Review zum Schluss, dass es eine „möglicherweise wirksame Evidenz für die Prävention von Migräne mit Magnesium" gibt.[391]

In einer Metaanalyse- reduzierte intravenös gegebenes Magnesium akute Migräneanfälle innerhalb 15–45 Minuten. Oral eingenommen konnte Magnesium die Häufigkeit und Intensität ebenfalls reduzieren. Insgesamt zeigt sich aus diesen Studien, dass Magnesium wirksam ist.[392]

Gallai, Sarchielli und Kollegen testeten die Magnesiumkonzentration in Serum und Speichel von Erwachsenen wie auch jugendlichen Migräne-Patienten und gesunden Jugendlichen wie auch Erwachsenen. Die Migräne-Patienten zeigten signifikant niedrigere Werte.[393, 394]

Aspartam

Dieses Fallbeispiel zeigt, dass Aspartam Migräne und gastrointestinale Probleme auslösen kann: Eine 31-jährige Patientin, die täglich 6–8 aspartamhaltige Cola-Getränke zu sich nahm und zusätzlich Aspartam als Süßmittel und in Form von zuckerfreien Nahrungsmitteln konsumierte, litt täglich unter Kopfschmerzen und gastrointestinalen Problemen. Nachdem die Patientin aspartamfrei ernährt wurde, verschwanden alle Symptome. Provokationstests produzierten die obigen Symptome innerhalb von 1,5 Stunden. Der Autor weist darauf hin, dass Aspartam Migräne wie auch epileptische Anfälle verursachen kann.[395]

Kupfer und Tyramin

Nahrungsmittel wie Käse, Hefeextrakt, Hühnerleber und saurer Hering enthalten reichlich Tyramin, ein biogenes Amin, das aus der Aminosäure Tyrosin gebildet wird. Tyramin-reiche Nahrungsmittel gelten als Migräneauslöser. Laut Harrison sind diese Nah-

390 Peikert A et al. (1996). Prophylaxis of Migraine with Oral Magnesium: Results From A Prospective, Multi-Center, Placebo-Controlled and Double-Blind Randomized Study. Cephalalgia June 1996

391 Von Luckner A (2017). Magnesium in Migraine Prophylaxis—Is There an Evidence-Based Rationale? A Systematic Review. Headache, J of Head and Face Pain. Nov. 2017

392 Chiu H-Y et al. (2016). Effects of Intravenous and Oral Magnesium on Reducing Migraine: A Meta-analysis of Randomized Controlled Trials. Pain Physician 2016; 19:97-112

393 Gallai, V et al. (1992). Serum and salivary magnesium levels in migraine. Results in a group of juvenile patients. Headache 1992; 32:132-5

394 Sarchielli P et al. (1992). Serum and salivary magnesium levels in migraine and tension-type headache. Results in a group of adult patients. Cephalalgia 1992; 12:21–7

395 Johns DR (1986). Migraine provoked by Aspartame. New Engl J Med.1986; 315:456

rungsmittel auch kupferreich, genau wie Schokolade, Nüsse und Schalentiere. Der Autor resümiert, dass Citrate wie auch Ascorbate die intestinale Kupferresorption erhöhen. Migränepatienten sollten somit auf kupferreiche Nahrung verzichten und auch Kupfergewebewerte (Haaranalyse) untersuchen lassen.

Multiple Sklerose – MS, Encephalomyelitis disseminata

Die MS ist eine chronische Entzündung des Nervensystems. Dabei werden Nervenstrukturen zerstört, was unterschiedlichste Symptome nach sich zieht. Die Erkrankung verläuft oft in Schüben und gilt als nicht heilbar. Interessant ist, dass diese Krankheit weitaus häufiger in nördlichen und seltener in südlichen Ländern vorkommt. Die Erkrankung tritt meist zwischen dem 20. und 40. (selten nach dem 50.) Lebensjahr, vorwiegend bei Frauen, auf. Fettstoffwechselstörungen scheinen mitverantwortlich zu sein.

Symptomatik

Polysklerose; primär entzündliche Erkrankung des ZNS mit herdförmiger Entmarkung. Muskelschwäche, Koordinationsprobleme, Muskelkrämpfe, im fortgeschrittenen Stadium Blasenkontrollschwierigkeiten. Das Fortschreiten der Krankheit wird allgemein mit Medikamenten einigermaßen gebremst.

Physiologische Erwägungen

Medizinische Forschungsberichte zeigten schon 1952, dass diese Krankheit vorwiegend bei Völkern auftritt, deren Nahrung besonders hohe Mengen an gesättigten (tierischen) Fetten enthält.[396, 397] Eine derartige Diät reduziert Blutlezithinwerte. Autopsiestudien zeigen, dass MS-Patienten einen weitaus geringen Lezithingehalt des Gehirns und der Myelinhülle der Nerven aufweisen. Liegt zusätzlich ein Mangel an Nährstoffen vor, die für die Lezithinsynthese notwendig sind, verschlechtert sich der Zustand des Patienten. Wichtige Nährstoffe sind Magnesium, Vitamin B_6, Cholin, Inositol und essenzielle Fettsäuren. Tierische Fette, außer Fischölen, sollten weitgehend vermieden werden.

---

396 Swank RL (1952). Multiple sclerosis in rural Norway ist geographic and accupational incidence in relation to nutrition. N Engl. J Med. 1952 May 8;246(19):722-8

397 Kurland LT et al. (1952). The frequency and geographic distribution of multiple sclerosis, with special reference to New Orleans, Louisiana. New Orleans Med Surg J. 1952;104(11):445-454.

Diagnose
- Magnesiumnachweis
- Schwermetallbelastung in Blut und Haaren

Therapiehinweise
- Vitamin E, 800 IE täglich
- Lezithinzufuhr, 1.200 mg 2–4x täglich
- Omega-3- und Omega-6-Fettsäuren
- Vitamin-B-Komplex, insbesondere Pantothensäure und Vitamin B_6.
- individuelle Mineralstofftherapie, insbesondere Kalzium- und Magnesiumzufuhr je nach Bedarf zur Reduzierung der Muskelkrämpfe
- Lysin, 500 mg und Aminosäurenkomplex, 1–3x täglich
- Chelattherapie, je nach Belastung

Genetisch prädisponierte Personen benötigen für die Myelinentwicklung höhere Mengen an Kalzium-, Magnesium- und Vitamin D. Bei jüngeren Erwachsenen konnte eine erhöhte Ergänzung Rückfälle reduzieren.

DMSA-Chelattherapie/Fallbeispiel
Die Autorin untersuchte den Urin von 11 MS-Patienten vor und nach oraler Gabe von 500 mg DMSA. Bei fünf der Patienten überstieg die Quecksilbekonzentration im Urin vor DMSA-Gabe den Grenzwert von 1 µg/g Kreatinin. Nach DMSA-Gabe erhöhte sich die Quecksilberausscheidung bei allen Patienten. Bei einer der Patientinnen stieg der Hg-Wert auf 300 µg/g Kreatinin an. Diese Patientin wurde über Monate regelmäßig mit DMSA entgiftet. Nach etwa einem Jahr waren alle MS-Symptome verschwunden. Rezidive traten nicht auf. Nebenwirkungen wurden bei keinem der Probanden verzeichnet.

Mundgeruch

Ätiologie
Hypochlorhydrie

Symptomatik
starker Mundgeruch trotz guter Zahnhygiene

Physiologische Erwägungen
Verdauungsstörungen und Fehlernährung sind oft vorhanden.

Therapeutische Vorschläge

- verdauungsunterstützende Enzympräparate
- erhöhte Ballaststoffzufuhr
- Kauen von Dillsamen bringt momentane Besserung

Muskeldystrophie, progressive

Muskelschwund-Erkrankungen aufgrund eines mutierten Dysferlin-Gens oder die erblich bedingte Muskeldystrophie Duchenne (DMD) betreffen vergleichsweise wenige Menschen. Der Begriff Muskeldystrophien bezeichnet eine Gruppe erblich bedingter Muskelerkrankungen, bei denen es zu progressivem Muskelschwund und Muskelschwäche kommt. Dieser Muskelschwund ist durch einen erblich bedingten Mangel an dem Protein Dystrophin verursacht, das wichtig für die Struktur der Muskelfasern ist. Fehlt es, bricht die betroffene Muskelzelle zusammen.

Ein Forschungsteam der Universitätsklinik Göttingen um Dr. Sven Thoms und Prof. Ekkehard Wilichowski untersuchte, wie sich die Behandlung von Muskelschwund-Patienten verbessern lässt, die eine Mutation des Dysferlin-Gens haben. Dieser Fehler im Erbgut führt zu progressivem Muskelschwund der Gliedmaßen, des Beckens und Schultergürtels. Betroffene sind in der Folge auf einen Rollstuhl angewiesen.

Betroffene der beiden Hauptformen von Muskeldystrophie (Typ Duchenne und Typ Becker-Kiener) geben den ursächlichen Gendefekt über eine sogenannte X-chromosomal-rezessive Vererbung an ihre Kinder weiter.

Das Protein Dystrophin, das auf dem X-Chromosom liegt, ist für die Stabilität der Membran der Muskelfasern unerlässlich. Fehlt der Eiweißstoff, verschiebt sich der genetische Code. Die Krankheit bricht zwischen dem zweiten und fünften Lebensjahr aus. 90 % der Patienten können mit etwa zehn Jahren nicht mehr laufen, später versagen die Arme ihren Dienst. Danach werden auch Herz- und Atemmuskulatur angegriffen. Letztlich endet diese Muskeldystrophie im jungen Erwachsenenalter immer tödlich.

Symptomatik

Muskelschwäche, Verlust an Muskelkontrolle, Paralyse. Durch den Muskelschwund treten bei Muskeldystrophie außerdem Symptome wie Fehlstellungen der betroffenen Gelenke sowie Verformungen der Knochen auf (z. B. Fußfehlbildungen oder Skoliose). Betroffenen fällt es im Verlauf der Erkrankung zunehmend schwerer, die durch Muskelschwund beeinträchtigten Körperteile eigenständig zu bewegen.

Therapiehinweise

Ernährungsänderungen konnten bislang das Fortschreiten von DMD nicht verlangsamen. Die richtige Ernährung ist jedoch für die allgemeine Gesundheit unerlässlich. Begrenzte Beweglichkeit oder Inaktivität infolge von Muskelschwäche kann zu Fettleibigkeit, Dehydrierung und Verstopfung beitragen. Eine ballaststoffreiche, proteinreiche, kalorienarme Ernährung in Kombination mit ausreichender Flüssigkeitsaufnahme verbessert die Lebensqualität. Magnesium und Kalium, verabreicht mit B-Vitaminen, reduzieren Muskelstress.

Forschung/Fallbeispiele

Der Kampf gegen DMD ist eine Herausforderung. Forscherteams, vor allem in den USA, den Niederlanden, Großbritannien und Frankreich arbeiten seit Jahren an neuen Therapiemöglichkeiten. Bisher jedoch gelingt es nur, den Entwicklungsprozess zu verlangsamen, zum Beispiel mithilfe von Kortison, um die Entzündungen im Muskel zu hemmen. Die derzeitige Forschung legt den Schwerpunkt auf die Reparatur des defekten Gens, das den Muskelschwund verursacht. So versuchen Wissenschaftler mit Hilfe von Molekülen das Leseraster des Gens zu korrigieren. Eine andere gentherapeutische Maßnahme nutzt Viren, die Dystrophin per Injektion in die Muskelzellen transportieren. „Die Frage ist: Wie bekomme ich die Viren in alle Zellen rein", sagt Prof. Jens Schmidt von der neurologischen Universitätsklinik in Göttingen. Das Problem: Die Viren bilden ein Eiweiß, das Muskeln aufbauen soll. Da das Protein allerdings für den Körper neu ist, kommt es zu einer Abstoßungsreaktion, also Entzündungen. Diese verstärken wiederum vorhandene Entzündungen.

Inwieweit Entzündungen reduziert werden sollten, um den Krankheitsverlauf zu bremsen, wird bislang kaum diskutiert.

Der Umweltarzt Dr. med. Wortberg berichtet in seinem Buch *Bin ich umweltkrank?* von drei Patienten, bei der Untersuchungen zeigten, dass sie u. a. mit Quecksilber, Kupfer, Kadmium sowie PBC (Polychlorierte Biphenyl) und HCA (Hexachlorcyclohexan) belastet waren.[398] Dass Toxine Entzündungsprozesse fördern, ist bekannt. Inwieweit sich Toxinbelastungen auf das Erbgut und Entzündungsprozesse auf die Krankheitsentwicklung auswirken, wird diskutiert.

Prof. Jens Schmidt verfolgt den Ansatz, mit Immunglobulinen das Immunsystem neu aufzubauen. „Wenn man die Entzündungen reduziert, kann man zusätzliche Schäden an Muskelfasern vermeiden und bereits geschädigte Muskelfasern reparieren", erklärt

398 Wortberg W (2013). Bin ich umweltkrank?. Mediengruppe Oberfranken; 1. Auflage 2013

Prof. Schmidt das Prinzip. Er ist überzeugt, dass diese Methode zur Unterstützung anderer Therapieansätze eingesetzt werden kann.[399]

Prof. Kate Bushby, Expertin in neuromuskulärer Genetik, untersuchte die medizinischen Unterlagen von 229 Familien, bei denen DMD vorkam. Sie sagt: „At this point- we can only speculate on the reasons that may be responsible for this, they might include factors that may increase stress such as poor finances, increased smoking, poor diet and living near environmental hazards."

(Übersetzung: An dieser Stelle können wir nur über die Gründe spekulieren, die dafür (für DMD) verantwortlich sein könnten. Sie könnten Faktoren umfassen, die Stress erhöhen, wie schlechte Finanzen, vermehrtes Rauchen, schlechte Ernährung und das Leben in der Nähe von Umweltgefahren.) Dr. Harris L. Smith und Kollegen der Universität Memphis, Tennessee untersuchten bereits 1962 die Funktion von Magnesium und verschiedenen Enzymen bei Muskeldystrophie. Sie beschreiben in ihrer Studie abnormale Aktivitäten verschiedener glykolytischer Enzyme, Transaminasen, Nukleotidasen und Kreatinphosphokinasen, die alle den Transfer von Phosphat aus Adenosintriphosphat (ATP) zu einem Phosphatrezeptor oder von einer phosphorylierten Verbindung zu Adenosindiphosphat (ADP) katalysieren. Dieser Transport wird durch Magnesium aktiviert. Da ATP notwendig ist für unterschiedliche Funktionen wie Muskelkontraktion, nimmt Magnesium eine Schlüsselstellung ein.[400]

Muskelkrämpfe

Ätiologie

Störungen des Kaliumhaushalts, möglicherweise erschwert durch hormonelle Störungen oder Hypochlorhydrie. Erhöhter Magnesiumbedarf ist meist vorhanden.

Symptomatik

Muskelkrampfe, die nachts, vor oder während der Menstruation auftreten und von erhöhter Reizbarkeit, Schlaflosigkeit und Nervosität begleitet sind.

Diagnostische Hinweise

Kalzium-, Magnesium-, Kaliumstatus, T4, Östrogene

399 Pharma Fakten (2016). Göttinger Forscher kämpfen erfolgreich gegen Muskelschwund-Erkrankungen. Quelle: https://www.pharma-fakten.de/news/details/349-muskeldystrophie-duchenne-forscher-wollen-muskelschwund-mit-immunglobulinen-stoppen/ (letzte Einsicht 26.02.2021)

400 Smith HL et al. (1962). Magnesium and Kalzium in Human Muscular Dystrophy. Complexometric Analyses of Serum and Serum Ultrafiltrates. JAMA Pediatrics. Juni 1962

Therapiehinweise

- Kalziumzufuhr 1.000–1.500 mg,
- Magnesium 500–800 mg
- Lysin, 500 mg oder Aminosäurenkomplex, 1–2x täglich

Muskelkrämpfe, die während körperlicher Anstrengung (Sport) oder während heißem Wetter auftreten, sind meist verursacht durch extremes Schwitzen und Verlust an Zellsalzen (Kalium, Natrium). Stress erhöht den Magnesiumbedarf. Salzhunger, verringertes Urinieren, Dehydrierung sind oft Begleiterscheinungen. Liegen Tachykardie, Photophobie, trockener Mund, Dysphagie und Brechreiz vor, so muss mit akutem Kaliummangel gerechnet werden.

Diagnostische Hinweise

Serumnatrium, -kalium und -chlorid

Therapievorschläge

- Kalium und u. U. Salz
- erhöhte Flüssigkeitszufuhr

Muskelkrämpfe, die während leichter körperlicher Bewegung auftreten, sind häufig bei Patienten, die sich magnesiumarm ernähren, oder Alkoholikern.

Diagnostische Hinweise

Serummagnesiumwerte sind meist im niedrigen Normalbereich, während die Haar-Mineralien-Analyse vielfach deutlich niedrige Mg-Gewebewerte zeigt, die wiederum auf eine chronische Unterversorgung weisen.

Therapiehinweise

- Magnesium 400–600 mg täglich (tritt Diarrhö auf, Dosis reduzieren)
- 50–100 mg Vitamin B_6

Myotonie, angeborene

Selen- und Vitamin-E-Therapie ist bekanntlich in der Behandlung bei Tieren erfolgreich. Bei Menschen scheint dies ebenfalls der Fall zu sein. Die anfängliche Zufuhr von 0,2–0,3 mg (= 200–300 µg) Selen sowie 10–100 mg Vitamin E wurde auf bis zu 1,0–1,3 mg Selen und 500–600 mg Vitamin E gesteigert. Alle fünf Testpersonen zeigten subjektive und objektive Besserung. Die körperlichen und mentalen Funktionen waren deutlich verbessert. Ein Patient verzeichnete zusätzlich besseren Haarwuchs; bei zwei reduzierten sich die Ptosissymptome.[401]

Neuralgien – Neuropathien – Neuritis

Schmerzhafte Nervenentzündung, oft Folge langwieriger Erkrankungen. Generell ist die Behandlung einer Neuropathie immer die Behandlung der ursächlichen Erkrankung. Ergänzt werden kann eine solche kausale Behandlung durch verschiedene symptomatische Maßnahmen. Die Chancen für eine kausale Besserung der Neuropathie hängen ab von der Beeinflussbarkeit der Grunderkrankung und – unabhängig von der Erkrankungsursache – vom neuralen Schädigungstyp, d. h. von der Frage, ob eine Schädigung des Axons oder eine Läsion der Markscheide vorliegt, ab.[402]

Symptomatik
Brennender Schmerz an befallenen Stellen

Therapiehinweise und -erwägung

- deutlich erhöhter Vitamin-B-Bedarf scheint vorhanden. Als Dosis werden 50–100 mg täglich genannt. Von zu hoher Zufuhr über längere Zeit ist abzuraten.
- Schwermetallbelastungen ausschließen
- kann Folge von Alkoholismus sein

Chemotherapie kann periphere Neuropathien verursachen. Die Verabreichung von B-Vitaminen, auch als Komplex, scheint hilfreich.[403]

Arsen, Blei, Kadmium, Silber, Organophosphate
Eine Bleiintoxikation verursacht axonale Degeneration sowie eine primär demyelinierende Neuropathie. Es sollte möglich sein, Bleineuropathie durch gute Arbeitshygiene zu verhindern. Zudem wird eine gezielte Überwachung eine übermäßige Bleiexposition erkennen, bevor sie eine schwerwiegende Neuropathie verursacht.[404]

401 Örndahl G et al. (1986). Myotonic dystrophy treated with selenium and vitamin E. Acta Med Scand. 1986; 4219:407-414. No 4)

402 Gregersen G, et al. (1983). Oral supplementation of myo-inositol: Effects on peripheral nerve fonction in human diabetes and on the concentration in plasma, erythrocytes, urine, and muscle tissue in human diabetics and normals. Acta Neurol 1983

403 Schloss J, Colosimo MB (2017). Vitamin Complex and Chemotherapy-Induced Peripheral Neuropathy. Curr Oncol Rep 2017 Oct 5;19(12):76.

404 Thomson RM, Parry GJ (2006). Neuropathies associated with excessive exposure to lead. Muscle Nerve 2006. 33(6):732-41.

Misra und Kalita berichten von Indiens „toxischen Neuropathien". Arsen-Neuropathie tritt häufig in Bengalen und Bangladesch als Resultat der Boden-Wasserkontaminierung auf, während sie in Punjab auf die Kontamination von Opium mit Pestiziden zurückzuführen ist. Blei-Neuropathie ist seltener, wurde jedoch bei Arbeitern der Batterie- und Silberraffinerie-Industrie diagnostiziert. Mira, Kalita und auch Ruzniak berichten auch von Organophosphaten als Ursache toxischer Neuropathien. Organophoshate finden Anwendung in Pestiziden.[405]

Neurosen

Ätiologie und Symptomatik

Als Neurosen werden allgemein psychische Störungen bezeichnet, die nicht auf einer Erkrankung des Nervensystems beruhen. Im psychoanalytischen Bereich gilt diese Bezeichnung für psychische Störungen mit chronischem Verlauf, die infolge eines ungelösten Konflikts entstehen. Unter den Begriff fallen u. a. Angstneurosen, Charakterneurosen, neurotische Depressionen, Organneurosen und Zwangsneurosen. Nahrungsmittelallergien oder -unverträglichkeiten sind häufig Mitauslöser der Symptomatik.

Diagnostische Hinweise

Allergietest, Schwermetalluntersuchung ratsam

Therapiehinweise

Diätüberwachung mit Schwerpunkt auf Nahrungsmittelabhängigkeit; Chemikalienempfindlichkeit kann Auslöser sein. Diese Patienten reagieren häufig auf Umwelttoxine (z. B. Reinigungsmittel, die im Haushalt verwendet werden)

Das Informationsblatt der ICEH (Institute for Children's Environmental Health) berichtete 2008, dass Umweltbelastungen mit psychiatrischen Erkrankungen assoziiert werden können. Die Exposition gegenüber Metallen wie Blei, Quecksilber, Arsen, Mangan, Thallium und Zinn kann Angstzustände, Verwirrung, Depressionen und mehr verursachen. Dies bestätigt auch die US Agency for Toxic Substances and Disease Registry (ATSDR).[406]

Drake berichtet anhand einer Fallstudie, dass Aspartamkonsum Angstneurosen auslösen kann.[407]

---

405 Rusyniak DE, Nañagas KA (2004). Organophosphate poisoning. Semin Neurol. 2004 Jun;24(2):197-204.
406 ICEH (Institute for Children's Environmental Health). (2008). Mental Health and Environmental Exposure from the Learning and Developmental Disabilities Initiative, Quelle: www.iceh.org/resources.html (letzte Einsicht 26.02.2021)
407 Drake ME (1986). Panic attacks and excessive aspartame ingestion. Lancet 1986; 2:631

Nierenschwäche – Niereninsuffizienz, chronische

Ätiologie

Eingeschränkte Fähigkeit der Nieren, harnpflichtige Substanzen auszuscheiden. In fortgeschrittenen Stadien geht auch die Regulationsfähigkeit des Elektrolyt-, Wasser- und Säure-Basen-Haushaltes verloren. Ursachen sind vielfältig.

Symptomatik

Frühsymptome sind häufig Ermüdung, Polyurie, Nykturie, später Schlafstörungen, Kopfschmerzen, schmutzig-gelbes Hautkolorit, Pruritus und zunehmende nephrogene Anämie; im Spätstadium Ödemneigung infolge von Natriumretention und neurologische Symptome, gastrointestinale Störungen, Appetitslosigkeit und renale Osteopathie. Auch Hypertonie mit kardiovaskulären Symptomen wie Angina pectoris, Herzinfarkt.

Therapiehinweise

- fleischarme Ernährung, Rauchverbot
- Vitamin B_6, 100 mg täglich
- auf Magnesium, Zink und Schwermetallbelastungen achten

Blei

Nehru und Kaushal berichten, dass eine chronische Bleibelastung akute Störungen renaler Funktionen verursachen kann. Untersuchungen der alkalischen Phosphatase (AP) und Succinatdehydrogenase zeigten, dass Blei deren Funktionen deutlich negativ beeinflusst.[408]

Obstipation – Stuhlverstopfung

Symptomatik

Trockener, harter Stuhlgang. Nicht reguläre Stuhlentleerung.

Physiologische Erwägungen

Obstipation ist eine Begleiterscheinung vieler chronischer Erkrankungen. Hauptübel ist oft eine fett- und fleischreiche sowie ballaststoffarme Ernährungsweise und eine ungenügende Flüssigkeitszufuhr. Kalzium-, magnesium- und kaliumarme Ernährung schwächt die Darmperistaltik und kann indirekt Stuhlverstopfung verursachen.

408 Nehru B, Kaushal S (1991). Biochemical and Histological Alterations Following Experimental Lead Poisoning. J of Trace Elements in Experim Medicine 1991; 4:203-209

Therapiehinweise

- erhöhte Zufuhr von Ballaststoffen wie Weizenkeime, Vollkorn, Leinsamen und Frischgemüse, Obst und Salate.
- erhöhte Flüssigkeitszufuhr (etwa 1,5–2 l täglich)
- zuckerarme Ernährung
- Magnesium, 400–500 mg täglich
- Kalium, 100–1000 mg täglich
- Vitamon-B-Komplex, 1–3x täglich
- Ascorbinsäure oder Kalziumascorbat, 1/4 Teelöffel 3–5x täglich in Saft
- Lactobazillus acidophillus zur Normalisierung der Darmflora
- Omega-3-Fettsäuren zur Leberunterstützung

Ödeme

Ätiologie

Leberfunktionsstörungen, Nierenprobleme, Herzerkrankungen, Störungen des Natrium-Kaliumhaushaltes, Vitamin-B_6-Mangel. Häufig Begleiterscheinung langwieriger Kortisontherapie.

Symptomatik

Wasseransammlung in Geweben

Diagnostische Hinweise

Serumprotein, LDH, Elektrolytwerte

Therapiehinweise

- kausale Therapie der Grunderkrankung wichtig
- Vitamin B_6, 20–100 mg täglich
- Kalium, 200 mg bis 2 g täglich

Osteopenie – Osteoporose

Ätiologie
Quantitative Verminderung der Knochengewebe bei erhaltener Knochenstruktur durch gesteigerten Knochenabbau.

Ursache ist häufig die reduzierte Kalziumverwertung als Folge verminderter Östrogenproduktion und Bewegungsarmut. Eine zu hohe Fettzufuhr sowie ein zu hoher Phosphoranteil der Nahrung blockiert die Kalziumverwertung und ist somit ein Faktor in der Osteoporoseentwicklung.

Symptomatik
Patienten neigen zu diffusen Rückenschmerzen, erleiden leicht Frakturen, auch Wirbelkörperkompressionsfrakturen.

Physiologische Erwägungen
Hypochlorhydrie fördert die Kalziumverwertungsschwäche. Bor und Silizium scheinen ebenfalls für die Erhaltung der Knochendichte wichtig. Muskelbildende Sportarten wie Gewichtheben reduzieren den altersbedingten Knochenabbau.

Diagnostische Hinweise
- Kalziumstatus; Serumkalziumwerte sind meist normal, trotz akuten Kalziummangels.
- auf Phosphor und Serum Phosphatase achten
- Silizium-, Kupfer- und Borstatus

Therapiehinweise
- Kalzium- und Magnesiumstatus beachten
- 400–800 IE Vitamin D
- Schilddrüsenfunktionen beachten
- Östrogenspiegel beachten
- Serum-Kupferwerte beachten
- Arginin, 500 mg (siehe unten)
- magenunterstützende Maßnahmen
- erhöhte körperliche Bewegung
- Silizium, d. h. Kieselsäure
- borreiche Ernährung (Blattgemüse und Obst)
- fettarme Ernährung

Arginin

Tierversuche demonstrieren, dass Arginin in Kombination mit Mineralstoffen die Knochenkomposition und Knochendichte günstig beeinflusst. Methionin hatte dagegen keinen Einfluss darauf. Zusätzlich hat diätisches Bor in Kombination mit Kalium einen günstigen Einfluss auf den Mineralstoffgehalt der Knochen.[409]

Fluor

Femorale Frakturen sind häufiger bei Patienten, die 65 Jahre und älter sind und in Gegenden wohnen, deren Trinkwasser mit Fluor angereichert ist. Das Risiko der Hüftknochenfrakturen war bei Männern wie Frauen gleichermaßen erhöht.[410]

Kalzium

Vierzehn Frauen erhielten während der frühen postmenopausalen Periode 2 g Kalzium in Form von Kalziumkarbonat, während 11 Frauen der Kontrollgruppe Placebos erhielten. Nach 2 Jahren wurden Knochendichtemessungen durchgeführt. Die Kontrollgruppe zeigte eine wesentlich geringere Knochendichte.[411]

17 prä- und 67 postmenopausale Frauen erhielten über 4 Jahre hinweg 1,5 g Kalzium als Kalziumcarbonat. Die Vitamin-C- und Niacinzufuhr war normal. Kalziumzufuhr und Knochendichte korrespondierten bei allen supplementierten Frauen. Bei Kontrollpersonen, die kein Kalzium erhielten, wurde eine erhöhte diätische Zufuhr an Eiweiß, Kalzium, Magnesium, Phosphor, Zink, Niacin, Folat sowie der Vitamine A, C, B_1, B_2 und B_6 für den reduzierten Knochenverlust verantwortlich gemacht. Bei einigen wenigen Personen wurde eine sehr hohe Vitamin-A oder -C-Zufuhr für den erhöhten Knochenverlust verantwortlich gemacht. Die Autoren sind der Meinung, dass etliche Nährstoffe für die Gesunderhaltung der Knochendichte verantwortlich sind.[412]

Dreizehn Patienten, die über Jahre Prednison eingenommen hatten, wurden abendlich mit 1 g Kalzium (Kalziumlactat und Kalziumkarbonat) supplementiert. Die Studie zeigt, dass Kalziumzufuhr Glukokortikoid-verursachte Osteoporose verhindern kann.[413]

---

409 Nielsen FH et al. (1992). Dietary Arginine and Methionine Effects, and Their Modification by Dietary Boron and Potassium, on the Mineral Element Composition of Plasma and Bone in the Rat. Journ of Trace Elements in Experim Medicine 1992, 5:247-259

410 Danielson C et al. (1992). Goodenough GK. Hip fractures and fluoridation in Utah's elderly population. JAMA 1992; 258:746-748

411 Riis B et al. (1987). Does Kalziumsupplementation prevent postmenopausal bone loss? New Engl J Med 1987; 316:173-177

412 Freudenheim JL et al. (1986). Relationships between usual nutrient intake an bone-mineral content of women 35-65 years of age. Am J Clin Nutr 1986; 44:863-8767

413 Reid IR, Ibbertson HK (1986). Kalzium supplementation in the prevention of steroid-induced osteoporosis. Am J Clin Nutr. 1986; 44:287-290

Kupfer

Kupfer unterstützt das Knochensystem. Die Forscher Howard und Kollegen untersuchten, inwieweit Serumkupferwerte, die diätische Kalziumzufuhr und Messungen der Knochendichte übereinstimmen. 225 postmenopausale Frauen wurden unter Berücksichtigung ihres Körpergewichts untersucht. Die Studie demonstrierte, dass die diätische Kalziumzufuhr ein wichtiger Faktor zur Erhaltung gesunder Knochen ist und dass niedrige Serumkupferwerte ein zusätzliches Risiko bei der Entwicklung altersabhängiger Knochenprobleme ist.[414]

Bor, Östrogen und Silizium

Nielsen und Kollegen demonstrierten, dass Östrogentherapie die Plasmakupferwerte und Serumtriglyzeride erhöht und Borwerte reduziert. Der Siliziumgehalt der Knochen war ebenfalls reduziert. Die Forscher sind der Meinung, dass Bor und Silizium wichtig für die Knochenbildung und Erhaltung der Knochendichte sind.[415]

Sport

Eine Studie verglich postmenopausale Frauen, die sich 3–4x wöchentlich sportlich sehr intensiv betätigten, mit einer Kontrollgruppe, die sich zwar auch regelmäßig, doch wesentlich mäßiger betätigte. Beide Gruppen wurden überwacht. Knochendichtemessungen wurden zu Beginn der Studie, nach 6 Monaten und zu Ende der Studie nach 12 Monaten durchgeführt. Die Frauen, die sich intensiv sportlich betätigten, zeigten keine Reduzierung der Knochendichte. Höhere Aktivität hat einen knochenstärkenden Effekt.[416]

Jogging und rigoroses Treppensteigen, 3x wöchentlich für 50–60 Minuten, erhöhte die Sauerstoffversorgung und resultierte in deutlich verbesserter Knochendichte.[417]

Parenterale Ernährung

Fünf verschiedene Sorten von parenteraler Ernährung für Kleinkinder zeigten insgesamt hohe Aluminiumwerte (>599 µg/l).[418]

414 Howard G et al. (1992). Low Serum Copper, a Risk Factor Additional to Low Dietary Kalzium in Postmenopausal Bone Loss. J. Trace Elements in Experim. Med., 1992; 5:23-31

415 Nielsen FH, Uthus EO, Oellot RA, Seaborn CD, USDA ARS, Grand Forks Nutrition Research Center, ND., Journ of Trace Elements in Experim Medicine.1992; 5:89

416 Britisch Journal of Rheumatology (1991). Editorial. Feb. 1991

417 Dalsky G et al. (1988). Annals of Internal Medicine, 1988; 108

418 Koo WWK et al. (1986). Aluminum in parenteral nutritional solution: sources and possivle alternatives. JPEN 1986; 10:591-595

Parkinson-Krankheit – Morbus Parkinson

Die Parkinson-Krankheit ist eine Erkrankung des zentralen Nervensystems, bei der bestimmte Nervenzellen im Gehirn absterben. Wenn über 50 % der Dopamin-produzierenden Nervenzellen in der Pars compacta abgestorben sind, werden die ersten Parkinson-Symptome bemerkt.Patienten können sich nur noch verlangsamt bewegen, deutlich sind eine instabile Körperhaltung, die Muskeln werden steif. Arme und Beine beginnen in Ruhe zu zittern. Viele Patienten bekommen auch Probleme beim Denken und werden dement. Die Erkrankung beginnt meistens jenseits des 50. Lebensjahres und schreitet in der Regel langsam voran. Männer sind etwas häufiger betroffen als Frauen.

Zu den Frühsymptomen gehört der typische Gang. Menschen mit Morbus Parkinson bewegen sich in kleinen Schritten und sind vornübergebeugt. Zum anderen erstarrt die Mimik zunehmend und die Stimme wird leiser.

Die Ursachen sind unklar. Fest steht jedoch der stete Verlust von Nervenzellen in der sogenannten schwarzen Substanz (Substantia nigra) im Gehirn, die den Botenstoff Dopamin enthalten. Die schwarze Substanz zählt zu den sogenannten Basalganglien, deren hoher Eisen- und Melaningehalt für die dunkle Färbung verantwortlich ist. Nervenzellen aus der schwarzen Substanz setzen im Corpus striatum Dopamin frei.

Das Dopamin sorgt dafür, dass elektrische Impulse von einer Nervenzelle an die andere weitergeleitet werden und die Nervenzellen so im Austausch stehen können. Ist Dopamin nicht ausreichend vorhanden, können wichtige Informationen nicht mehr von Nervenzelle zu Nervenzelle weitergegeben werden und Muskelbewegungen nicht ausreichend stattfinden.

Forschung

Eisen

8 Männer und 2 Frauen, die sich in einer akinetischen Krise befanden, wurden intravenös mit einem Eisenkomplex supplementiert. Bei allen Patienten konnte eine deutliche Besserung erzielt werden. Bei drei Patienten konnte die L-Dopa-Therapie abgesetzt und bei vier weiteren reduziert werden. Die Wirkungen der Eisentherapie waren dosisabhängig und hielten zwischen 24 und 48 Stunden an. Die Tyrosin-Aktivität, die in die Dopamin-Produktion verwickelt ist, ist allgemein bei Parkinson reduziert und kann durch Eisentherapie stimuliert werden. Parkinson-Patienten, die als therapieresistent galten, sprachen auf diese Behandlung an.[419]

419 Birkmayer W, Birkmayer JGD (1986). Iron, a new aid in the treatment of Parkinson patients. J Neural Trans 1986; 67:287-292

Mangan
Eine 3-Jahres-Studie der University of Toronto untersuchte den Zusammenhang zwischen Parkinson und der Luftverschmutzung durch Mangan. Die Studie wurde durch das Interesse an den Wirkungen von Methylcyclopentadienylmangantricarbonyl (MMT) ausgelöst, einem Mittel, das kanadischem Benzin über viele Jahre hinweg zugesetzt wurde, um das Klopfen des Motors zu verringern.

Murray Finkelstein, Assistenzprofessor der Abteilung für Familien- und Gemeinschaftsmedizin der University of Toronto und Professor Michael Jerrett der Abteilung Environmental Health Sciences der University of California in Berkeley verglichen die Inzidenz der Diagnose und Behandlung von Parkinson mit der Exposition gegenüber Fahrzeugabgasen und den Industrieemissionen in den Städten Toronto und Hamilton. Untersucht wurden 110.000 Probanden.

In Toronto fanden die Forscher keinen Zusammenhang zwischen der Parkinson-Diagnose und der verkehrsbedingten Mangan-Exposition. In Hamilton stieg die Wahrscheinlichkeit, dass ein Arzt Parkinson diagnostiziert, mit der höheren Menge an Mangan in der Luft.

„Die Ergebnisse deuten darauf hin, dass die Manganexposition durch verkehrsbedingte Verschmutzung relativ gering sein mag. Die Exposition gegenüber Mangan in der Luft aus industriellen Quellen wie Stahlgießereien erhöhen das Parkinson-Risiko", sagte Finkelstein. „Diese Studie unterstützt die Hypothese, dass die Exposition gegenüber Mangan zum Neuronenverlust beiträgt."[420]

Phlebitis – Venenentzündung

Ätiologie
Venenentzündung

Symptomatik
Schmerz in entzündeten Bereichen

420 Finkelstein MM, Jerrett M (2007). A study of the relationships between Parkinson's disease and markers of traffic-derived and environmental manganese air pollution in two Canadian cities. Environ Res 2007 Jul;104(3):420-32.

Therapiehinweise

- Vitamin E, 800 IE täglich
- Lezithin, 1.200 mg 3x täglich
- Vitamin C, 3.000 mg täglich
- Bioflavone, speziell Rutin
- Zink, 15–50 mg, und Vitamin B_6, 50–100 mg

Prostatahypertrophie

Ätiologie

Unbekannt, möglicherweise Mangel an Zink, Magnesium und ungesättigten Fettsäuren

Symptomatik

Entzündete, vergrößerte Prostatadrüse verursacht Harnverhalten und Harnzwang.

Therapiehinweise

- auf Zinkstatus achten; Zink je nach Bedarf
- Multivitamin-/Multimineralpräparat
- Aminosäurenkomplex
- Vitamin B_6, 20–50 mg täglich

Schilddrüsenerkrankungen

Schilddrüsenerkrankungen sind ausgesprochen häufig und können in jedem Lebensalter auftreten. Bei etwa jedem dritten Erwachsenen in Deutschland bildet sich im Laufe des Lebens mindestens eine krankhafte Schilddrüsenveränderung. Die Häufigkeit steigt mit zunehmendem Alter.

Hypothyreose – Schilddrüsenunterfunktion

Durch Jodmangel oder Jodfehlverwertung induzierter Schilddrüsenhormonmangel, die Folge einer Strahlentherapie z. B. Radiojodtherapie oder von häufigem Röntgen ist. Auch Jodexzesse während der Schwangerschaft können Auslöser sein.

Symptomatik

Deutliche Müdigkeit, Konzentrationsschwäche, besonders trockene Haut, kalte Hände und Füße. In fortgeschrittenen Fällen ist das Haar glanzlos und struppig, der Patient ist apathisch, die Stimme ist heiser und auffällig rau und tief, extreme Obstipation, leichte Gewichtszunahme mit Ödemneigung, Kälteintoleranz, Hypotension, Muskelkrämpfe, Schwerhörigkeit, Herzdilatation, Bradykardie sowie auffällig verlangsamte Reflexe sind vorhanden.

Physiologische Erwägungen

Erniedrigter Blutzuckerspiegel, niedrige alkalische Serumphosphatase, Hypercholesterinämie und Anämie, verursacht durch Eisen- und/oder Vitamin-B_{12}-Verwertungsschwäche als Folge des verlangsamten Stoffwechsels. Niedrige Zink- und Magnesiumwerte in Serum und/oder Geweben (Haare, Nägel) und reduzierte Basaltemperatur sind meist vorhanden.

Diagnostische Hinweise

- funktionelle Schilddrüsendiagnostik: niedriger Thyroxin(T4)-Spiegel im Blut, Trijodthyronin (T3) kann normal oder erniedrigt sein, erhöhter TSH-Spiegel im Blut, ggf. Nachweis erhöhter Titer von Schilddrüsenantikörpern
- Gesamtmineralstoffanalytik, Aminosäureanalytik, Ultraschalldiagnostik. Auf Kalziumstoffwechsel achten.

Therapiehinweise

- Schilddrüsenhormontherapie
- Jodtherapie (200–500 µg täglich), je nach Symptomatik
- Vitamin E, 200–400 IE
- Magnesium, 100–500 mg
- Aminosäurenkomplex, 1–2x täglich zwischen Mahlzeiten
- Vitamin-B-Komplex, 1–3x täglich

Diätische Maßnahmen

Schweinefleisch und Milchprodukte meiden. Erhöhte Zufuhr an Fisch wie Meeresfrüchte, Kabeljau, Lachs, Rotbarsch und Hering.

Jod

Bei 12 von 22 Patienten mit spontan auftretendem Hypothyroidismus, die Jod supplementiert bekamen, konnte innerhalb von 3 Wochen eine Normalisierung beobachtet werden. T3, T4, freies T4 und TSH-Werte normalisierten sich. In 7 Testpersonen konnte eine Struma-Rückentwicklung verzeichnet werden. Die täglich Zufuhr betrug anfänglich 1–5 mg (typisch für Japan).[421]

Hyperthyreose – Schilddrüsenüberfunktion

Ätiologie

Gesteigerte Produktion, d. h. Sekretion der Schilddrüsenhormone, kann u. a. durch Entzündungen, Strahlentherapie, Jodexzess oder autonomes Adenom verursacht sein.

Symptomatik

Hervortretende Augen (sog. Glanzauge), vergrößerte Schilddrüse (Struma), Tachykardie, motorisch-psychische Unruhe mit leichtem Tremor, Affektlabilität, warm-feuchte Haut, Schweißausbrüche, Hitzeempfindlichkeit, Haarausfall, Gewichtsabnahme trotz ausreichender Nahrungszufuhr, Muskelschwäche und in fortgeschrittenem Stadium Herzmuskelschädigung.

Physiologische Erwägungen

Die gesteigerte Schilddrüsenhormonproduktion und Sekretion verursacht krankhafte Auswirkungen auf den gesamten Organismus.

Diagnostische Hinweise

Die funktionelle Schilddrüsendiagnostik zeigt allgemein:

erhöhte Thyroxin(T4)-Werte und/oder erhöhte Gesamt-Trijodthyronin(T3)-Werte, sowie Veränderungen der Schilddrüsenhormon-Bindungsparameter im Serum, TRH-Test negativ als Ausdruck der hypothalamisch supprimierten Ausschüttung von TSH aus dem Hypophysenvorderlappen bei erhöhtem Schilddrüsenhormon-Blutspiegel. Abklärung der Grundkrankheit mittels Ultraschalldiagnostik. Erhöhte Basaltemperatur.

Therapiehinweise

Je nach Ätiologie medikamentöse Thyreostatikabehandlung, ggf. operativ.

B-Vitamine, Vitamin E und C, fleisch- und milchproduktefreie Ernährung. Bei jodinduzierter Hyperthyreose müssen alle Fischarten und Meeresfrüchte, jodhaltiges Salz und

421 Tajiri J et al. (1986). Studies of hypothyroidism in patients with high iodine intake. J Clin Endocrinol Metab 1986; 63:412-417

Nahrungsmittel, die mit Jod angereichert wurden, gemieden werden. Auf Kalzium- und Magnesiumstatus achten.

L-Thyroxinsupplementation kann Knochenverlust verursachen. Forscher der Massachusetts Medical School in Worcester, USA, untersuchten 31 prämenopausale Frauen, die für mindestens fünf Jahre mit L-Thyroxin therapiert worden waren, und verglichen deren Knochendichte mit Frauen ohne Schilddrüsenhormontherapie. Die Frauen unter L-Thyroxintherapie wiesen eine wesentlich geringere Knochendichte auf als die Frauen der Kontrollgruppe. Die Hüftknochendichte der L-Thyroxingruppe war um 10–13 % reduziert.[422]

Schlaganfall – Apoplexie

Ätiologie

Gehirninfarkt, Gehirnblutung und -verletzung

Symptomatik

meist plötzlich einsetzende Symptomatik mit Bewusstseins- und Sprachstörungen, Paralyse

Physiologische Erwägungen

Kapillarschwäche sollte berücksichtigt und entsprechend unterstützt werden. Erhöhte Ballaststoffzufuhr, Vitamin-E-, -C- und Flavontherapie (Rutin) sowie leichte Bewegungstherapie tragen zur Wiederherstellung der Gesundheit bei.

Therapiehinweise

- Kalium, 100–500 mg täglich
- Siliziumgel, 1 TL 2–3x täglich
- Vitamin E, 800 IE
- Vitamin C, 3.000 mg täglich
- Bioflavone wie Rutin, 50 mg 4–6x täglich
- ballaststoffreiche Ernährung

Kaliumzufuhr

Die Nährstoffzufuhr von 859 Männer und Frauen, Alter 50–79 Jahre, die bislang keine Herzerkrankungen oder Schlaganfall erlitten hatten, wurde über 12 Jahre hinweg verfolgt und mit auftretenden Krankheitsbildern verglichen. Bei Schlaganfallpatienten war

422 JAMA, 3. Juni 1988

die diätetische Kaliumzufuhr am niedrigsten. Die niedrigste Kaliumzufuhr wurde bei den Patienten festgestellt, die an den Folgen des Schlaganfalls starben.[423]

Schwangerschaft

Fischöle und Geburtsgewicht

Die Zufuhr von Fischölen scheint zu erhöhtem Geburtsgewicht Neugeborener beizutragen. Forscher der Universität Aarhus, Dänemark, berichteten im wissenschaftlichen Journal Science News, dass Frauen der dänischen Färöer Inseln allgemein Ungeborene außergewöhnlich lange austragen, d. h. die Schwangerschaftsperiode ist länger als normal. Der hohe diätische Anteil an Fisch und Omega-3-Fettsäuren wird hierfür verantwortlich gemacht.

Das durchschnittliche Geburtsgewicht auf den Färöer Inseln gehört zu den höchsten der Welt. Der Fischkonsum ist 3,3 Mal höher als in Dänemark, dem Land, das die durchschnittlich längste Schwangerschaftsperiode und das zweithöchste Durchschnittsgeburtsgewicht aufweist. Die Autoren sind der Meinung, dass eine hohe Zufuhr an Omega-3-Fettsäuren für höheres Geburtsgewicht verantwortlich gemacht werden kann und möglicherweise Frühgeburten verhindert. Es wird jedoch auch erwähnt, dass die perinatale Mortalitätsrate auf den Färöer Inseln höher ist als in Dänemark. Der Grund ist nicht bekannt.[424]

Zink

Die folgenden Versuche an Ratten demonstrieren, dass Zinkmangel uterine Entbindungsprobleme verursacht und den Entbindungsprozess verlängert. In Menschen konnte Plasmazinkmangel mit Entbindungsschwierigkeiten in Verbindung gebracht werden.[425]

Zehn gesunde schwangere Frauen wurden während des zweiten Schwangerschaftstrimester 2 Wochen lang täglich mit Nährstoffen, die 100 mg Eisen und 250 µg Folsäure enthielten, supplementiert. Die Zinkresorption (Plasmazink) wurde 4 Stunden, nachdem 25 mg Zink als Zinksulfat mit Tee und einem Brötchen supplementiert worden waren, gemessen. Messungen zeigten, dass die tägliche Eisen- und Folatzufuhr der Nahrung ausreichend war, wogegen die diätische Zinkzufuhr nur 60 % des täglichen Mindestbedarfs entsprach.[426]

423 Khaw KT, Barret-Connor E (1986). Dietary K and stroke-associated mortality. New England J Med 1986; 316:235-240
424 Olsen SF et al. (1986). Intake of marine fat, rich in (n-3)-polyunsaturated fatty acids, may increase birthweight by prolonging gestation. Lancet 1986; 2:367-369
425 Lytton FDC, Bunce GE (1986). Dietary zinc and parturitation in the rat. Biol Trace Elem Res 1986; 9:151-163
426 Simmer K et al. (1987). Are iron-folate supplements harmful? Am J Clin Nutr 1987; 45

Zinkmangel kann durch eine zinkarme Ernährung sowie eine zusätzlich erhöhte urinäre Zinkausscheidung verursacht sein. Diese reduzierte Zinkverwertung kann erblich bedingt sein.[427]

Schwangerschaftserbrechen

Ätiologie

Möglicherweise verursacht durch hormonelle Umstellung des Körpers und einen stark erhöhten, nicht erfüllten Bedarf an Nährstoffen.

Symptomatik

Morgendlicher oder häufiger Brechreiz, meist bis zum 3.–4. Schwangerschaftsmonat.

Physiologische Erwägungen

Zufuhr von Vitamin B_6 und/oder Magnesium ist oft erfolgreich.

Therapiehinweise

- Multivitamin- und Mineralpräparat, 3–5x täglich
- Magnesium, je nach Status 100–400 mg/täglich
- Vitamin B_6, 50–100 mg täglich
- nährstoff- und ballaststoffreiche Ernährung

Sinusitis

siehe Allergien, Erkaltungen, Grippe

Stoffwechselschwäche

Carnitin

Diese für den Energiestoffwechsel wichtige Aminosäure wird in der Leber und den Nieren synthetisiert. Es wird angenommen, dass der menschliche Körper ausreichende Mengen produziert. Die Nährstoffe Lysin, Methionin, Eisen, B_3, B_6 und C werden für die Carnitinsynthese benötigt. Störungen in der Biosynthese und dem Transport, erhöhte

427 Akar N et al. (1991). Maternal Plasma Zinc Levels After ORAL Zinc Tolerance Test in Pregnancies Associated with Neural Tube Defects in Turkey. Journ of Trace Elements in Experimental Medicine 1991; 4:225-227

Stoffwechselanforderungen oder erhöhter Carnitinverlust wie z. B. bei Leberzirrhose, chronischer Hämodialyse, Fehlernährung, Schwangerschaft, genetischem Carnitinmangel, langzeitlicher totaler parenteraler Ernährung und Valproinsäuretherapie (= Antiepileptikum) können eine deutliche Carnitinunterversorgung und -mangel verursachen. Carnitintherapie wäre hier notwendig.[428]

Übergewicht

Gewichtsschwankungen von 78.694 Frauen im Alter von 50–69 Jahren wurden mit deren Süßstoffgebrauch verglichen. Gewichtszunahme und Süßstoffverbrauch erhöhten sich gleichzeitig. Diese Resultate verdeutlichen, dass künstliche, kalorienfreie Süßmittel Reduktionsmaßnahmen nicht unterstützen.[429]

Verdauungsstörungen

Ätiologie
Fehlernährung und/oder Nahrungsmittelunverträglichkeiten, ungenügende Magensäure- oder Enzymproduktion, Leber- und/oder Pankreasschwäche, Gallenblasenerkrankungen

Symptomatik
Häufiges Aufstoßen, Blähungen, Magenkrämpfe, Appetitverlust, Stuhlverstopfung oder Diarrhö

Therapiehinweise

- Wechseldiät
- fett- und fleischarme Ernährung
- bei chronischer Diarrhö Gluten- und Laktoseintoleranz ausschließen Enzymtherapie; Azidophilus lactobazillus oder Bifidusbakterien
- Multivitaminpräparat zur allgemeinen Unterstützung

428 Borum PR, Bennett SG (1986). Carnitin as an essential nutrient. J Am Coll Nutr 1986; 5:177-182
429 Stellman SD, Garfinkel L (1986). Artificial sweetener use and one-year weight change among women. Prev Med 1986; 15:195-202

Selenmangel

Der Plasma- und Erythrozytenselenstatus von Patienten, die unter chronischen Verdauungsstörungen wie Morbus Crohn, ulzerativer Kolitis, akuter Pankreatitis, intestinaler Vaskulitis und Zirrhose litten, wurde untersucht. Die Zufuhr von 100 µg parenteralem Selen oder die orale Zufuhr von 100–200 µg Selenmethionin erzielte eine deutliche Verbesserung der Selenwerte im Blut wie auch der Patientensymptomatik.[430]

Ballaststoffe

Diätüberwachungen der südafrikanischen schwarzen Bevölkerung zeigten, dass deren durchschnittliche Ballaststoffzufuhr geringer ist als die der weißen Bevölkerung Südafrikas. Trotzdem sind nicht infektiöse Darmerkrankungen, Blinddarmentzündungen, Divertikulitis, Darmpolypen und kolorektaler Krebs seltener in der schwarzen als in der weißen Bevölkerung Südafrikas. Die Autoren vermuten, dass die geringere Fettzufuhr (24 % der Gesamtkalorienzufuhr) der Schwarzen im Vergleich zu dem der Weißen (37 % der Gesamtkalorienzufuhr) die Erkrankungsrate positiv beeinflusst. Weiter wird vermutet, dass erhöhte körperliche Tätigkeit eine protektive Rolle einnimmt.[431]

Zink

Bei eiweißunterernährten Patienten kann Zinkmangel intestinale Schleimhautveränderungen verursachen, was die Zinktherapie entsprechend erschwert. Bei deutlicher Eiweißunterernährung ist somit Zinktherapie auch dann erforderlich, wenn der Zinkstatus noch normal ist.[432]

Vergiftungen

Schwermetallvergiftungen und Selen

Selensupplementation schützt vor giftigen Schwermetallen wie Arsen, Kadmium, Blei und anorganischem wie auch organischem Quecksilber.[433]

---

430 Gallitelli L et al. (1992). Selenium (Se) deficiency in Patients with Digestive Diseases. Dep of Surgery, Niguarda Ca'Granda Hospital, Milan Italy. J of Trace Elements in Environ Med.1992, 5, N2 113

431 Segal I, Walker ARP (1986). Low-fat intake with falling fiber intake commensurate with rarity of noninfective bowel diseases in blacks in Soweto. Nutr Cancer 1986; 8:185-191

432 Pac FA et al. (1992). Effect of Lang-Term Oral Zinc Supplementation on Oral Plasma Zinc Tolerance Test in Malnutrition. Journ of Trace Elements in Experim Med 1992; 5:215-220

433 Anderson O, Nielsen JB (1992). Effects of simultaneous low-level dietary supplementation with organic and inorganic Se on Blood and organ levels of toxic metals in mice. Dep of Environm Medicine, Odense Universität, Dänemark. Journ of Trace Elements in Experim Medicine.1992; 5:91

Viren und virale Infekte

Wie bereits erwähnt (siehe Herpes) sind Viren keine Lebewesen, da sie keinen eigenständigen Stoffwechsel besitzen. Heilpraktiker Siegfried Sulzenbach schreibt in *Viren und Virenerkrankungen:* „Ein Virus ist nicht mehr und nicht weniger als ein aus Proteinen, Nukleinsäure und ggf. anderen Stoffen zusammengesetztes Partikel, das in der Lage ist, in eine Wirtszelle einzudringen und unter Schädigung dieser Zelle die Produktion von Nachkommenviren auszulösen. Viren sind obligate Zellparasiten."[434] Die unterschiedlichen Viren befallen unterschiedliche Organsysteme.

Corona-Virus (Covid-19)

Das Corona-Virus, spezifisch SARS-CoV-2, löst eine Erkrankung der Atemwege aus.

Am 31. Dezember 2019 wurde der Ausbruch einer neuen Lungenentzündung mit noch unbekannter Ursache in Wuhan in China bestätigt. Am 11. Februar 2020 schlug die WHO den Namen COVID-19 für die Krankheit vor. Im Januar 2020 entwickelte sich die Krankheit zur Epidemie in China und am 11. März 2020 erklärte die WHO die bisherige Epidemie offiziell zu einer weltweiten Pandemie. Am 28. Januar 2021 überstieg die Anzahl der weltweit bestätigten Infektionen die Marke von 100 Millionen.[435] Die medizinische Aufmerksamkeit und entsprechende Maßnahmen zur Viruseinschränkung galten der Impfstoffentwicklung. Präventive Maßnahmen werden kaum diskutiert.

Um Viruserkrankungen zu verstehen, ist es notwendig, den Begriff Virus zu definieren. Viren sind, anders als Bakterien oder Parasiten, keine selbstständigen Lebewesen. Sie haben keinen eigenen Stoffwechsel. Man betrachtet sie zwar als „dem Leben nahe stehend", denn sie besitzen die Fähigkeit, sich zu vermehren und sich zu verändern, d. h. zu mutieren. Doch um dies zu tun, benötigen sie ein geeignetes Wirtssystem. Je schwächer dieser Wirt ist, umso aktiver kann das Virus werden und umso leichter kann es sich vermehren.

434 Sulzenbacher S (2021). Viren und virale Erkrankungen. Naturheilkunde Journal Feb.2021, S5-8

435 Wikipedia. COVID-19-Pandemie. Quelle: https://de.wikipedia.org/wiki/COVID-19-Pandemie (letzte Einsicht 15.02.2021)

Zusammenfassend:

- Viren sind keine eigenständigen Lebewesen.
- Sie besitzen keine eigenständige Replikation und keinen eigenen Stoffwechsel.
- Viren sind infektiöse organische Strukturen, die sich als Virionen außerhalb von Zellen durch Übertragung verbreiten, aber als Viren nur innerhalb einer geeigneten Wirtszelle vermehren können.
- Sie bestehen nicht aus einer oder mehreren Zellen. Es sind keine Einzeller, sondern Partikel.
- Grundsatz für eine erfolgreiche und nachhaltige Behandlung jeglicher Form von Virenerkrankung ist somit die Stärkung des Wirtsystems. Dazu gehören eine optimale Nährstoffversorgung zur Stärkung des Immunsystems, einschließlich des Verdauungssystems.
- Stressreduzierung und Toxinentlastung sind ratsam.

Therapiehinweise

- Antibiotika sind bei Virenerkrankungen wirkungslos.
- Starke Wirtszellen mit virenungünstigem Stoffwechsel sind nicht virenanfällig.
- Wirtszellen mit virengünstigem Stoffwechsel fördern die Virenvermehrung.
- Eine Nährstoffunterversorgung wie auch eine erhöhte Schadstoffbelastung stört das Stoffwechsel-Gleichgewicht, d. h. der Zellstoffwechsel wird geschwächt. Eine entsprechende Schwermetallüberwachung scheint ratsam.
- Ein geschwächter Zellstoffwechsel begünstigt die Invasion der Viren.
- Der erwachsene Mensch besteht aus Billiarden von Zellen. Jede Art von Stress erhöht den Bedarf dieser Zellen an gewissen Nährstoffen wie Vitamin C, B_{12}, Zink etc.

Vitamin C

In China laufen offiziell Versuche mit Vitamin C. Tatsächlich empfiehlt die chinesische Regierung inzwischen den Einsatz von intravenös verabreichtem Vitamin C bei der Corona-Behandlung. Bereits im März 2020 berichtete das Shanghai Public Health Center von der erfolgreichen Vitamin-C-Behandlung bei 50 schwer oder kritisch kranken Covid-19-Patienten, die nach intravenös verabreichtem Vitamin C (10 – 20 g täglich für 7 – 10 Tage) eine deutliche Besserung zeigten. Jeder der Patienten, die so behandelt wurden, zeigte eine Besserung. Die Krankenhausaufenthaltsdauer war vergleichsweise kürzer. Bei keinem der mit hochdosiertem Vitamin C behandelten Fälle wurden Nebenwirkungen gemeldet. Es gab auch keinen Todesfall.

Zudem nannte Dr. Mao, der verantwortliche Arzt, einen schweren Fall, der sich vor der Behandlung mit Vitamin C rasch verschlechterte. Die intravenöse Verabreichung von 50 g Vitamin C über einen Zeitraum von 4 Stunden stabilisierte den Lungenstatus (Oxygenierungsindex) des Patienten zusehends. Das Intensivpflegeteam nahm die Verbesserung schnell und deutlich wahr.[436]

Dr. Bousquet der Berliner Charité untersuchte, inwieweit Ernährung bei der Covid-19-Entwicklung eine Rolle spielt. Es zeigte sich, dass in Ländern, die fermentierte Nahrung schätzen und konsumieren, die Mortalitätsrate niedriger liegt. Fermentierte Nahrungsmittel enthalten gute Mengen an sogenannten Nrf2-Nährstoffen wie Berberin, Curcumin, Quercetin und Resveratrol, die sich u. a. positiv auswirken bei Insulinresistenz, Endothelschäden, Lungenverletzungen und dem sogenannten Zytokinsturm.

Erwähnt wird kaum, dass die Aminosäure Lysin der Gegenspieler der Aminosäure Arginin ist. Letztere wird vor allem für die Vermehrung des Herpes-Virus benötigt. Liegt im Körper viel Lysin vor, so wird in der Vermehrungsphase fälschlicherweise das Lysin in das Virus eingebaut und das Virus somit inaktiviert. Die Ausbreitung des Virus wird eingedämmt. Wichtig ist bei der Virenbehandlung, dass neben der erhöhten Gabe von Lysin gleichzeitig der diätetische Konsum der Aminosäure Arginin vorübergehend eingeschränkt wird.

Bei Corona-Erkrankten wurde ca. 1–3 g Lysin oral verabreicht. Bousquet und Kollegen berichten Folgendes:

- 80% der akut an Covid-19-Erkrankten zeigten eine wenigstens um 70%ige Besserung ihrer Symptome innerhalb der ersten 48 Stunden.
- Patienten, die im Krankenhaus Lysin bekamen, wurden im Durchschnitt drei Tage nach Beginn der Lysin-Behandlung entlassen.
- Der sogenannte „Zytokinsturm" wurde innerhalb kurzer Zeit gelöscht. CRP, der Entzündungsfaktor, der vorher deutlich erhöht war, normalisierte sich!
- Nur ganz wenige Patienten hatten nach 24 Stunden noch Fieber und die meisten wurden in weniger als 12 Stunden entlassen.[437]

Forschung

EU-Studie: COVID-19 und der Einfluss der Luftverschmutzung

Prof. Dr. med. Hans Schweisfurth, Vorsitzender des wissenschaftlichen Beirats der DG-UHT e.V., berichtet von einer Studie, die vom European Parliament's Committee on Environment, Public Health and Food Safety veranlasst wurde. Es geht es um den möglichen Zusammenhang zwischen Luftverschmutzung und COVID-19-Infektion.[438]

436 Zhao B et al. (2020). Beneficial aspects of high dose intravenous vitamin C on patients with COVID-19 pneumonia in severe condition: a retrospective case series study. Ann Palliat Med. 2020; 20-1387.

437 Kagan C et al. (2020). Lysine Therapy for SARS-CoV-2.

438 Brunenkreef B. et al. (2021). Policy Department for Economic, Scientific and Quality of Life Policies Directorate-General for Internal Policies PE 658.216 - January 2021

Nach dieser Studie, bei der die Universität Utrecht maßgeblich beteiligt war, sterben in Europa jährlich mehr als 400.000 Menschen vorzeitig an Krankheiten, die durch Luftverschmutzung ausgelöst werden. Dazu gehören Asthma, chronische Lungenerkrankungen, Lungenkrebs, Herzkrankheiten und Diabetes. In Deutschland sind es jährlich mehr als 70.000. Viele Untersuchungen weisen auf eine Beziehung zwischen Luftverschmutzung und einer COVID-19-Infektion hin. In Italien wurde ein Zusammenhang zwischen Feinstaubbelastung und Sterblichkeitsrate bei COVID-19-Infektionen beschrieben.

Menschen mit den oben genannten Vorerkrankungen gelten als besonders gefährdet für eine COVID-19-Infektion, da die Luftverschmutzung nachweislich die Resistenz gegen bakterielle und virale Infektionen verringert. Es gibt Hinweise darauf, dass Menschen, die in Gebieten mit hoher Umweltverschmutzung leben, häufiger mit SARS-CoV-2 infiziert werden und eine COVID-19-Erkrankung entwickeln. Die bisherigen Untersuchungen geben allerdings noch kein einheitliches Bild über den Zusammenhang zwischen Luftverschmutzung und einer COVID-19-Infektion. Die Autoren gehen aber davon aus, dass die vorliegende Datenmenge ausreichend ist, um Schutzmaßnahmen für die Bevölkerung durchzuführen, damit die mit COVID-19 verbundenen Todesfälle reduziert werden.

In dieser Studie wird auch darauf hingewiesen, dass die Schadstoffbelastung der Luft in weiten Teilen Europas viel zu hoch ist und ein West-Ost-Gefälle besteht. Außerdem existieren regionale Unterschiede der Luftschadstoffbelastungen in den einzelnen EU-Mitgliedsländern. Die sozialen Auswirkungen der Luftverschmutzung zeigen sich dadurch, dass Personen mit geringerem Einkommen oft schlechteren Zugang zu Gesundheitsvorsorge haben und so häufiger an Erkrankungen leiden.

Auch wurde untersucht, wie sich die „Lockdowns" in Europa im letzten Jahr auf die Luftqualität ausgewirkt haben. Die Stickoxidbelastungen sind in Städten um 30–50 % zurückgegangen. Anders verhielt es sich beim Feinstaub, da dieser auch aus anderen Quellen wie z. B. der Massentierhaltung stammt. Da diese Industriezweige viel weniger von Lockdowns beeinträchtigt waren, ist die Feinstaubbelastung nur sehr gering gesunken.[439]

Vitamin D

Vitamin D unterstützt Immunfunktionen. Es fördert die Bildung von TH2-Helferzellen und regulatorischen T-Zellen. Bei höheren Vitamin-D-Spiegeln treten COVID-19-Infektionen weniger häufig auf und das Risiko eines schweren Krankheitsverlaufs korreliert deutlich invers mit der Vitamin-D-Versorgung.[440]

439 Schweisfurth H (2021). EU-Studie: COVID-19 und der Einfluss der Luftverschmutzung. DGUHT 27.2.21

440 Baktash V et al. (2020). Vitamin D status and outcomes for hospitalised older patients with COVID-19. Postgrad Med J. 2020

Masern und Vitamin A

Vitamin-A-Konzentrationen im Serum und Retinol-bindende Proteine waren deutlich niedrig bei Kindern, die nach Masern zusätzlich Lungenentzündung und Diarrhö entwickelten. Vitamin-A-Werte im Serum normalisierten sich am 8. Tag nach Auftreten des Hautausschlages. Kinder, die mit Vitamin A supplementiert wurden, zeigten am 8. Tag wesentlich höhere Werte. Vor der Erkrankung zeigte keines der Kinder Vitamin-A-Mangel, was bedeutet, dass Maserninfektionen die Serum-Vitamin-A-Konzentrationen reduzieren. Störungen der Molisierungsprozesse der Leber scheinen die Ursache. [441]

Vitiligo

Weiße, pigmentfreie, meist größer werdende Hautflecken mit hyperpigmentiertem Rand, die sich besonders an Händen und Gesicht zeigen, jedoch auch weitgehend Brust und Bauch befallen. Als Ursache gilt die Hemmung der Melaninsynthese. Besonders häufig bei Diabetes mellitus, Lupus erythematodes, Hyper- und Hypothyreose und Hyperparathyroidismus. Medizinische Behandlungen sind kaum erfolgreich.

Fünfzehn argentinische Vitiligo-Patienten- wurden überwacht. Davon zeigten 11 niedrige Serumfolatwerte; 5 der Patienten zeigten niedrige Vollblutfolatwerte und 6 wiesen niedrige Erythrozytenfolatwerte auf. Vitamin-C-Werte im Serum waren bei 4 Patienten und Vitamin-B_{12}-Werte bei 5 Patienten niedrig. Acht der Testpersonen erhielten über 3 Jahre hinweg:

- 2 mg Folsäure mit 500 mg Vitamin C, 2x täglich
- Vitamin B_{12}, 100 – 1.000 µg intramuskulär, jede 2. Woche

Bei Kindern wurden diese Dosen um die Hälfte reduziert.

Bei allen 8 Patienten konnte eine stete Repigmentierung verzeichnet werden. Diese wurde erstmalig nach 3-monatiger Therapie deutlich. Zusätzliches Vitamin C und B_{12} erzielten eine schnellere Repigmentierung. Nach 1 – 2 Jahren Therapie konnte in 6 der 8 Patienten eine vollkommene Repigmentierung festgestellt werden.[442]

441 Coutsoudies A et al. (1991). Micronutrient utilization during measles treated with vitamin A or placebo. Int. Journ Vitamin Nutr Res 1991; 61:199-204

442 Montel LF et al. (1992). Folic acid and vitamin B_{12} in vitiligo: a nutritional approach. Cutis 1992; 50:39-42

Wachstumsstörungen

Mangan

Ein vierjähriges Mädchen mit Kurzdarmsyndrom zeigte deutliche Wachstumsstörungen und Manganmangel. Parenterale Ernährung war für 90 % der Nährstoffzufuhr verantwortlich. Die Serummanganwerte waren mit <0,1 µg/dl sehr niedrig. Nach Einsatz der Mangantherapie war eine Normalisierung der Wachstumsrate feststellbar. Vollblutmanganwerte waren deutlich dosisabhängig. Manganmangel im Kindesalter verursacht Wachstumsstörungen und „brüchige" Knochen.[443]

Knochenwachstum und Zink

Tierversuche an Ratten zeigten, dass Zinkzufuhr das Knochenwachstum beeinflusst. AP (Alkalische Phosphatase) und DNS erhöhten sich deutlich, nachdem Zink und andere Spurenelemente mit verabreicht wurden.[444]

Wundheilung – siehe auch Hauterkrankungen

Zink ist lebenswichtig für Reproduktion, Wachstum und die Wundheilung. Interne und externe Zinktherapie ist erfolgreich, auch in der Behandlung von Geschwüren.[445]

Zahnkaries

Ätiologie

Zu hohe Zucker- und Kohlenhydratzufuhr und Mangel an essenziellen Mineralstoffen

Symptomatik

Starker Zahnverfall

Physiologische Erwägungen

Zahnkaries ist weniger bekannt bei Völkern, die sich vollwertig ernähren. Es wird durch häufigen Süßigkeitengenuss gefördert.

---

443 Norose N et al. (1992). Manganese deficiency in a child with very short bowel syndrome receiving long-term parenteral nutrition. Journ of Trace Elements in Experim Medicine.1992; 5:101

444 Yamaguchi M et al. (1986). Effect of essential trace metals on bone metabolism in weanling rats: comparison with zinc and other metals's actions. Res Exp Med 1986; 186:337-342)

445 Söderberg TA (1992). Experimental and Clinical Studies on Zinc, Inflammation and Wound Healing. Departm of Hand Surgery, Univ of Umea, Schweden. Journ of Trace Elements in Experim Medicine.1992; 5:91

Die Haarmineralanalyse reflektiert Gewebeablagerungen. Die Metallablagerung in Haaren ist ähnlich der in Knochen wie auch in den Zähnen. Somit kann die Haaranalyse Aufschluss über die Metallzusammensetzung der Zähne geben. Wie bei Osteoporose ist auch hier häufig Kalziumgewebemangel trotz normaler Serumkalziumwerte vorhanden.

Therapiehinweise

- verbesserte Zahnhygiene
- Umstellung der Ernährungsgewohnheiten
- auf ausreichende Kalzium- und Magnesiumzufuhr achten

Zystitis – Blasenkatarrh, Blasenentzündung

Ätiologie

Meist Folge von Harnröhreninfekt. Kommt häufig bei Diabetikern und Allergikern vor. Frauen sind häufiger betroffen als Manner.

Symptomatik

Starker Harndrang. Schmerzhaftes, brennendes Wasserlassen. Harn ist trüb und übelriechend und gelegentlich durch Blutbeimengung rötlich verfärbt. In schweren Fällen tritt Fieber auf.

Diagnostische Hinweise

Harnuntersuchung, Säurewert, Zinkausscheidung

Therapiehinweise

Allgemein: Antibiotikabehandlung, Bettruhe

Ein saurer Urin reduziert die Bakterienvermehrung. Eine eiweiß- oder aminosäurereiche Kost, Trinken von (ungesüßtem) Preiselbeersaft oder Bärentraubenblättertee wirkt harnansäuernd.

- Zinkchelat, 15 mg nach Abendessen mit Vitamin B_6, 50 mg
- Vitamin A, 50.000–100.000 IE täglich
- Ascorbinsäure, 1.000–6.000 mg täglich

Literatur

Albuquerque EX et al. (2009). Mammalian nicotinic acetylcholine receptors: from structure to function. Physiol. Rev.2009; 89, 73–120.

Al-Waili NS (2004). „Topical honey application vs. acyclovir for the treatment of recurrent herpes simplex lesions" Med Sci Monit. 2004; 10(8): MT94-98

Baker-Nigh A et al. (2015). Neuronal amyloid-beta accumulation within cholinergic basal forebrain in ageing and Alzheimer's disease. Brain 2015; 138, 1722–1737

Blaurock-Busch E (1993). Allergien- erkennen und heilen, Hugendubel, 1993, Neuauflage MTM 2014

Bousquet J et al. (2020). Why Germany's case fatality rate seems so low: Is nutrition another possibility. bmj. 2020. Quelle: https://www.bmj.com/content/369/bmj.m1395/rr-12 (letzte Einsicht 28.01.2021)

Bousquet J et al. (2020). Is diet partly responsible for differences in COVID-19 death rates between and within countries? Clin Transl Allergy. 2020; 10:16.

Chehoud C et al. (2015). Fungal signature in the gut microbiota of pediatric patients with inflammatory bowel disease. Inflamm Bowel Dis 2015; 21:1948–1956.

Cheng S et al. (2018). Disorders of water, electrolytes, and acid-base balance. In: Rifai N, Horvath AR, Wittwer CT, editors. Tietz textbook of clinical chemistry and molecular diagnostics. 6th Ed. St. Louis (MO): Elsevier Saunders; 2018. p. 1344–5.

Darreh-Shori T et al. (2011). Differential levels of apolipoprotein E and butyrylcholinesterase show strong association with pathological signs of Alzheimer's disease in the brain in vivo. Neurobiol. Aging 2011;32, 2320.e2315–e2332.

Dvorak AM (1980). Vitamin A in Crohn's disease. Lancet 1980; 1:1303–4

Faktencheck Gesundheit (2011). Regionale Unterschiede in der Gesundheitsversorgung. Bertelsmann Stiftung, 2011.

Forbes HJ et al. (2020). Incidence of acute complications of herpes zoster among immunocompetent adults in England: a matched cohort study using routine health data. Brit.J of Dermatol. 20 November 2020

Gaiter AM et al. (1997). Relation between blood pH and ionized calcium during acute metabolic alteration of the acid-base balance in vivo. Scand J Clin Lab Invest 1997; 57:317–23.

Gerson CD, Fabrz EM (1974). Ascorbic acid deficiency and fistula formation in regional enteritis. Gastroenterology 1974; 67:438

Goldberg P et al. (1986). Multiple sklerosis: decreases relapse rate through dietary supplementation with Ca, Mg and vitamin D. Med Hypotheses 1986; 21:193–200

Griffith, RS et al. (1981). Relation of arginine-lysine antagonism to herpes simplex growth in tissue culture. Chemotherapy 1981; 27: 209–213

Haam J, Yakel JL (2017). Cholinergic modulation of the hippocampal region and memory function. J Neurochem 2017; 142(2):111–121

Hager CL et al. (2019). Effects of a Novel Probiotic Combination on Pathogenic Bacterial-Fungal Polymicrobial Biofilms. mBio. 2019 Apr 2;10(2):e00338-19. doi: 10.1128/mBio.00338–19.PMID: 30940712

Harrison DP (1986). Copper as a factor in the dietary precipitation of migraine. Headache 1986; 26:248–250

Hasanato RM (2020). Trace elements in type 2 diabetes mellitus and their association with glycemic control. Afr Health Sci. 2020 Mar; 20(1):287–293

Hoarau G. et al. (2016). Bacteriome and Mycobiome Interactions Underscore Microbial Dysbiosis in Familial Crohn's Disease. mBio. 2016 Sep 20;7(5):e01250-16. doi: 10.1128/mBio.01250–16.PMID: 27651359

HZI. Helmholtz Zentrum für Infektionsforschung. Quelle: https://www.helmholtz-hzi.de/de/ (letzte Einsicht 23.2.2021)

Kagan C (2020). Lysine Therapy for SARS-CoV-2. Quelle: https://www.researchgate.net/publication/344210822_Lysine_Therapy_for_SARS-CoV-2 (letzte Einsicht 16.02.2021)

Kalkbrenner AE et al. (2014). Environmental chemical exposures and autism spectrum disorders: a review of the epidemiological evidence. Curr. Probl. Peditr. Adolesc. Health Care 2014; 44, 10:277–318.

Khaw KT, Barrett-Connor (1984). Dietary potassium and blood pressure in a population. Am J Clin Nutr. 1984; 39:963–8

Kim Y, Lee BK (2013). Blood and urine cadmium, blood pressure, and hypertension: a systematic review and meta-analysis .Int Arch Occup Environ Health. 2013 Jul; 86(5):607–13.

Klenner F (1949). The treatment of poliomyelitis and other virus diseases with vitamin C. South. Med. & Surg. 1949; 11:209–14.

Krasinski SD et al. (1985). The prevalence of vitamin K deficieny in chronic gastrointestinal disorders. Am J Clin. Nutr. 1985; 41(3):639–43

Lehnert, H, Werdan, K (2006). Innere Medizin. Thieme, Stuttgart

Liguori G et al. (2016). Fungal dysbiosis in mucosa-associated microbiota of Crohn's disease patients. J Crohns Colitis 2016; 10:296–305.

Lyall K et al. (1014). Maternal lifestyle and environmental risk factors for autism spectrum disorders. Int. J. Epidem. 2014 443–464

Main ANH et al. (1983). Vitamin A deficiency in Crohn's disease. Gut 1983; 24(12): 1169–1175.

McClain CJ et al. (1983). Zinc-deficiency-induced retinal dysfunction in Crohn's disease. Dig. Dis. Sci 1983; 28:85.

Mira UK, Kalita J (2009). Toxic neuropathies. Neurol India Nov-Dec 2009; 57(6):697–705.

Muller, C et al. (2016). D, l-lysine acetylsalicylate + glycine impairs coronavirus replication. Journal of Antivirals & Antiretrovirals 2016; 8(4) 142–150

National Heart, Lung, and Blood Institute (2007). Expert panel report 3 (EPR-3): Guidelines for the diagnosis and management of asthma - Full Report 2007. Quelle: http://www.nhlbi.nih.gov/files/docs/guidelines/asthgdln.pdf (letzte Einsicht 28.01.2021)

Nishida K et al. (1985). A study on a low serum zinc level in Crohn's disease. J Nippon Shok.Gakkei Zasshi 1985;82(3):424-33.

Ott SJ et al. (2008). Fungi and inflammatory bowel diseases: alterations of composition and diversity. Scand J Gastroenterol 2008; 43:831–841.

Piper, W (2013). Innere Medizin. Springer, Berlin

Potter JF, Beevers DG (1984). Lancet 1984; 1:119–122.

Puska P et al. (1985). Dietary fat and blood pressure: An intervention study on the effects of a low-fat diet with two levels of polyunsaturated fat. Prev. Med. 1985; 14(5):573–84.

Schencking M et al. (2010). „Intravenous administration of vitamin C in the treatment of herpetic neuralgia: two case reports.", Medical Science Monitor, Mai 2010, „Intravense Verabreichung von Vitamin C zur Behandlung von Herpes-Neuralgie: zwei Fallberichte."

Sealey LA et al. (2016). Environmental factors in the development of autism spectrum disorders. Environ. Internat. 2016; 88:288–298.

Skogh M et al. (1980). Vitamin A in Crohn's disease. Lancet 1980; 1:766,

Solomons NW et al. (1977). Zinc deficiency in Crohn's disease. Digestion 1977; 16:87

Szeto SKH et al. (2017). Prevalence of ocular manifestations and visual outcomes in patients with herpes zoster ophthalmicus. Cornea 2017; 36: 338–42.

Thornton JR et al. (1979). Diet and Crohn's disease: Characteristics of the pre-illness diet. Brit. Med. J. 1979;2:762–4

Mailoo VJ, Rampes S (2017). Lysine for Herpes Simplex Prophylaxis: A Review of the Evidence. Integr Med. 2017; 16(3): 42–46.

Virkkunen M (1986). Reactive hypoglycemic tendency among habitually violent offenders. Nutr Rev Supp Mai 1986; 44:94–103.

Wright et al. (1980). Dietary fiber and blood pressure. Proc. Nutr. Soc. 39:3A, 1980

Yoshika M et al. (1984). Inverse association of serum ascorbic acid level and blood pressure or rate of hypertension in male aged 30-39 years. Int. J. Vitam. Nutri. Res. 54:343–7, 1984

Teil III:
Labor und Diagnose

Einfluss der Orthomolekulartherapie auf Laborwerte

Spezifische Ernährungsgewohnheiten wie auch die Zufuhr von Nährstoffen beeinflussen Testwerte. Die Verabreichung von Vitamin B_{12} erhöht Kobaltwerte im Blut, ebenso wird die Zufuhr von Bierhefe Blutchromwerte erhöhen. Das Trinken von Grün- oder Schwarztee vor der Blut- oder Urinentnahme erhöht die Mangankonzentration, die morgendliche Tasse Kaffee beeinflusst den Magnesiumwert der jeweiligen Probe, das kleine Stück Schokolade hebt den Glukosewert des Blutes wie auch den Triglyzerid- und Kupferwert an. Es ist somit ratsam, dass die Blutabnahme morgens auf nüchternen Magen und oder nach dem Essen erfolgt. Nährstoffe sollten am Tag vor der Probeentnahme abgesetzt werden.

Auch längeres Fasten über mehr als 24 Stunden kann gewisse Blutwerte wie z. B. Serumbilirubin und Triglyzeridwerte beeinflussen. Plasmawerte der Aminosäuren Valin, Leuzin und Isoleuzin erhöhen sich nach längerem Fasten.

Wird länger als 48 Stunden gefastet, so kann mit einer 15%igen Plasmainsulinerhöhung gerechnet werden. Ketonkörper (Azeton, Azetoazetat und β-Hydroxy-Butyrat) steigen an, und zwar in Urin und Serum. Koffein verursacht ein Ansteigen der Plasmacatecholamine und kann Serum- und Plasmalipidwerte erhöhen, während eine protein- und purinreiche Mahlzeit Harnstoff- und Harnstoff-Stickstoffwerte erhöht.

Bei Urinproben unterscheidet man zwischen Spontan-, Morgen- und 24-h-Urin. Auch auf diese Proben wirken sich Essen, Trinken oder Nährstoffsupplementen aus. Letztlich ist Urin ein Ausscheidemedium, Messwerte werden von der Nährstoffeinnahme direkt beeinflusst. Das Glas Milch zum Essen, das Ei oder ein Stück Braten hat Folgen für die Aminosäurenkonzentration sowie den Proteinstatus. Das köstliche Fisch-Essen kann die Ursache der momentan (und nicht dauerhaft) erhöhten Arsen- und Quecksilberkonzentration im Urin sein.

Bei Haar- oder Nagelproben verhält es sich anders. Hier ist der Einfluss von Nährstoffen oder der Nahrung nicht kurzfristig, sondern nur langzeitlich bemerkbar. Beispielsweise zeigen schon Kleinkinder in Hongkong erhöhte Arsen- und Quecksilberkonzentrationen in Haaren, denn traditionell geben chinesische Eltern ihren Kindern Fischbrei zu essen, so wie wir hierzulande Hafer- oder Grießbrei füttern. Fischbrei ist zwar sehr eiweißreich, aber heutzutage zeigen Fische, die aus asiatischen Gewässern kommen, teilweise sehr hohe Konzentrationen an Schwermetallen.

Menschen, die in industriell verschmutzten Regionen leben, zeigen vielfach deutliche Belastungen, die täglich stattfinden. Hier weisen Metalluntersuchungen von Haaren, Blut und Urin übereinstimmende Belastungswerte auf, was normalerweise nicht der Fall ist.

Labordiagnostik zur Nährstoffstatus-Bestimmung

Aminosäurestatus

Ein sogenanntes Aminogramm erfasst meist alle essenziellen und nicht essenziellen Aminosäuren in Blut/Serum oder Urin und wird durch die Nahrungsmittelzufuhr beeinflusst, vor allem durch Proteine. Malabsorptionsprobleme können erfasst werden (siehe Aminosäuren). Allerdings ergeben diese Untersuchungen nur dann zuverlässige und aufschlussreiche Ergebnisse, wenn die Probeentnahme streng kontrolliert durchgeführt wurde.

Antioxidantienstatus

Dieser Test wird bei erhöhtem oxidativen Stress eingesetzt, wie z. B. bei Diabetes mellitus, Rauchen, Tumorleiden, Dialyse-Patienten, chronischen Entzündungen. Getestet werden u. a.

- Lipidperoxide
- Antioxidative Gesamtkapazität im Blut (ACU/ACL)
- Beta-Carotin
- Selen
- Vitamin E
- Vitamin C
- sowie Zink und Coenzym Q10

Auch hier sollte der Einfluss von Nahrung und Nährstoffsupplementen beachtet werden.

Eiweiß- oder Proteinstatus

Liegt der Verdacht einer Synthesestörung nahe, wird der Eiweißspiegel im Serum untersucht, vor allem bei einer vermuteten Malabsorptionsstörung oder bei Patienten mit Mangelernährung. Zum Gesamteiweiß, auch Serumprotein genannt, gehören:

- Gamma-Globuline
- Beta-Globuline
- Albumin
- Alpha-1-Globuline
- Alpha-2-Globuline.

Auch hier sollte der Einfluss von Nahrung und Nährstoffsupplementen beachtet werden.

Candida-Untersuchungen

Laut dem Universitätsklinikum Düsseldorf ist mit der stetig steigenden Anzahl immunsupprimierter Patienten die Bedeutung invasiver Pilzinfektionen in den letzten Jahren stetig gewachsen. Neben dem Nachweis häufiger Erreger wie Candida albicans und Aspergillus fumigatus treten aber zunehmend auch seltene Pilze, die bisher nicht oder nur selten mit Infektionen des Menschen assoziiert waren, als Erreger invasiver Infektionen auf. Die schnelle und zuverlässige Identifizierung solcher Erreger ist eine der großen Herausforderungen in der medizinischen Mykologie.

Neben dem mikroskopischen und kulturellen Nachweis werden auch serologische und molekularbiologische Verfahren in der mykologischen Diagnostik eingesetzt.

Für den Nachweis von Hefepilzen (z. B. Candida spp., Cryptococcus spp.) sind folgende Untersuchungsmaterialien geeignet: Blutkulturen, Sputum, Bronchialsekret, bronchoalveoläre Lavage, Abstriche, Punktat, Biopsie, Liquor, Urin. Eine Untersuchung von Stuhl auf Pilze ist in der Regel nur bei stark immunsupprimierten Patienten sinnvoll.

Das Material muss sofort in das bakteriologische Labor transportiert werden. Sollte dies nicht möglich sein, bis zum nächsten Tag bei Raumtemperatur lagern.[1]

1 UKD (Universitätsklinikum Düsseldorf). Mykologische Untersuchungen. Quelle: https://www.uniklinik-duesseldorf.de/patienten-besucher/klinikeninstitutezentren/institut-fuer-medizinische-mikrobiologie-und-krankenhaushygiene/diagnostik/mykologische-untersuchungen#:~:text=F%C3%BCr%20den%20Nachweis%20von%20Hefepilzen%20(z.B.:%20Candida%20spp.,,ist%20i.d.R.%20nur%20bei%20stark%20immunsupprimierten%20Patienten%20sinnvoll. (letzte Einsicht 11.3.2021)

Speichel-pH

Die Messung wird mit einfachem Lackmuspapier vorgenommen. Der Normalwert beträgt 6,8. Bei Lufteinwirkung steigt der Säurewert auf ca. pH 7,2 an. Sobald Kohlendioxidverlust verhindert wird, reduziert sich der Wert.

Urin-pH

Dieser einfache Test, der allgemein mit Litmusstreifen durchgeführt wird, ist wichtig in der Behandlung und Verhütung von Nierensteinen und -grieß. Harnsäuresteine formen sich in saurem Urin (pH 5–6,5), wogegen basischer Urin (ph 8,0–8,5) die Bildung von Kalzium- und Kalzium-Phosphatsteinen begünstigt. Ein alkalischer Urin ist günstig während Sulfonamid- und Streptomyzintherapie und verhindert die Präzipitierung dieser Pharmaka in den Nieren, sowie die Formierung von Harnsäure-, Zystin- und Oxalatsteinen. Bei Zystitis ist ein saures Urinmilieu wichtig zur Bakterienbekämpfung, wodurch die Formierung alkalischer Steine verhindert wird.

Mineralstoffe, Spurenelemente und toxische Metalle

Diagnostik und Therapie

Die verschiedenen Probematerialien Blut, Urin, Haare oder Nägel reflektieren verschiedene Parameter, wie auch spezifische Stoffwechselgeschehen. Die Resultate des Gesamtkonzepts vermitteln einen zuverlässigen Einblick in das gesamte Stoffwechselgeschehen des Mineralstoffhaushaltes und erlauben eine genaue und individuelle Diagnostik und Therapie.

Blut

Blut ist ein Transportsystem, das durch die tägliche Nahrungsmittelzufuhr, physiologische wie auch psychologische Stressfaktoren beeinflusst wird. Niedrige oder erhöhte Mineralstoffwerte des Blutes reflektieren:

- ungenügende oder zu hohe diätische oder medikamentöse Zufuhr,
- erhöhte Anforderungen wie z. B. bei Krankheitsbildern wie Anämie,
- chronischer Alkoholismus
- chronische Diarrhö
- Verwertungsschwächen wie z. B. bei renalen Erkrankungen
- hormonelle Störungen
- akute Expositionen oder Vergiftungen

Serum wie auch Plasma reflektieren extrazelluläre Werte, Vollblut zeigt extra- und intrazelluläre Werte.

Faeces/Stuhl

Stuhl ist ein Ausscheidemedium, das von Nahrung und der Nährstoffzufuhr direkt beeinflusst wird. Stuhluntersuchung werden vornehmlich in der mikrobiologischen Diagnostik eingesetzt. Die Untersuchung auf Metalle wird teilweise zur Überwachung von oralen Entgiftungstherapien genutzt.

Haare/Nägel

Die Untersuchung von Haaren oder Nägeln weist auf Gewebespeicherungen hin. Langzeitexpositionen werden festgestellt. Deshalb wird die Haar- und Nagel-Analytik seit Langem in der forensischen Medizin verwendet. Zur Untersuchung eignen sich nur chemisch unbehandelte Kopfhaare, Bart- und Schamhaare. Nägel dürfen nicht lackiert sein.

Speichel

Speichel ist das Sekret zahlreicher Drüsen in der Mundhöhle. Diese produzieren täglich etwa 1,5 Liter Flüssigkeit, wobei die Zusammensetzung des Speichels stark abhängig ist vom Funktionszustand der Speicheldrüsen.

In der Metallanalytik wird der sogenannte Kautest eingesetzt, um festzustellen, ob Amalgamfüllungen Metalle wie Quecksilber freisetzen. Der Speichel- oder Kautest gibt keinen Hinweis auf chronische Belastungen.

Urin

Urin ist ein Ausscheidungsmedium. Daher eignet sich die Urinanalytik besonders zur therapeutischen Überwachung. Niedrige Urinmineralstoffwerte reflektieren eine ungenügende Mineralstoff- und Flüssigkeitszufuhr.

Während Entgiftungstherapien wie der Chelattherapie, Diuretikazufuhr oder ähnlich medikamentösen Behandlungen erhöht sich die urinäre Mineralstoff- und Spurenelementausscheidung. Bei Verwertungsschwächen wie z. B. der Pyrolurie kann unter anderem die Zinkausscheidung im Urin trotz unzureichender Zufuhr ebenfalls erhöht sein. Hohe Schwermetallwerte gelten als erste Anzeichen einer akuten Exposition. Der erste Morgenurin oder der 24-h-Sammelurin wird weniger von diätischen Faktoren beeinflusst.

Die zur Kontrolle und Überwachung von Entgiftungstherapien eingesetzten Urinuntersuchungen müssen die Wirkung und Funktion der jeweiligen Entgiftungssubstanz berücksichtigen. Der Vergleich einer Urinprobe vor und nach Gabe der Entgiftungssubstanz ist notwendig für die Bewertung der Therapie.

Elektrolyte

Der Wasser-Elektrolyt-Haushalt bestimmt die Flüssigkeitsverteilung im menschlichen Körper und ist eine unverzichtbare Grundlage aller Lebensvorgänge. Störungen des Elektrolythaushaltes sind eng verknüpft mit Störungen des Säure-Basen- und Wasserhaushaltes. Die Erkennung isolierter oder kombinierter Störungen kann durch die Bestimmung von Natrium, Chlorid und Kalium im Serum und Harn erfolgen. Pathologische Werte des Serumnatriums und der Osmolalität zeigen Störungen des Wasserhaushaltes an, wogegen der Serumkaliumwert erst dann Rückschlüsse zulässt, wenn Kenntnisse über den Säure-Basen-Haushalt vorliegen. Serumchloridwerte zeigen einen veränderten Status des Säure-Basen-Haushalts an.

Die Therapie eines gestörten Elektrolythaushaltes beruht auf der Lokalisierung der Elektrolytstörung und ist somit abhängig von dem jeweiligen Problem.

Chlorid (Cl)[2]

Die Bestimmung erfolgt in Serum, Plasma oder Urin. Haare/Nägel eignen sich nicht. Bei lipämischem Serum sind Chloridwerte falsch-negativ.

Ein erhöhter oder niedriger Chlorid-Blutwert ist ein Indikator für ernst zu nehmende Erkrankungen. Der Chloridwert ist mitverantwortlich für die Wasserverteilung außerhalb und innerhalb der Zellen. Wichtig ist die Erkennung und Therapie der Grunderkrankung.

Ursache eines erhöhten Wertes könnte eine zu geringe Flüssigkeitszufuhr, eine zu hohe Salzzufuhr oder die Einnahme chloridhaltiger Medikamente sein.

Ursache eines Chloridmangels (Hypochlorämie oder Hypochloridämie) ist ein erhöhter Verlust von Chlorid, etwa durch:

- starkes Schwitzen
- Erbrechen
- Einnahme von bestimmten Entwässerungstabletten (Diuretika)
- Nierenschwäche
- angeborenen Chlorid-Durchfall (kongenitale Chloridorrhö)

2 Anm. d. A.:Chlorid kommt im Blut in Verbindung mit Natrium und Kalium vor. Ein erhöhter oder niedriger Chlorid-Blutwert ist ein Indikator für ernst zu nehmende Erkrankungen. Der wichtige Elektrolyt ist in gelöster Form ein negativ geladenes Ion. Es verantwortet die Wasserverteilung außerhalb und innerhalb der Zellen mit.

Durch den Chloridverlust erhöht sich der pH-Wert (Alkalose) und es entsteht eine hypochlorämische Alkalose.

Bei einem Chloridmangel im Blut gibt eine Urinuntersuchung näheren Aufschluss: Anhand des Urinchloridwertes kann festgestellt werden, ob zu viel Chlorid über die Nieren oder den Darm ausgeschieden wird, beispielsweise bei Erbkrankheiten. Im Urin wird die Gesamtmenge gemessen, die innerhalb von 24 Stunden ausgeschieden wird (24-h-Urin).

Veränderungen der Chloridwerte sind meist parallel mit Natriumkonzentrationsänderungen, was bei der Therapie berücksichtigt werden muss. Assoziierte Krankheitsbilder sind Hypo- wie auch Hyperkalzämie, Hypo- wie auch Hypermagnesiämie, Hyperkaliämie.

Die therapeutischen Möglichkeiten bei akut gestörtem Chloridgleichgewicht umfassen u. a.:

Hypovolämisch
Volumensubstitution NaCl-Lösung (Hyponatriämie) bzw. 5%ige Glukose-Lösung + 1/3 isotonische Elektrolytlösung (Hypernatriämie)

Hypervolämisch
Flüssigkeitszufuhr beschränken (Hyponatriämie) bzw. 5%ige Glukose-Lösung + Furosemid (Hypernatriämie >160 mmol/l)

Bei Nierenversagen: Hämodialyse

Natrium (Na)

Bestimmung
Serum, Plasma, Urin. Haare/Nägel eignen sich nicht.

Etwa 50 % des Gesamtnatriums liegt außerhalb von Körperzellen im sogenannten Extrazellulärraum. Weitere 40–45 % lagern im Knochengewebe. Nur 5–10 % finden sich im Zellinneren.

Natrium ist das wichtigste Element der Extrazellulärflüssigkeit und Veränderungen des Natriumhaushaltes sind eng mit Störungen des Wasserhaushaltes verbunden. Das Gleichgewicht zwischen der Natriumkonzentration im Inneren und Äußeren einer Zelle ist äußerst wichtig für die Volumenregulation der Zelle. Wichtigstes Regulationsorgan ist die Niere. Somit erfolgt die Ausscheidung von Natrium hauptsächlich mit dem Urin, in geringem Maße auch über den Stuhl und den Schweiß. Das Hormon Aldosteron, das bei Natriummangel im Blut von der Nebenniere ausgeschüttet wird, verringert die Ausscheidung von Natrium. Das Peptidhormon ANP aus den Herzmuskelzellen hingegen fördert die Ausscheidung von Natrium.

Das Gesamtkörpernatrium beträgt bei einem 70 kg schweren Erwachsenen 4.400–5.600 mmol. Davon sind 40 % im Knochen gebunden und praktisch nicht mobilisierbar. Die restlichen 60 % sind zusammen mit den Anionen Chlorid und Bikarbonat der wichtigste osmotisch wirksame Bestandteil der Extrazellulärflüssigkeit.

Die Natriumbestimmung erfolgt bei Störungen des Flüssigkeitshaushaltes und des Säure-Basen-Haushalts sowie bei:

- Ödemen
- Bluthochdruck (Hypertonie)
- hormonellen Erkrankungen (zum Beispiel Hyperaldosteronismus)
- Nierenschwäche (Niereninsuffizienz)
- vermehrtem Durstgefühl (Polydipsie) oder häufigem Wasserlassen (Polyurie)
- Infusionstherapien

Zwischen dem austauschbaren Natriumbestand und dem Blutdruck besteht eine enge Beziehung. Wird mehr Natrium zugeführt als erforderlich, entsteht häufig eine Hypertonie. Anderseits wirkt bei gesunden Menschen der erhöhte Blutdruck auf die Nieren und hemmt das Renin-Angiotensin-Aldosteron-System und so die Natriumrückresorption. Weiterhin kommt es zu einer druckpassiven Mehrausscheidung von Natrium und Wasser und damit zu einer Steigerung der Diurese, die schließlich der initialen Volumenzunahme entgegenwirkt.

Ursachen einer **Hypernatriämie** sind meist renale Wasserverluste oder eine verminderte Wasseraufnahme.

Eine **akute Hyponatriämie** mit einem Abfall der Serumnatriumkonzentration erfordert eine schnelle Korrektur.

Die Natriumkonzentration im Urin hängt stark von der Ausscheidungsmenge ab und ist daher wenig aussagefähig. Bezieht man hingegen die Natriumausscheidung auf die Ausscheidung von Kreatinin, so ist dieser Wert von der Urinmenge weitgehend unabhängig.

Der Natriumgehalt des Schweißes wird vor allem bei Verdacht auf zystische Fibrose (Mukoviszidose) ermittelt. Dazu wird Pilocarpin verabreicht, eine Substanz, die Schweißdrüsen stimuliert. Danach wird der Schweiß für eine halbe Stunde gesammelt, um anschließend die Natrium- und Chlorid-Konzentration in der Probe zu messen.

Interessant ist die Meldung des Max-Planck-Instituts für Biochemie, Salzkonsum reguliert Autoimmunerkrankung. Forschende am Max-Planck-Institut für Biochemie konnten kürzlich entgegen den Ergebnissen anderer Studien zeigen, dass ein moderat erhöhter Salzkonsum bei Mäusen keinen negativen Effekt auf den Verlauf der Erkrankung hat. In transgenen Mäusen, die genetisch bedingt eine spontane MS-ähnliche Erkrankung entwickeln, führte der erhöhte Salzkonsum zu einer Unterdrückung der Erkrankung, was möglicherweise auf der entsäuernden Wirkung beruht.[3]

Kalium (K)

Bestimmung

Serum, Plasma. Haare/Nägel eignen sich nicht.

Der Kaliumgehalt des Körpers entspricht in etwa dem des Natriums. Kalium befindet sich zu 98 % im intrazellulärem Raum und nur zu 2 % im extrazellulärem Raum. Durch seine elektrische Ladung sorgt Kalium dafür, dass das sogenannte Ruhepotential zwischen Zellinnerem und Zelläußerem erhalten bleibt. Kommt es jedoch zu einem Natriumeinstrom in die Zelle und einem Kaliumausstrom aus der Zelle heraus, entwickelt sich daraus ein Aktionspotential. Es dient der Signalweiterleitung zwischen Zellen, etwa zwischen einzelnen Nervenzellen oder zwischen Nervenzellen und Muskelzellen. Aldosteron stimuliert die renale Kaliumsekretion und damit die Ausscheidung sowie die Kaliumaufnahme in die Skelettmuskelzelle.

Kalium ist an der Regulierung des Blutdrucks beteiligt. Die Weltgesundheitsorganisation empfiehlt eine gesteigerte Zufuhr von Kalium bei Bluthochdruck (Hypertonie), da sich damit sowohl der systolische als auch der diastolische Blutdruck senken lässt. Zusätzlich sinkt nachweislich das Schlaganfallrisiko der Patienten.[4]

3 Dr. Christiane Menzfeld (2021). Salzkonsum reguliert Autoimmunerkrankung. Max-Planck-Insititut für Biochemie. Pressemitteilung, 15. März, 2021. Quelle: https://idw-online.de/de/news765032 (letzte Einsicht 16.03.2021)

4 Dahm V, Rudolf-Müller E (2017). Kalium. Quelle: https://www.netdoktor.de/laborwerte/kalium/ (letzte Einsicht 16.03.2021)

Indikation:
- Störungen des Säure-Basen-Haushalts
- Abnormalität anderer Elektrolyte
- Einnahme von Diuretika, Laxanzien, Carbenoxolon, Süßholzwurzel
- intestinaler Flüssigkeitsverlust
- akute und chronische Niereninsuffizienz
- Herzarrhythmien
- Hypertonie

Hypokalämie
Faktoren, die eine Kaliumverschiebung von extra- nach intrazellulär fördern und eine Hypokalämie verursachen, sind:
- Insulinanstieg
- erhöhter Katecholaminspiegel
- Alkalose
- Bariumvergiftung

Hyperkalämie
Ursache der akuten Hyperkalämie ist häufig Nierenversagen. Folgende Faktoren gelten als fördernd:
- Insulinmangel
- Azidose – Kalium tritt aus der Zelle aus, H-Ionen treten in die Zelle ein.
- erhöhte Osmolalität des Plasmas. Kalium und Flüssigkeit treten aus der Zelle aus.
- Niereninsuffizienz
- Störung der Renin-Aldosteron-Achse, z. B. bei M. Addison

Durch Messung der Kaliumausscheidung im Urin kann festgestellt werden, ob ein Kaliumverlust renal oder enteral erfolgt.

Wird diagnostisch eine Hypo- oder Hyperkaliämie festgestellt, muss akut behandelt werden, um Komplikationen zu vermeiden. Bei chronischen Verschiebungen kommt es zu intrazellulären adaptiven Prozessen, sodass erst spät Symptome auftreten.

Bei der **Hypokaliämie** mit Serumkaliumspiegel von weniger als 3,5 mmol/l muss der pH-Wert berücksichtigt werden. Bei Azidose und Hypokaliämie sollte erst das Kaliumdefizit ausgeglichen werden, bevor die Korrektur der Azidose erfolgt. Das vermeidet Verschlimmerungen der Hypokaliämie.

Bei der **Hyperkaliämie** mit Serumkaliumspiegel von mehr als 5–5,5 mmol/l ist ärztliche Versorgung notwendig. Akute symptomatische Hyperkaliämien von über 6,5 mmol/l sind lebensbedrohlich. Die Gabe von 1–3 g Kalziumglukonat ändert zwar nicht die Serumkonzentration, kann aber die kardialen Effekte kurzfristig unterdrücken. Gleiches gilt für die Gabe 20%iger Natriumchloridlösung, die bei paralleler Digitalistherapie zu bevorzugen ist. Wirkdauer 30 min.[5]

Kalzium (Ca)

Bestimmung

Serum, Urin, Haare/Nägel

Serum, Plasma

Abweichungen werden erst im Akutstadium erfasst, nämlich dann, wenn die Homöostase nicht aufrecht erhalten werden kann. Endokrine Störungen sind häufige Ursache.

Der Kalzium- und Phosphatstoffwechsel sind eng verknüpft. Die Wechselbeziehung zwischen Dünndarm, Skelett, Nieren und dem endokrinen System, insbesondere den Nebenschilddrüsen, halten die Kalzium- und Phosphathomöostase aufrecht. Die Regulation des Kalziumbestandes im Körper und der Kalziumkonzentration im Serum erfolgt hauptsächlich über Parathormon (PHT) und Vitamin D sowie zu einem geringen Teil über Kalzitonin. Die Regulation durch PHT erfolgt rasch innerhalb von Minuten bis Stunden, diejenige durch Vitamin D und Kalzium längerfristig über Stunden.

Haare weisen lediglich auf Speichervorräte und mögliche Verwertungsstörungen hin. Chemisch behandelte Haare (Dauerwellen, Färben, Bleichen) eignen sich nicht zur Untersuchung.

Urin

Die Kalziumausscheidung erfolgt über die Nieren und den Darm. Das glomerulär filtrierte Kalzium wird zu 94–96 % tubulär rückresorbiert. Störungen der Kalziumausscheidung wurden mit Knochenschmerz, Steinleiden, Niereninsuffizienz und chronischen Durchfälle assoziiert. Messwerte von Urin nach Chelat können nicht in Betracht gezogen werden.

5 Fachpflegewissen.de (2010). Kaliumhaushalt. Quelle: https://fachpflegewissen.de/2010/10/23/kaliumhaushalt/ (letzte Einsicht 16.03.2021)

Hypokalzämie kann lebensbedrohlich sein. Die Diagnose erfolgt mittels:
- ionisierter Plasmakalziumkonzentration <1,0 mmol/l
- Gesamtkalzium im Serum <2,2 mmol/l

Magnesium-, Phosphat- und Kalzitrolspiegel sollten immer mitbestimmt werden. Urin eignet sich nicht für die Diagose einer Hypokalzämie.

Häufige Ursache ist eine verminderte Kalziumaufnahme aus der Nahrung sowie Nierenkrankheiten oder Hormonstörungen. Seltener verantwortlich ist ein erhöhter Kalziumverlust oder Bedarf. Ein typisches Symptom sind heftiges Muskelzucken oder Muskelkrämpfe der Hände und Füße.

Weitere mögliche Ursachen sind:
- Hypalbuminämie = Mangel an Albumin wie zum Beispiel bei Leberzirrhose
- Vitamin-D-Mangel, wie auch die gestörte Aufnahme von Vitamin D oder Kalzium, zum Beispiel bei Zöliakie oder Rachitis
- Nierenschwäche (Niereninsuffizienz)
- Unterfunktion der Nebenschilddrüsen (Hypoparathyreoidismus). Das in den Nebenschilddrüsen gebildete Parahormon reguliert Blutkalziumwerte. Es bewirkt eine Mobilisierung von Kalzium (und Phosphat) aus dem Skelettsystem, reguliert die verstärkte Rückresorption in der Niere sowie die erhöhte Phosphatausscheidung.
- akute Bauchspeicheldrüsenentzündung (akute Pankreatitis)
- bestimmte Medikamente (Antiepileptika, einige Diuretika, Kortison)

Die Therapie einer akuten Hypokalzämie beinhaltet die intravenöse Gabe von Kalzium sowie den Ausgleich eines Magnesiums- wie auch Vitamin-D-Mangels. Langzeitbehandlung erfolgt mittels oraler Substitution von Kalzium.

Hyperkalzämie ist eine Komplikation bestimmter maligner Tumoren, die Parathormon oder parathormonähnliche Substanzen bilden. Eine Hyperkalziämie besteht bei einem Gesamtkalzium im Serum von >2,7 mmol/l und ionisiertem Kalzium von >1,3 mmol/l. Moderate Erhöhungen sind meist ohne Symptome. Bei Werten von >3,5mmol/l handelt es sich um eine hyperkalzämische Krise.

Um eine Hyperkalzämie nachzuweisen, kann zusätzlich der 24-h-Urin getestet werden, und zwar unter Angabe der 24-h-Sammelurinmenge.

Wichtigste Maßnahme ist die Steigerung der Diurese und Kalziurie durch Flüssigkeitsgabe in Form von NaCl 0,9 % (5 l täglich und mehr) und Gabe von Schleifendiuretika unter Kontrolle des Wasser- und Elektrolythaushaltes (Substitution von Kalium).

Bei Nierenversagen Hämodialyse.

Biphosphonate sind das Mittel der Wahl bei tumorinduzierten Hyperkalziämien; Hemmung der Osteoklastenaktivität.

Phosphat (PO4)

Phosphat ist ein Salz der Phosphorsäure. Es kommt zu 85 % in den Knochen und Zähnen, zu 14 % in den Körperzellen und zu 1 % im Zellzwischenraum vor. Im Knochen bindet Phosphat an Kalzium und wird als Kalziumphosphat gespeichert.

Der Phosphat-Stoffwechsel ist eng mit dem Kalzium- und Vitamin-D-Haushalt verknüpft. Enthält das Blut viel Phosphat, ist es gleichzeitig arm an Kalzium und umgekehrt. Somit ist die Aussagekraft des Phosphatwerts mit der Kalziumbestimmung eng verbunden.

Das Parathormon fördert die Ausscheidung von Phosphat über die Nieren. Wachstumshormone, Schilddrüsenhormone, Insulin und Kortison verringern die Phosphatausscheidung.

Bestimmung
Serum, Plasma, Urin. Haare/Nägel eignen sich nicht.

Die Phosphat-Bestimmung erfolgt aus Serum, aus Heparinplasma oder aus dem über 24 Stunden gesammelten Urin. Der Patient sollte bei der Blutabnahme nüchtern sein.

Veränderungen der Serumphosphatwerte sind vorwiegend bei Nierenfunktionsstörungen, Nebenschilddrüsenerkrankungen, Malabsorptionssyndrom, malignen Erkrankungen und bei parenteraler Ernährung vorhanden. Hämolyse führt zu erhöhten Werten, d. h. nach Blutentnahme müssen die Erythrozyten innerhalb 2 Stunden vom Serum getrennt sein. Hyperlipidämie und monoklonale Immunglobulinerhöhung führen zu fälschlich erhöhten Phosphatwerten.

Die urinäre Ausscheidung von Phosphat ist bei bestimmten Erkrankungen erhöht wie z. B. bei Überfunktion der Nebenschilddrüse, Kalzium- und Vitamin-D-Mangel.

Die urinäre Phosphatausscheidung genügt nicht zur Beurteilung des Phosphathaushalts, da sie von der Nahrungszufuhr, dem Knochenstoffwechsel, dem Glomerulumfiltrat und der tubulären Phosphatreabsorption abhängig ist. Abnormale Urinwerte weisen auf:

- tubuläre Syndrome mit Phosphatverlust sowie
- primäre und sekundäre Nebenschilddrüsenfunktionsstörungen

Manche Labore testen das Element Phosphor (P) in Haaren. Phosphor ist ein Nichtmetall und daher – wie alle Nichtmetalle – nur schwer ionisierbar und somit für moderne Untersuchungsmethoden wie die Massenspektrometrie kaum geeignet. Auch fehlt die klinische Relevanz für Phosphor (P) in Haaren.

Magnesium (Mg)

Dieses für den Menschen lebenswichtige Mineral unterstützt über 300 verschiedene Enzyme bei Stoffwechselprozessen im Körper. Ohne Magnesium könnten Muskelzellen im Körper nicht arbeiten.

Der Körper eines Erwachsenen enthält etwa 20 g Magnesium. Rund 60 % davon befinden sich im Knochen und ungefähr 40 % in der Skelettmuskulatur. Nur 1 % des Magnesiums im Körper zirkuliert an Proteine gebunden im Blut.

Magnesium wird aus dem Darm resorbiert und über die Nieren ausgeschieden. Der tägliche Mindestbedarf liegt bei 300–400 mg, wobei Alter, Gesundheitszustand und körperliche Aktivität den Bedarf weitgehend bestimmen.

Magnesium wirkt stabilisierend auf das gesamte Herz-Kreislauf-System. Es entspannt die Muskulatur, auch die Blutgefäße und wirkt gefäßerweiternd. Somit senkt Magnesium den Blutdruck, stabilisiert den Herzrhythmus und beugt Herzrhythmusstörungen vor.

Bestimmung
Serum/Plasma, Vollblut, Urin, Haare/Nägel

Serum oder Plasma
sind das allgemein bevorzugte Untersuchungsmaterial und reflektieren extrazelluläre Werte. Nach der Blutabnahme sollte die Trennung von den Erythrozyten sofort erfolgen, denn durch Hämolyse würden Magnesiumwerte erhöht ausfallen. Die Untersuchung von hämolysiertem oder schlecht getrenntem Blut eignet sich somit nicht zur Magnesiumbestimmung.

Im **Vollblut** werden extra- und intrazelluläres Magnesium bestimmt.

Die **Magnesiumkonzentration im Urin** hängt von der Ausscheidungsmenge ab und ist daher wenig aussagefähig. Bezieht man hingegen die Magnesiumkonzentration auf die Ausscheidung von Kreatinin, so ist dieser Wert von der Urinmenge weitgehend unabhängig. Für die Urinuntersuchung wird der 24-h-Urin mit Angabe der Sammelurinmenge untersucht. Erhöhte Werte weisen auf Inhibition der Harnstein-Kristallisation.

Ansäuerung mit Salzsäure zu pH 1 ist ratsam, dann kann die urinäre Ausscheidung zuverlässig gemessen werden. Eine hohe Mg-Ausscheidung kann durch Vitamin-B_6-Mangel verursacht sein.

Die **Magnesiumkonzentration der Haare** lässt eine chronische Unterversorgung oder ein Malabsorptionssyndrom frühzeitig erkennen. Chemisch behandelte Haare (Dauerwellen, Färben, Bleichen) zeigen fälschlich erhöhte Messwerte und sind somit ohne klinische Relevanz.

Symptome einer Hypomagnesiämie sind neuromuskuläre Übererregbarkeit (Tremor, gesteigerte Sehnenreflexe, Muskelzucken), gastrointestinale und kardiale Beschwerden (Arrhythmie, Tachykardie).

Hypomagnesiämie ist häufig mit einer Hypokaliämie assoziiert. In vielen Fällen ist auch die Homöostase von Magnesium und Kalzium gleichzeitig gestört. Die Magnesiumbestimmung ist notwendig bei einer Langzeittherapie mit Diuretika oder nephrotoxischen Medikamenten, Alkoholabusus und -entzug, parenteraler Ernährung und Niereninsuffizienz.

Symptome einer Hypermagnesiämie sind Hyporeflexie, Hypotonie durch Hypervolämie, Atemdepression (Lähmung der Atemmuskeln) und in extremen Fällen Koma. Hypermagnesiämien treten bei akutem und chronischen Nierenversagen auf. Antazida und magnesiumsulfathaltige Einläufe wurden ebenfalls dafür verantwortlich gemacht.

- Bei leichteren Formen einer Hypermagnesiämie kann eine magnesiumarme Kost sowie das Absetzen magnesiumhaltiger Pharmaka hilfreich sein.
- Bei iatrogen-verursachter Hypermagnesiämie aufgrund einer parenteralen Zufuhr wirkt Kalzium intravenös als Antidot.

- Besteht eine ausgeprägte Hypermagnesiämie mit klinischen Symptomen können u. a. die Applikation von Schleifendiuretika, Infusionen mit Kalziumglukonat (10%ig) oder Glukose-Insulin-Infusionen indiziert sein.
- Bei manifester Niereninsuffizienz mit konsekutiver erhöhter Mg2+- und K+
- Serumkonzentration ist eine Hämodialyse obligat.[6]

Essenzielle Spurenelemente

Die Diagnose eines Mangels oder einer erhöhten Exposition mit Spurenelementen wird heute mittels der ICP-MS (inductively coupled plasma mass spectrometry) Multielement-Methode durchgeführt. Für die Spuren- und Ultraspurenanalytik gibt es meistens keine Alternativen zur ICP-MS. Bisher war die AAS (Atomabsorptionsspektrometrie) zur Ergänzung der ICP-MS Analytik erforderlich, weil Kationen wie Kalzium, Eisen, Kalium, Chrom und Mangan durch das zur ICP-Messung erforderliche Argon in ihrer Bestimmung gestört wurden. In neuen ICP-MS-Geräten mit Kollisions- oder Reaktionszellen werden solche Interferenzen unter optimalen Plasmabedingungen eliminiert. Somit können Makroelemente wie Kalzium zusammen mit den Spurenelementen wie Chrom und Schwermetallen wie Blei in einem einzigen analytischen Vorgang zuverlässig gemessen werden, und zwar in Blut, Urin, Haaren und anderen Probematerialien. Anhand staatlich geprüfter Ringversuche wird die Messzuverlässigkeit bestätigt.

Die Therapie eines Mangels besteht allgemein aus einer gezielten Substitution, wobei der OM-Therapeut auch resorptionsunterstützende Maßnahmen einleitet. Bei einer erhöhten Exposition oder Intoxikation sind spezifische Ausleitungsmethoden von Vorteil. Von Vorteil wäre die Beachtung der Metallhomöostase sowie das Mit- und Gegeneinander der Metalle.

Allgemein binden Chelatbildner, vor allem synthetische wie DMPS, EDTA oder DTPA, auch essenzielle Spurenelemente und beschleunigen deren Ausscheidung.

6 Medizin-Wissen-Online (2020). Hypermagnesiämie. Quelle: https://www.medizin-wissen-online.de/index.php/innere-medizin/144-nephrologie/stoerungen-des-wasser-und-elektrolythaushaltes/420-hypermagnesiaemie (letzte Einsicht 16.3.2021)

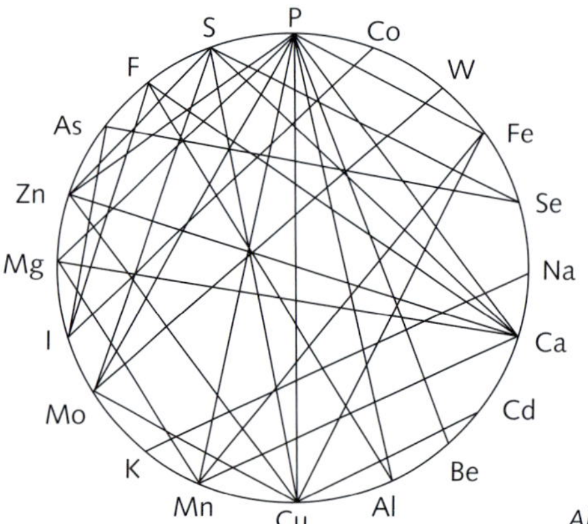

Abb. 1: Metallinteraktionen

Chrom (Cr)

Laboruntersuchungen beschränken sich nicht mehr nur auf die Bewertung eines Chromintoxikations-Verdachts. Das Spurenelement Chrom als Chrom(III)-Komplex ist essenziell und wird für den Fettstoffwechsel und den Kohlehydratstoffwechsel benötigt. Als Bestandteil des Glukosetoleranzfaktors (GLT) unterstützt es die Aktion des Insulins.[7]

Bedarf

Laut der Deutschen Gesellschaft für Ernährung benötigen Jugendliche und Erwachsene schätzungsweise 30–100 µg Chrom pro Tag. US-Mediziner der Orthomolekulartherapie empfehlen teils mehr. Bierhefe enthält Chrom.

Chrommangel

Ein ausgeprägter Chrommangel kommt bei gesunden Menschen nicht vor. Eine Chrom-Unterversorgung kann bei parenteraler Ernährung und Fehlernährung auftreten. Allerdings erhöht Stress wie auch eine zu hohe Kohlenhydrat- und Fettzufuhr den Chrombedarf.

7 Swaroop M et al. (2019). Chapter 8 -Benefits of chromium(III) complexes in animal and human health. The Nutritional Biochemistry of Chromium (III) (Second Edition) Elsevier 2019, Pages 251-278

Chrom trägt unter anderem dazu bei, dass das körpereigene Hormon Insulin Glukose aus dem Blut in die Körperzellen transportiert. Inwieweit ein Chrommangel mit Diabetes mellitus in Verbindung steht, wird diskutiert. Klinische Forschungen zeigen jedoch, dass erhöht zirkulierendes Insulin die Serumchromkonzentration reduziert, was wiederum den Glukosestoffwechsel beeinträchtigt.[8]

Serum oder Vollblut

Verminderte Chromkonzentrationen im Blut können während der Schwangerschaft sowie bei Infektionen, Stress und Ernährung über die Vene (parenterale Ernährung) auftreten und sind bei Diabetikern ein Hinweis auf einen schlecht eingestellten Blutzuckerspiegel.

Erhöhte Werte treten bei Niereninsuffizienz mit laufender ambulanter Peritonealdialyse, nach Insulin- und Glukosezufuhr auf.

Chromexposition

Industrielle Belastungen durch Kontakt und Inhalieren von hexavalentem Chrom (Chrom VI) verursachen Reizungen der Haut und Atmungswege, Kontaktdermatitis und Lungenkrebs. Orale Aufnahme kann gastrointestinale Störungen, Kreislaufschock und Nierenversagen verursachen. Presseinformationen des Bundesinstituts für Risikobewertung (BfR) berichten, dass sechswertiges Chrom ein potentes Allergen ist, dass bei sensibilisierten Personen zu allergischen Hautreaktionen wie Kontaktekzem führen kann. Untersuchungen der Überwachungsbehörden der Bundesländer zeigen, dass der Chrom(VI)-Gehalt in Lederbekleidung und Schuhen für Allergiker gefährlich sein kann.[9]

Bei einer Chromatintoxikation empfiehlt das Giftzentrum Nord der Universität Göttingen als Antidot N-Acetylcystein.[10] Auch wurde Ascorbinsäure als Gegenmittel genannt.[11,12] Bei Tierversuchen blieb der Chromspiegel in Blut, Leber, Nieren, Herz und Nieren unter DMPS unverändert.[13]

8 Mertz W. (1993). Chromium in Human Nutrition: A Review. J of Nutr 1993: 626:633

9 BfR Pressemitteilung (2007). Chrom (VI) in Lederbekleidung und Schuhen problematisch für Allergiker! 10/2007, 2.7.2007

10 Desel H. GIZ nord (Giftinformationszentrum Nord). Antidote – umfassende Liste. ausfhrliche_Antidotliste.pdf (giz-nord.de). (letzte Einsicht 17.3.2021)

11 Zilker T, Strehl E (2010). Vergiftungen und ihre Antidotbehandlung, 3. Aufl., o. O. (Broschüre Fa.Köhler)

12 Pronczuk De Garbino J et al (1997). Evaluation of antidotes: Activities of the International Programme on Chemical Safety - Appendix II. J Tox Clin Tox 35:4, 333-343, DOI:10.3109/15563659709043364

13 Golbs S. et al. (1980). Beeinflussung des Spurenelementehaushaltes der Ratte durch das Schwermetallantidot „Unithiol". Arch. Exp.Veterinär,ed 1980; 34(3):373-381

Urin

Alkohol sowie eine zuckerreiche Ernährung erhöht die Chromausscheidung. Bei insulinpflichtigen Diabetikern ist die Chromausscheidung ebenfalls erhöht. Laut Dr. Risch sind Chromwerte im Urin insulinpflichtiger Diabetiker um den Faktor 2–3 erhöht.[14]

Haare

Niedrige Haarchromwerte sind häufig erste Anzeichen einer Lipid- und Zuckerstoffwechselschwäche. Hohe Haarchromwerte weisen auf Umweltbelastung.

Eisen (Fe)

Untersuchungen des Eisenstatus sind notwendig, wenn der Verdacht auf latenten und manifesten Eisenmangel, Eisenverwertungsstörung oder Eisenüberladung besteht.

Eisenmangel kommt häufig bei Unterversorgung durch einseitige Ernährung (Alkoholiker, reine Kuhmilchernährung bei Neugeborenen, Vegetarier), erhöhtem Bedarf (Schwangerschaft, Laktation, Säuglingen und Kleinkindern), Resorptionsdefekten (Magen- und Darmresektionen, Zöliakie, Eiweißverdauungsschwäche) und vermehrtem Eisenverlust (gastrointestinale Blutungen, Meno- und Metrorrhagien, massive Hämoglobinurie, Blutspender, Hämodialyse) sowie bei chronischen Infekten vor.

Bestimmung

Entscheidend für die Diagnose eines Eisenmangels sind niedrige Serumferritinwerte. Bei Lebererkrankungen und Entzündungen kann Ferritin erhöht sein, daher sollte parallel eine CRP-Bestimmung erfolgen. In diesen Situationen erkennt man einen Eisenmangel an der verminderten Transferrinsättigung.

Eisenbelastung

Die Normwerte für Serumferritin liegen beim gesunden Erwachsenen bei 60–180 µg/l, bei Patienten mit Eisenüberladung können jedoch Werte von über 1.000 µg/l erreicht werden. Serumferritin kann allerdings nur eingeschränkt zur Diagnostik einer Eisenüberladung herangezogen werden, da Serumferritin ein Akut-Phase-Protein ist, das z. B. bei Infektionen oder Entzündungen verändert sein kann. Bei Eisenbelastungen ist die Leber meist vergrößert und das Zirrhoserisiko ist deutlich erhöht. Eine erhöhte, braun-graue

14 Dr Risch (2020). Chrom im Urin. Quelle: https://ribook.risch.ch/de/ribook/analyse/chu?analyse_category=analysen (letzte Einsicht 17.03.2021)

Hautpigmentierung ist in 90 % der Patienten zu verzeichnen. Myokardschädigung, Hodenatrophie, Diabetes und Arthritis sind häufige Begleiterscheinungen.

Die Transferrinsättigung gibt an, in welchem Maße die Gesamteisenbindungskapazität mit Eisen gesättigt ist. Die Normwerte liegen hier bei 15–45 %. Bei Eisenüberladung kann dieser Wert bis auf 100 % ansteigen. Wie stark einzelne Organe von der Eisenbelastung tatsächlich betroffen sind, können bildgebende Verfahren zeigen.[15]

Wurde eine Eisenbelastung regelmäßig bestätigt, kann die Behandlung mit Eisenchelatoren notwendig sein und das Serumferritin zur Beurteilung der Wirksamkeit der Therapie dienen. Eisenbindende Chelatsubstanzen sind die EDTAs. Deforaxamin (Desferal©) gilt als Mittel der Wahl bei Eisenvergiftung wie auch bei der Inkorporation von radioaktivem Eisen.[16]

Haare
Die Rolle der Haareisenwerte ist nicht vollständig geklärt. Bei Patienten mit niedrigen oder hohen Haareisenwerten sollten Blutwerte zur Klärung des Eisenstatus durchgeführt werden.

Jod (J)

Die zentrale Rolle des Jods liegt bei der Synthese der Schilddrüsenhormone Trijodthyronin (T3) und Thyroxin (T4), die Wachstum, Entwicklung, die Thermoregulation des Körpers und viele andere Stoffwechselvorgänge steuern. Eine unzureichende Jodversorgung führt zu Hypothyreose und in der Folge zu Kompensationsversuchen der Schilddrüse und einer erhöhten Produktion des Thyreoidea-stimulierendem Hormons TSH durch die Hypophyse. Struma ist meist die Folge.

Für Menschen ohne Schilddrüsen-Funktionsstörung gibt die kurzzeitig erhöhte Jodgabe wie z. B. mit jodhaltigen Kontrastmitteln keine besonderen Risiken. Die gilt jedoch nicht bei einer durch Jodmangel geschädigten Schilddrüse.

15 Schönnagel BP et al. (2013). Eisenquantifizierung mittels MRT bei Eisenüberladung, Fortschr Röntgenstr 2013; 185: 621–27

16 Desel H. GIZ nord (Giftinformationszentrum Nord). Antidote – umfassende Liste. ausfhrliche_Antidotliste.pdf (giz-nord.de). (letzte Einsicht 17.03.2021)

Jod wird im oberen Intestinaltrakt resorbiert und gelangt über das Blut zur Schilddrüse. Der Körperbestand eines Erwachsenen beträgt etwa 10–20 mg Jod. Davon befinden sich 80 % in der Schilddrüse.

Die Ausscheidung erfolgt zu 90 % und mehr über die Niere, in geringem Maße über Galle und Faeces.

Therapie einer Jodintoxikation
Natriumthiosulfat, 5–10 g in 200 ml Wasser per os (erzielt die Umwandlung von Jod zu Jodid)

Bestimmung
Serum, 24 h Sammelurin unter Angabe des Sammelvolumens. Die Joduntersuchung im Spontanurin wie auch in Haaren eignet sich nur als Anfangsdiagnostik.

Zwischen dem Jodgehalt der Schilddrüse und der renalen Jodausscheidung besteht nur ein schwach positiver Zusammenhang, denn die Ausscheidung ist stark abhängig von der Zufuhr.[17]

Kobalt (Co)

Kobalt ist Bestandteil des Vitamin B_{12} und somit an der Bildung roter Blutkörperchen beteiligt. Es ist weiterhin an der Aktivierung einer Reihe von Enzymen wie z. B. der Superoxiddismutase beteiligt. Der tägliche Bedarf für Kobalt ist nicht definiert.

Speicherorgane für Kobalt sind vor allem die Leber, das Knochenmark, die Bauchspeicheldrüse, Milz und Nieren.

Bestimmung
Cobalamin- oder Vitamin-B_{12}-Untersuchungen werden zur Bestätigung eines Vitamin-B_{12}-Mangels in Serum (2 ml) durchgeführt. Kobalt ist das Zentralatom dieser Verbindungen und somit reflektiert ein Vitamin-B_{12}-Mangel indirekt den Kobaltstatus. Ein Kobaltmangel wurde bislang nicht definiert.

17 Reiners C, Ugur T, Yvus A. In-Vivo-Bestimmung des Jodgehalts der menschlichen Schilddrüse – Korrelation mit der Urin-Jodexkretion. In Köhrle J et Mineralstoffe und Spurenelemente. Wiss.Verl Ges 1998:93-101

In der Arbeits- und Umweltmedizin wird der Nachweis von Belastungen mittels Vollblut, Serum und Harn durchgeführt.

Bei Patienten mit Metall-auf-Metall-Prothesen aus dem Werkstoff Kobalt-Chrom-Molybdän kann Metallabrieb zu einer messbaren, teils erheblichen Erhöhung der Blutwerte für Kobalt, Chrom und Molybdän führen. Dimaval© bindet mit Kobalt(II), Chrom und Molybdän und deren Verbindungen.

Kupfer (Cu)

Kupfer ist wichtig für den Zellstoffwechsel. Außerdem unterstützt es die Eisenaufnahme aus dem Magen-Darm-Trakt.

Das in der Nahrung enthaltene Kupfer wird im Dünndarm resorbiert, in Albuminbindung zur Leber transportiert und größtenteils über die Galle mit dem Stuhl ausgeschieden. Kupfer in Verbindung mit Proteinen formt Metalloproteine einschließlich des Ceruloplasmins sowie der Superoxyd Dismutase. Pro Tag nimmt der Mensch etwa 4 mg des Spurenelements über die Ernährung auf. Der Kupfergehalt des Körpers beträgt zwischen 50 und 150 Milligramm.

Kupfer verbindet sich leicht mit L-Aminosäuren, die wiederum dessen Absorption in Magen und Duodenum fördern. Hauptwirkungsfelder dieser Metalloproteine ist die Bildung von Bindegewebe, ZNS-Funktion und Hämatopoese.

Überschüssiges Kupfer wird vor allem mit der Galle und damit über den Darm ausgeschieden, in geringeren Mengen auch über die Nieren mit dem Urin sowie teilweise über die Muttermilch.

Bestimmung
Serum, seltener Vollblut, Urin, Haare/Nägel

90 % des Serumkupfers liegen als Coeruloplasmin vor.

Orale Kontrazeptiva und Östrogentherapie erhöhen Blutkupferwerte. Während des dritten Schwangerschaftstrimesters sind Serumwerte allgemein erhöht und normalisieren sich im Normalfall nach der Entbindung. Erhöhte Blutkupfer- und niedrige Zinkwerte wurden für postpartale Depression verantwortlich gemacht. Hohe Blutkupferwerte sind häufig bei chronischen und akuten Erkrankungen wie Lymphogranulomatose, Leukämie und anderen malignen Erkrankungen, megaloblastischer und aplastischer Anämie, Hämochromatose, rheumatischem Fieber, Thalassämie, Trauma und Kollagenerkrankungen. Kupferintoxikation ist eine mögliche Komplikation bei chronischer Hämodialyse.

Die Bestimmung der Kupferwerte im Blut erlaubt Rückschlüsse auf Kupfer-Speicherkrankheiten wie den Morbus Wilson. Ursache der Wilsonschen Erkrankung ist die vierfach stärkere Bindung von Kupfer im kupferbindenden Protein Kupferthionein der Leber. Kupfer wird nicht ausreichend in das normal gebildete Apocoeruloplasmin eingebaut und reichert sich in der Leber und später anderen Organen an.

Menkes-Syndrom (Kraushaar-Syndrom) ist ein Defekt der Kupferabsorption, der X-chromosomal rezessiv ererbt oder auch erworben ist. Typisch ist der primäre Kupfermangel, der durch einen fehlenden Elektronentransport durch die Darmwand infolge einer verminderten oder fehlenden Ferrooxidase-Aktivität der Mukosazellen des Duodenums verursacht scheint. Erhebliche und progressive Entwicklungsstörungen führen zum Tod, meist in frühen Lebensjahren.

Therapiehinweise

Früher galt Dimercaprol (British Anti Lewisite, kurz BAL) als Mittel der Wahl. Aufgrund der erheblichen Nebenwirkung gilt es heute als obsolet. DMPS (Dimaval©) zeigt eine starke Affinität zu Kupfer und ist heute das Mittel der Wahl. Die Anwendung erfolgt oral, intravenös, in seltenen Fällen intramuskulär.[18, 19]

Mangel

Kupfermangel ist selten, da Kupfer in der Nahrung ausreichend vorhanden ist. Niedrige Serumkupferwerte werden durch entsprechende Supplementation leicht korrigiert.

Kupfermangel bewirkt durch eine verringerte Aufnahme von Eisen aus der Nahrung sekundär einen Eisenmangel, der auch durch orale Gabe von Eisenpräparaten nicht mehr behoben werden kann. Akuter Kupfermangel verursacht Anämie und Hypoproteinämie. Bei akutem Kupfermangel ändert sich die Farbstoffverteilung in Haut und Haaren. Es kommt zu schnellem Ergrauen der Haare[20], zu Müdigkeit, zu Blässe, zu Leistungs- und Konzentrationsschwäche und zu häufigen Infekten. Die Knochen werden brüchig, psychische Probleme wie Depressionen treten häufig auf. Oft tritt der Kupfermangel mit anderen Mangelzuständen zusammen auf.

18 Ruprecht J (2008). Dimaval. Wissenschaftliche Produktmonographie. Heyl 2008

19 Pronczuk De Garbino J et al. (1997). Evaluation of antidotes: Activities of the International Programme on Chemical Safety - Appendix II. J Tox Clin Tox 1997;35:4, 333-343, DOI:10.3109/15563659709043364

20 Naieni FF (2012). Serum iron, zinc, and copper concentration in premature graying of hair. Biol Trace Elem Res. 2012 Apr;146(1):30-4.

Haaranalytik

Alter beeinflusst die Kupferkonzentration der Haare.[21] Niedrige Haarwerte sind erste Anzeichen einer chronischen Kupferunterversorgung und möglicherweise einer Hormonschwäche.

Hohe Werte sind häufig bei Leberschwäche und resultierender Mobilisierungsschwäche Depressionen, Migräne und emotionelle Instabilität werden häufig verzeichnet.

Lithium (Li)

Bestimmung

Serum/Plasma, Urin zur Therapieüberwachung, Haare zur Langzeitüberwachung.

Mangelerscheinungen sind nicht bekannt.

Dieses Spurenelement wird in der Behandlung manisch Depressiver eingesetzt. Die therapeutischen Dosen sind stark unterschiedlich und eine Stabilisierung wird meist bei Plasma- oder Serumkonzentrationen von 0,3–1,3 mmol/l erreicht. Die Blutabnahme erfolgt allgemein 12 Stunden nach der letzten Einnahme. Lithiumheparisinierte Röhrchen eignen sich nicht zur Blutabnahme.

Selbst bei kontrollierter Supplementation treten große Schwankungen der Blutlithiumkonzentrationen auf und die konsequente Überwachung dieser Werte ist bei Dauertherapie erforderlich.

Die Lithiumausscheidung erfolgt renal und wird durch eine hohe Natrium- und Wassereinnahme verstärkt.

Toxische Erscheinungen

Muskelzuckungen, Ataxie, Schläfrigkeit, Spasmen, Dehydration und komatöse Zustände.

Therapiehinweise

Grundsätzlich gilt bei einer Lithiumintoxikation, dass Lithium sofort gemieden oder abgesetzt werden muss. Bei akuter Intoxikation wird Magenspülung oder Hämodialyse (bei potenziell letaler Intoxikation oder Niereninsuffizienz) eingesetzt.

---

21 Bertazzo A et al. (1996). Determination of copper and zinc levels in human hair. Influence of sex, age, and hair pigmentation Biol Trace Element Res 1996(52):37:53

Oft geht die Lithiumintoxikation mit einem Natriumverlust einher, insbesondere bei Dehydratation. Daher ist ein Ausgleich des Wasser-Elektrolyt-Haushalts durch Gabe von 0,9%iger NaCl-Lösung i. v. sinnvoll. Bei schwerem Verlauf ist eine intensivmedizinische Behandlung zur Sicherung der Vitalfunktionen und zur Therapie möglicher Komplikationen notwendig.[22]

Molybdän (Mo)

Der Tagesbedarf der DGE für Jugendliche und Erwachsene wird auf etwa 50–100 µg geschätzt, denn Molybdänmangelerscheinungen sind kaum bekannt. Molybdän wird im Darmtrakt leicht resorbiert und durch Galle und Urin ausgeschieden. Bei Krankheiten Morbus Crohn und anderen Störungen der Darmflora wird der Stoffwechsel schwefelhaltiger Aminosäuren gestört, was die Harnsäureproduktion sinken lässt. Bei Menschen, die Alkohol oder schwefelhaltige Lebensmittel schlecht vertragen, ist der Molybdän-Cofaktor (MoCo) möglicherweise nicht ausreichend vorhanden.

Molybdän gilt in normalen Dosierungen als nicht toxisch. Bei sehr hohen Zufuhren von 10–15 mg täglich erhöht sich die Produktion der Harnsäure, und es bilden sich gichtähnliche Symptome. Bekannt ist ein möglicher Überschuss an Molybdän als Folge einer zu hohen industriellen Belastung, beispielsweise in Gießereien und bei der Farbherstellung. Die dadurch entstehenden Symptome ähneln ebenfalls denen der Gicht.

Bestimmung
Plasma/Serum/Vollblut; Urin, spontan oder 24-h-Sammelurin zur Klärung einer Intoxikation oder Mangel.

Zur Feststellung einer akuten Molybdän-Exposition wird der Wert im Urin gemessen. Außerdem Coerulaplasmin im Serum, die Xanthinoxidase-Aktivität in Erythrozyten, Molybdän sowie Harnsäure im Serum.[23]

Haare zur Überwachung chronischer Expositionen oder Unterversorgungen.

Therapiehinweise
bei erhöhter Mo-ExpositionDMPS (© Dimaval), oral

22 Zahrawi Aa et al. Lithiumintoxikation. Quelle: https://flexikon.doccheck.com/de/Lithiumintoxikation (letzte Einsicht 17.3.2021)
23 Thomas, L (2005). Labor und Diagnostik. TH Books Verlagsgesellschaft 6. Auflage 2005: 496-497

Selen (Se)

Dass Selen für Menschen essenziell ist, wurde durch die Entdeckung der Keshan-Krankheit bewiesen. Diese endemische Erkrankung wurde erstmals bei Kindern und Schwangeren in China beobachtet. Der geografisch bedingte Selenmangel bewirkt in den Erythrozyten infolge einer erniedrigten Glutathionperoxidase-Aktivität eine vermehrte Hämolyserate und Methämoglobinbildung. Eine Selen-Mangelversorgung führt zu einer myofibrillären Dystrophie von Skelett- und Herzmuskulatur und verursacht eine kongestive Herzinsuffizienz.

Der Selenbestand des menschlichen Körpers beträgt etwa 10–15 mg. Endokrine Organe, Gonaden, Gehirn und rote Muskeln weisen den höchsten Bestand auf. Vitamin C erhöht die Selenaufnahme.

Die Stoffwechselwege des Selens dürften ähnlich denen des Schwefels verlaufen. Allerdings unterscheidet sich Selen in der oxidativen Wirkung seiner vierwertigen Sauerstoffverbindung.

Dimethylselenid ist für den Knoblauchgeruch bei Selenvergiftungen verantwortlich. Selenvergiftungen sind jedoch selten. Unter einer Selenose versteht man eine Störung, die durch eine zu hohe Selenexposition ausgelöst wurde und selten auftritt. Eine kausale Therapie ist nicht bekannt, außer dem Meiden von selenhaltigen Produkten. Laut Heyl, Berlin, ist dem derzeitigen Wissensstand entsprechend DMPS bei Selenintoxikationen nicht wirksam.[24]

Bestimmung
Serum/Plasma oder Vollblut, Urin, spontan, meist 24-h-Sammelurin mit Sammelurin-Mengenangabe für die Bestimmung des Ist-Zustandes. Haare/Nägel weisen auf die Langzeitversorgung.

Die Messwerte für Selen zeigen starke regionale Unterschiede, je nach geografischer Bodenbeschaffenheit. Nahrung aus selenarmen Gegenden beeinflusst die Selenkonzentration der Untersuchungsmaterialien. Bei einer verminderten diätetischen Selenversorgung sorgen Regulationsmechanismen dafür, dass Selen bevorzugt in Organe transportiert wird, um deren Versorgung aufrechtzuerhalten.

24 Ruprecht J (2005). Dimaval. Wissenschaftliche Produktmonographie Heyl, Berlin. 2005:126

Der Selengehalt im Serum ist abhängig von der Albuminkonzentration und korreliert invers mit einer Albuminurie. Daher entspricht die Serum-Selenbestimmung bei schwerkranken und niereninsuffizienten Patienten nicht der Selenversorgung.[25]

Zink (Zn)

Zink ist Cofaktor für über 90 Metalloenzyme, einschließlich der Alkalischen Phosphatase und vieler Enzyme der RNS- und DNS-Synthese. Zink ist wichtig für Wachstum, Zellfunktionen, die Insulinsynthese und besitzt antioxidative Eigenschaften.

Neugeborene haben einen besonders hohen Zinkbedarf, der durch das zinkreiche Kolostrum gedeckt wird. Zinkmangel ist besonders häufig bei Schwangeren, Krebspatienten und Verbrennungsopfern. Thymusathrophie und eine reduzierte Lymphozythenresponse wurde bei Zinkmangel festgestellt. Parenterale Ernährung verursacht häufig Zinkmangel. Das typischste Symptom ist Acrodermatitis enteropathica. Weitere Symptome einer Zinkunterversorung sind Lymphopenie, Allergien vom Spättyp, Wundheilungsstörungen und erythematös-postulöse Hauterkrankungen.

Der Körperbestand beträgt zwischen 1,3 und 2 g Zink und findet sich vor allem in Leber, Nieren, Muskel, Knochen und Knochenmark, Haut und Thymus. Die Aufnahme wird durch Metallthionein reguliert und von Spurenelementen wie Kalzium, Kupfer, Mangan, Eisen und Schwermetallen beeinflusst. Ebenfalls wird die Bioverfügbarkeit durch Ballaststoffe, Tannin, Oxalat und Phytinsäure vermindert. Die Ausscheidung findet vornehmlich über Galle und Leber statt. Die renale Eliminierung ist vergleichsweise gering, jedoch erhöht beim nephrotischem Syndrom, Diabetes mellitus, Leberzirrhose, Porphyrie und im Hungerzustand.

Bei malabsorptionsbedingten Zinkdefiziten kann die Verwertung durch Vitamin-B_6-Therapie deutlich erhöht werden.

Bei langfristiger oraler Aufnahme höherer Dosen kann Kupfermangel verursacht werden.

Therapiehinweise

Wissenschaftliche Arbeiten zeigen, dass DMPS die Überlebensrate bei akuten Vergiftungen steigert. Die Zinkausscheidung wurde erhöht. Somit ist DMPS ein mögliches Antidot

25 Thomas, L (2005). Labor und Diagnostik. TH Books Verlagsgesellschaft 6. Auflage 2005: 498-501

zur Therapie akuter und chronischer Zinkvergiftungen. Besser geeignet scheint CaDTPA, dass eine höhere Zinkbindung und -ausscheidung verursacht.

Hinweis
Chelatsubstanzen wie EDTA, DMPS oder CaDTPA führen zu einer erhöhten Zinkbindung und Ausscheidung, selbst bei Zinkmangel. Bei DMSA wird dieser Effekt nicht deutlich erzielt. Allerdings sollte der Zinkstatus bei allen Chelattherapien überwacht werden.

Bestimmung
Plasma, Serum oder Vollblut; Urin, spontan mit Kreatininbestimmung sowie 24-h-Sammelurin unter Angabe des Sammelvolumens.[26] Haare zum Nachweis einer chronischen Exposition oder Unterversorgung.

Toxische Elemente

Im Prinzip können alle Metalle, auch die essenziellen Mineralstoffe und Spurenelemente, bei Überdosierung zu Vergiftungserscheinungen führen. Als toxische Metalle bezeichnet man jedoch die Elemente, die schon in geringen Mengen giftige Funktionen aufweisen, d.h. die charakteristische Funktionseinschränkungen und Organveränderungen beim Menschen verursachen.

Chelatbildner beeinflussen die Ausscheidung toxischer Metalle individuell, es eignet sich also nicht jede Chelatsubstanz zur Entgiftung eines jeden Metalls. Das Kombinieren unterschiedlich funktionierender Chelatsubstanzen, wie es derzeit häufig praktiziert wird, ist wissenschaftlich nicht begründet.

Aluminium (Al)

Aluminium ist ein Leichtmetall und als solches nicht lebensnotwendig. Es ist das dritthäufigste Element in der Erdkruste und kommt natürlich in der Umwelt, in Nahrungsmitteln und im Trinkwasser vor. Mangelerscheinungen sind nicht bekannt. Trinkwasser und viele Nahrungsmittel enthalten Aluminium, wobei bislang angenommen wurde, dass eine erhöhte Aufnahme bei normaler Nieren- und Darmfunktion keine wesentliche Anreicherung im Organismus erfolgt. Inwieweit dies zutrifft, ist nicht ausreichend geklärt.

26 Thompson RPH (1991). Assessment of zinc status. Proc Nutr Society 1991;50:9-28

Dennoch sind Aluminiumintoxikationen durch hohe Arbeitsplatz- oder Umweltbelastungen bekannt. Mögliche Intoxikationen können z. B. auftreten bei der industriellen Aluminiumgewinnung oder -verarbeitung. Der Verdacht einer Al-Intoxikation bei Arbeitern der aluminiumverarbeitenden Industrie erhöht sich bei Erkrankungen der tieferen Atemwege und Lungen.

Außerdem wurden toxische Belastungen bei Dialysepatienten verzeichnet. Stark aluminiumbelastetes Trinkwasser kann insbesondere bei Menschen mit reduzierter Nierenfunktion Gesundheitsprobleme verursachen. Eisenmangel erhöht die Resorption, wogegen Phosphate und Silikate die Aufnahme durch Bildung schwerlöslicher Aluminiumverbindung vermindern.

Allgemein wird nur etwa 0,1 – 3 % des oral aufgenommenen Aluminiums im Magen-Darm-Trakt resorbiert.[27] Diese Menge wird leicht von gesunden Nieren ausgeschieden. Bei eingeschränkter Nierenfunktion erhöht sich die Gefahr der Al-Intoxikation und es kommt zu Ablagerungen in den Knochen, Hirngeweben, Leber und Gefäßen, insbesondere des ZNS. Die Resorption über die Haut ist gering.

Aluminium nutzt bei der enteralen Resorption das gleiche Transportsystem wie Eisen und kann dieses Element aus den Geweben verdrängen. Somit entsprechen Teilsymptome der Aluminiumintoxikation der Eisenintoxikation (Hämosiderose). Osteomalazie sowie Hypoparathreoidismus können durch diese Interaktionen entstehen.

Bestimmung

Plasma, Urin. Bei chronischer Exposition auch Haare. Auch hier muss bei dem Untersuchungsmaterial eine Kontamination vermieden werden. Der Nachweis erhöhter Konzentrationen des Elements Al in Plasma, Blut, Urin oder Haaren, gemessen an Human-Biomonitoring-(Referenz-)Werten ist nicht mit einer Intoxikation im Sinne der Arbeitsmedizin gleichzusetzen.

Die Blutabnahme sollte mit metallfreien Bestecken und Röhrchen erfolgen, denn eine Kontamination durch dieses ubiquitär vorkommende Element ist sehr wahrscheinlich.

Zwischen dem Al-Gehalt im Gewebe oder Blut findet sich selten eine Korrelation.

Im arbeitsmedizinischen Bereich wird Al im Urin bestimmt. Die Bewertung der Messwerte richtet sich nach dem biologischen Arbeitsstoff-Toleranzwert.

27 Klotz K et al. (2017). The health effects of aluminum exposure. Arztebl Int 2017; 114: 653–9

Laut dem Umweltbundesamt (UBA) werden zur Überwachung der internen Exposition drei Indikatormedien (Blut, Urin, Haare) sowie der DFO-Test herangezogen.[28]

Therapiehinweise
In der vom GIZ veröffentlichten Antidotliste wird Deferasirox und Deferoxamin (Desferal©) als Antidot bei Vergiftungen mit Aluminiumverbindungen erwähnt. Deren Nebenwirkungen sind nicht unerheblich.

Arsen (As)

Der Verdacht auf eine akute oder chronische Arsenvergiftung besteht bei

1. oraler Aufnahme von Arsenverbindungen aus suizidalen, kriminellen oder akzidentiellen Gründen;
2. Arbeitern der arsenverarbeitenden Industrie, z. B. beim Abbau und der Verarbeitung von schwefelhaltiger Kohle oder sulfidischen Erzen;
3. Menschen, die in einer geologisch bedingt arsenreichen Gegend leben.

Arsenverbindungen können peroral, durch Inhalation sowie über die Haut aufgenommen werden. Die intestinale Resorption ist stark variable und von der Art der Arsenverbindung abhängig. Das Arsen in Flugstaub oder Zigarettenrauch wird zu 75 % resorbiert und in der Lunge abgelagert.

Laut Rükgauer gilt die Entstehung von Hauttumoren und Lungenkrebs beim Menschen als gesichert. Blasen- und Lebertumore treten verstärkt auf, sind jedoch durch eine längere Karenzzeit gekennzeichnet.[29]

Chronische Arsenvergiftungen verursachen Knochenmarkdepression. Leukopenie und normochrome Anämie sind dominant. Akute Vergiftungen können innerhalb weniger Stunden tödlich ausgehen. Weniger dramatische Resultate werden durch den Konsum geringerer Dosen verursacht.

Erste Symptome sind: epigastrische Schmerzen, Erbrechen und Diarrhö, gefolgt von Entzündungen der respiratorischen Schleimhäute, Nasenbluten, vorübergehender Gelbsucht, Kardiomyopathie, Hautprobleme und starkem Schwitzen. Hämatologische, renale

28 UBA (1998). Stellungnahme der Kommission „Human Biomonitoring" des Umweltbundesamtes. Erschienen in: Bundesgesundheitsbl.,1998; Bd41(6),271

29 Rückgauer M (2005). Arsen (As) in Thomas L., Labor und Diagnose. TH Books 2005, 6.Auflage: 510-511

oder pankreatische Dysfunktionen können vorhanden sein. Neuropathologische Symptome treten allgemein innerhalb 1–2 Wochen nach der Intoxikation auf.

Bei chronischer Intoxikation treten Hautveränderungen auf, wie auch Nerven und Gefäßerkrankungen, periphere Neuropathien, Polyneuritis mit zunehmenden Schmerzen und Lähmungen.

Bestimmung

Zu unterscheiden ist zwischen der Gesamtkonzentration an Arsen, die mittels Massenspektroskopie durchgeführt wird, und der Konzentration an organisch und anorganisch gebundenem Arsen. Die Toxizität vieler organischer Arsenverbindungen ist sehr gering (z. B. Arsenobetain, dem sogenannten Fischarsen) und den anorganischen Verbindungen wie dem hochtoxischen Arsentrioxid oder Arsenwasserstoff.

- Urin (Spontanurin oder bevorzugt 24-h-Sammelurin unter Angabe des Sammelvolumens)
- Vollblut
- Haare

Therapiehinweise

Fokus der Therapie ist die Arseneliminierung mittels eines Antidots. DMPS ist ein effektives Antidot bei Arsenvergiftungen und beschleunigt die Ausscheidung von As in Urin und Stuhl. Es reduziert den Arsenspiegel in Organen. In Versuchen konnte nachgewiesen werden, dass vier Stunden nach DMPS-Gabe noch 8–9 % der applizierten Arsenmenge im Organismus nachweisbar waren. In der unbehandelten Kontrolle betrug die Belastung noch 50 %.[30]

Beryllium (Be)

Intoxikation kann durch Einatmen von berylliumhaltigem Staub und Dampf in der Keramikindustrie, in der Reaktor- und Raketentechnik und bei der Leuchtstoffröhrenherstellung verursacht werden. Bei akuter Intoxikation tritt ein 1–2 Tage dauerndes Metalldampffieber mit Haut- und Schleimhautreizung auf. Symptome der toxischen und letalen Berylliumpneumonie sind Zyanose, Husten- und Atemnot mit Leber- und Nierenbeteiligung. Bei chronischer Berylliose sind Husten, Atemnot und Gewichtsabnahme Begleiterscheinungen.

30 Kreppel H et al. (1986). Effectiveness of various thiol compounds in reducing the arsenic contents of tissues in acute arsenic poisoning. Naunyn Schmiedeberg's Arch. Pharmacol. 1986; 332

Diagnose
röntgenologisch.

Die Bedeutung der Beryllium-Bestimmung in Vollblut, Serum-, Urin- und/oder Haaren ist nicht ausreichend geklärt.

Therapie
In Tierversuchen hatte die orale Gabe von DMPS oder DMSA einen geringen Einfluss auf die Mortalität, allerdings wurde die Ausscheidung im Stuhl gesteigert und der Be-Spiegel der betroffenen Organe konnte gesenkt werden.[31] DMPS verursachte eine signifikante Verringerung des Be-Gehaltes von Leber und Milz und erhöhte die Be-Konzentration im Blut.

Es liegen keine Daten zur Verwendung von DMPS oder DMSA in humanen Beryllium-Vergiftungen vor.

Blei (Pb)

Die Bleibestimmung im Vollblut und Urin ist der beste Parameter zur Beurteilung der Bleiexposition und/oder einer akuten Bleibelastung. Liegt die Exposition schon länger zurück, eignen sich Haare zur Bestimmung chronischer Belastungen.

Die Analytik von Blei im Vollblut liefert aussagekräftigere Werte als Serum, da Blei vorwiegend an Erythrozyten gebunden wird. Die Halbwertzeit von Blei in Erythrozyten beträgt 10–20 Tage. Bei zurückliegender Exposition sind etwa 90 % des gesamten Körperbleibestands im Skelettsystem abgelagert und die Blutuntersuchung ist nicht mehr aussagekräftig.

In diesem Fall kann die Bleibestimmung in Haaren erfolgen. Die Bleikonzentration der Knochen ist ähnlich dem der Haare. Damit bei den Haarproben externe Kontaminationsprobleme vermieden werden, müssen Haarproben im Labor sorgfältig und mit entionisierten Lösungen gewaschen werden. Dann kann eine zuverlässige Bestimmung erfolgen.[32]

31 Mathur S et al. (1994). Beryllium-induced biochemical alterations and their prevention following co-administration of meso-2,3,dimercaptosuccinic acid or 2,3-dimercaptopropane sulphonate in rats. J Appl Toxic 1994; 14(4):263-267

32 Toxicological Profile for Lead (cdc.gov). Quelle: https://www.atsdr.cdc.gov/ToxProfiles/tp13-c3.pdf (letzte Einsicht 18.03.2021)

Im Morgen oder 24 h Sammelurin lassen sich akute, d.h. momentane Belastungen erkennen. Dagegen lassen sich im Provokations- oder Mobilisationsurin nach Gabe eines Chelatbildners teils massive Belastungen erkennen.

Erste Symptome einer Bleiintoxikation sind Energielosigkeit und Müdigkeit, Appetitlosigkeit, Magendruck, Kopf- und Gliederschmerzen, Obstipation, gastrointestinale Koliken, blass fahle bis graue Haut.

Im fortgeschrittenen Stadium treten Anämien auf wie auch der Bleisaum, eine schwärzliche Verfärbung am Zahnfleischrand. Häufig ist die Bleikolik mit Appetitsverlust, Hämolyse, Leberversagen, Atemstörungen bis hin zu Lähmungen.

Therapiehinweise
In der Chelattherapie werden verschiedene Chelatsubstanzen erfolgreich verwendet. Dazu gehören orales DMSA und CaNa2EDTA. Früher wurden British Anti-Lewisite (BAL) noch genannt, doch aufgrund seiner nicht unerheblichen Nebenwirkungen wird es heute nicht mehr erwähnt. Stattdessen wird DMPS als Blei-Antidot genannt.

Fluor (F)

Dieses chemische Element gehört zu den Halogenen, von denen es das leichteste ist. Es liegt unter Normalbedingungen in Form des zweiatomigen Moleküls F2 gasförmig vor und ist das reaktivste aller Elemente.

Elementares Fluor ist sehr giftig, stark ätzend und hat in geringen Konzentrationen einen durchdringenden Geruch. Fluoride sind die Salze der Fluorwasserstoffsäure, die auch als Flusssäure bekannt ist. Fluoride und diverse Fluorokomplexsalze wie Natriummonofluorphosphat sind in höherer Konzentration ebenfalls sehr giftig. Im täglichen Bereich finden sich Fluoride u.a. in fluorhaltigem Speisesalz (Natriumfluorid), Zahnpasten, fluorhaltigen Mineralwässern oder fluoridiertem Trinkwasser.

Industriell finden Fluor und seine Verbindungen in der Aluminiumindustrie und Glasherstellung Verwendung.

Akute Toxizität
Übelkeit, Erbrechen, Ulzerationen der Schleimhaut, Diarrhö, blutiges ErbrechenBei einer Überdosierung von mehr als 6 mg pro Tag über einen längeren Zeitraum kann Fluorose die Folge sein. Diese beginnt mit unregelmäßigen weißen, kosmetisch störenden Kalk-

flecken und kann bei langer, hoher Dosierung (was äußerst selten ist) bis zur örtlichen Erweichung des Zahnschmelzes führen.

Langfristige Folge einer Überversorgung sind Zahnfluorose, Skelett-Fluorose mit Versteifung der Wirbelsäule (Verkalkung des Bandapparates, Unregelmäßige Knochenverdichtungen, Gelenkschmerzen).

Bestimmung
Serum, Urin

Therapiehinweise
Zur Behandlung empfehlen Giftzentren wasserlösliche Kalziumsalze wie z. B. Kalziumglukonat, Kalziumlaktat, auch oral zur Absorptionsminderung.

Kadmium (Cd)

Kadmium zählt zu den Kumulationsgiften. Zielorgan für die Cd-Akkumulation sind vor allem die Nieren. Die Giftwirkung dieses Metalls beruht auf einer Hemmung sulfhydrilhaltiger Enzyme. Das Element wird fast ausschließlich renal eliminiert. Erschwerend ist die renal-tubuläre Rückresorption, die die wesentliche Ursache für die geringe tägliche Cd-Eliminierung ist, sowie die lange Halbwertszeit von 10–30 Jahren.

Akute Kadmium-Vergiftungen treten jedoch selten auf und werden allgemein durch das Einatmen on Kadmiumdämpfen verursacht. Chronische Belastungen, d. h. Vergiftungen, die über einen längeren Zeitraum entstanden, sind bei Arbeitern der kadmiumverarbeitenden Industrie bekannt, etwa in Erzhütten, bei der Herstellung von Batterien und Akkumulatoren. Findet eine kurzfristig starke Inhalation von Kadmiumoxiddämpfen statt, kann es zu schwerem, auch tödlich verlaufendem Lungenödem kommen. Pneumonien sowie eine fibrosierende Bronchitis können auftreten.

Chronische Belastungserscheinungen können auch durch langjährigen Kontakt, also Einatmen von kadmiumhaltigem Rauch, Dämpfen oder Staub entstehen. Zigarettenrauch ist kadmiumhaltig. Besonders betroffen sind die Schleimhäute des Nasen-Rachen-Raumes. Symptome einer chronischen Kadmiumbelastung oder -intoxikation sind Immunschwäche, chronischer Schnupfen, Verlust des Geruchssinns, gelbliche Ringe an Zähnen, sowie Nierenfunktionsstörungen. Zinkmangelsymptome können vorhanden sein, denn Kadmium stört den Zinkstoffwechsel.

Über Industrieemissionen und Abfälle gelangt Kadmium in den Boden und somit in die Nahrungskette. Bei einer akuten Exposition tritt 1 – 1,5 Stunden nach Ingestion erhöhter Speichelfluss auf. Übelkeit, Erbrechen, gastrointestinale Schmerzen und Koliken bis hin zum Kollaps können verzeichnet werden.

Therapiehinweise
Die Anwendung von Chelatsubstanzen wie Ca-Na-EDTA ist hilfreich. Als Langzeittherapie soll sie jedoch eine unerwünschte Umverteilung von Kadmium in die Nieren verursachen.[33] Bertram überprüfte vorhandene Literatur und fasste zusammen, dass außer EDTA auch DMPS die Harnausscheidung erhöht. DMSA scheint einen geringen Einfluss auszuüben.[34]

Bestimmung
Der Nachweis der aktuellen Kadmiumbelastung erfolgt durch die Bestimmung in Vollblut und im Urin. Die Untersuchung von Haaren weist auf chronische Belastungen, jedoch ist die Korrelation zwischen dem Haargehalt und der Belastung von Organen wie Leber und Nieren nicht ausreichend bekannt und bedarf weiterer Untersuchungen.

Raucher weisen höhere Blutwerte als Nichtraucher auf. Auch enthalten die Nieren von Nichtrauchern etwa 13 µg Kadmium pro Gramm Nierengewebe, bei Rauchern sind es 31 µg. Die Cd-Belastung nimmt mit dem Alter zu.

Die Referenzwerte für Kadmium in allen Untersuchungen schwanken teilweise stark von Labor zu Labor, sind teils geografisch bedingt und auch abhängig von der jeweiligen Untersuchungsmethode. All dies erschwert die Interpretation der Laborwerte.

Nickel (Ni)

Nickel wird in der medizinischen Literatur teilweise als essenzielles Spurenelement bezeichnet, denn in manchen Tierarten geht ein nutritiver Nickelmangel mit Wachstums- und Funktionsstörungen einher. Bei Pflanzen ist die Essentialität bewiesen. Beim Menschen gibt es keine gesicherten Angaben.

33 Rükgauer M (2005). Cadmium (Cd) in Thomas L. Labor und Diagnose. TH-Books 2005 (6): 514-516
34 Berndhof RA (2013). Cadmium Toxicity and Treatment. Scientific World Journ 2013

Nickel und seine Verbindungen können akute Vergiftungen und chronische Schäden verursachen. Die nachweislich toxischen und kanzerogene Eigenschaften von Nickel sind vor allem in der Arbeitsmedizin bekannt. Nickelstäube führen nach Inhalation zu Lungenerkrankungen und hämatolischen Komplikationen. Durch Hautkontakt und -resorption kann es zu allergischen und entzündlichen Reaktionen, Präkanzerosen und Karzinomen an der Haut und den Schleimhäuten des Atmungstraktes kommen. Nickelbrillen und -schmuck können Hautreaktionen auslösen. Die orale Vergiftung mit schwerlöslichen Nickelverbindungen wurde mit Nierenschäden in Verbindung gebracht.

Zu den Folgen einer chronischen Exposition zählen Hautveränderungen, Lungenschäden und Neoplasien der Atemwege.[35]

Nickel befindet sich in Rauch und wird in der Batterien- und Akkumulatorenindustrie verwendet. Es gelangt durch Metallhütten, Feuerungs- und Verbrennungsanlagen in die Umwelt.

Bestimmung
Serum, Vollblut, Urin, Haare

Nickelmangel mit spezifischen Symptomen ist beim Menschen nicht bekannt.

Blut- und Sammelurin werde zur Bestimmung akuter Intoxikationen genutzt, wobei akute Vergiftungen selten vorkommen. Durch die Konzentration an Nickel in der Umwelt ist das Risiko für eine Kontamination bei der Probennahme erheblich.

Haare und Nägel werden zur Bestimmung chronischer und zurückliegender Belastungen genutzt. Das Probematerial muss vor der Analytik im Labor mit entionisierten Lösungen von exogenen Belastungen befreit werden. Raucher weisen häufig hohe Nickel- und Kadmiumwerte im Blut wie auch in den Haaren auf. Das Gleiche gilt für passive Mitraucher, einschließlich Kinder von Rauchern.

35 Mückter H. Nickel (2002). In Biesalski HK, Köhrle J, Schümann K, eds. Vitamine, Spurenelemente und Mineralstoffe. Thieme 2002:194-198

Quecksilber (Hg)

Die Giftigkeit von Quecksilber beruht darauf, dass dieses Element mit den Sulfhydryl-, Amino- und Carboxylgruppen der Enzyme, Proteine und Zellbestandteile stabile Komplexe bildet und dadurch Stoffwechselreaktionen beeinträchtigt. Quecksilber bindet beispielsweise an Hämoglobin und Glutathion.

Viele der oral und inhalativ aufgenommenen Quecksilberverbindungen sind hochtoxisch und lipophil, werden im Blut transportiert und sind in der Lage die Blut-Hirnschranke sowie die Plazenta zu durchdringen. Aufgenommenes Quecksilber wird entweder innerhalb weniger Tage vornehmlich über Niere und Darm eliminiert oder in entsprechenden Organen gespeichert. Neben der Leber und einigen Gehirnzentren findet sich der größte Gehalt in den Nieren.

Selen bildet mit Hg^{2+} ein unlösliches und deshalb nicht bioverfügbares Selenid. Bei Arbeitern der quecksilberverarbeitenden Industrie wurden im Gehirn äquimoläre Mengen an Selen und Quecksilber nachgewiesen.

Bestimmung
Quecksilberbelastungen werden durch Analysen in Vollblut, Urin und Haaren festgestellt.[36] Die Abschätzung der Hg-Belastung mit dem Speichel- oder Kautest lässt darauf schließen, wie porös vorhandene Amalgamfüllungen sind.

Eine akute Quecksilbervergiftung, auch Merkuralismus oder Hydrargyrosis genannt, entsteht durch Einatmen des bei Zimmertemperatur flüchtigen elementaren Quecksilbers (z. B. Bruch von Thermometer, Farben, Desinfektionsmitteln) und organische Hg-Verbindungen (z. B. in Saatbeizmitteln, Fungiziden) oder durch Hg-haltige Medikamente.

Akute Hg-Intoxikationen sind selten. Hg^{2+} verursacht bei oraler Einnahme Verätzungen im Verdauungstrakt sowie akutes Nierenversagen. Das Inhalieren von Quecksilberdämpfen verursacht Fieber, Kopfschmerzen, Bronchitis, Pneumonie und Emphysem.

Chronische Quecksilberexpositionen wurden mit Symptomen wie Übelkeit, Stomatitis, verstärkte Salivation, Veränderungen des Haut- und Nagelkolorits, Erbrechen, Leibschmerzen und einem deutlichen Metallgeschmack im Mund assoziiert. Bei Schwangeren führt eine langzeitliche Exposition zur Entwicklungs-Beeinträchtigung des Kindes.

36 Rükgauer M (2005). Quecksilber. In Labor und Diagnose. TH Verlag 2005: 516-518

Therapiehinweise
DMPS gilt als Mittel der Wahl. Andere schwefelhaltige Substanzen können ebenfalls gebundenes Quecksilber binden und ausscheiden.[37]

Thallium (Tl)

Thallium wird leicht und schnell über den Gastrointestinaltrakt, die Mundschleimhaut und die Haut resorbiert. Bereits nach 2 Stunden ist die maximale Blutkonzentration erreicht und das Toxin ist im Urin nachweisbar. Die Speicherung erfolgt intrazellulär. Hauptspeicherorte sind die Nieren, Kolon, Muskel, Myokard, Leber, endokrine Drüsen und das Zentralnervensystem wie auch Haare und Nägel.

Durch sein Kalium-ähnliches Verhalten wirkt es stark kardio- und neurotoxisch. Die nach einer Exposition auftretenden Stoffwechselstörungen beruhen auf den Reaktionen mit essenziellen Spurenelementen und deren enzymaktivierenden Funktionen.

Die biologische Halbwertszeit beträgt beim Menschen etwa 30 Tage.

Bestimmung
Blut, Urin, Faeces, Haare, Nägel

Tl-Intoxikationen sind selten. Akute und chronische Thalliumintoxikationen lassen sich jedoch durch Analysen in Blut, Urin, Faeces, Haaren und Nägeln feststellen. Nachdem wasserlösliche Thalliumsalze vom Organismus schnell eliminiert werden, werden im Blut häufig niedrige oder normale Werte gemessen – trotz einer nur wenige Tage zurückliegenden Vergiftung.[38]

Therapiehinweise
Bei akuten Thalliumvergiftungen ist Berliner Blau (Radiogardese©, auch Antidotum Thallii-Heyl®) das Mittel der Wahl. Die Anwendung erfolgt oral oder intravenös.

37 Ruprecht J (2008). Dimaval. Wissenschaftliche Produktmonographie. Heyl 2008
38 Rükgauer M (2005). Thallium. InThomas L. Labor und Diagnose. LH Books 2005: 518-519

Organische Schadstoffe

Toxikologische Reaktionen auf organische Schadstoffe sind bekannt, werden jedoch medizinisch wenig beachtet, möglicherweise, weil Therapiekonzepte bislang fehlten.

Formaldehyd

Formaldehyd gehört zur Stoffgruppe der Aldehyde. Es ist ein giftiges, farbloses Gas mit säuerlich stechendem Geruch. Dieser Schadstoff taucht im täglichen Umfeld in den verschiedensten Produkten und Materialien auf. Weiterhin befindet sich Formaldehyd in verschiedenen Verbindungen in Leimharz. Für erhöhte Konzentrationen im Wohnbereich sind fast immer Spanplatten in Wänden, Fußböden, Korkplatten und Möbeln verantwortlich. Bei Wohnraumbelastungen empfiehlt sich die direkte Bestimmung von Formaldehyd in der Raumluft. Außerdem findet sich Formaldehyd in

- Dämmstoffen und Ausschäummaterial (Formaldehyd-Harnstoff-Schäume)
- Anstrichstoffe, Farben, Lacke, Parkettsiegel (Formaldehyd im Konservierungs- oder Bindemittel)
- Tabakrauch und Emissionen von Gasherden
- Glas- und Steinwolle, Fasermatten (formaldehydhaltige Bindemittel)
- Textilien und textile Bodenbeläge (Veredelung mit Harnstoff-Formaldehyd-Harzen)
- Reinigungs-, Pflege- und Desinfektionsmittel (Formalin)
- Kosmetika, z. B. Mundspülmittel, Nagelhärter, Shampoos, Duschbäder

Formaldehyd wird durch den Atemtrakt, über die Haut (Kosmetika) und durch den Magen-Darm-Trakt in den Organismus aufgenommen. 95–100 % des eingeatmeten Formaldehyds werden vom Körper resorbiert, d. h. nicht mehr als Formaldehyd abgeatmet. Der größte Teil wird in den oberen Luftwegen festgehalten. In die tieferen Bronchien und die Lunge gelangt nur ein Bruchteil des eingeatmeten Formaldehyds. Seit 2014 ist Formaldehyd zudem in Europa als krebserzeugend eingestuft.[39]

Symptome bei kurzfristiger Formaldehyd-Belastung können sein: Reizungen der Augen und Atemwege (Nase, Rachen Hals), Tränenfluss, Husten, Kopf- und Ohrenschmerzen. Dazu sind noch allgemeine Zeichen des Unwohlseins wie Atem- und Kreislaufbe-

39 Eickmann U. Formaldehyd als krebserzeugend eingestuft. Praktische Auswirkungen am Beispiel des Gesundheitsdienstes. Quelle: https://www.dguv.de/medien/landesverbaende/de/veranstaltung/bk-tage/2016/documents/16_eickmann.pdf (letzte Einsicht 18.3.2021)

schwerden, Schwindelgefühl, Übelkeit bis hin zu Erbrechen, Schlaflosigkeit, Nervosität, Depressionen, Stressanfälligkeit, Störungen des Erinnerungsvermögens sowie allergische Erkrankungen (auch Asthma) möglich. Die Anfälligkeit gegenüber chemischer Belastung wird erhöht.

Bei langandauernder Formaldehyd-Exposition kann es zu Konzentrationsstörungen, Wortfindungsstörungen, Übelkeit, Unruhe, häufig mit Diarrhö, auch Erbrechen kommen. Diese Symptome werden oft als psychosomatische Beschwerden gedeutet.

Bei Hautkontakt mit Formaldehyd können allergische Kontaktdermatiden in Form von Rötung, Schwellung und kleinen Bläschen auftreten, die nach und nach in Knötchen und Schuppung (Ekzem) übergehen. Auch niedrige Konzentrationen reichen aus, um bei einmal sensibilisierten Personen entsprechende Reaktionen auszulösen bzw. chronisch zu unterhalten. Das allergische Kontaktekzem ist vermutlich nicht nur eine Hauterkrankung, sondern weist auf eine Schädigung des Immunsystems hin.

Chronische Belastung mit ständiger Reizung der Atmungsorgane lässt die Schleimhäute anfällig werden gegenüber Pollen, Schimmelpilzen, Umweltgiften etc. Dies führt wiederum zu weiteren allergischen Reaktionen. Als Folge chronischer Einwirkung sind auch Nieren-, Leber- und Lungenschäden möglich.[40]

Bestimmung
Urin. Untersucht wird die Ameisensäure, das Oxidationsprodukt von Formaldehyd.

Therapiehinweise
Belastungsquellen meiden. In der Antidot-Liste des GIZ-Nord von 2014 (jedoch nicht in neueren Listen) wurde Ammoniumkarbonat als historisches Gegenmittel bei Formaldehyd-Intoxikationen genannt. In der Schweizer Antidot-Liste wird Ammoniumkarbonat als obsoletes Antidot bezeichnet.[41] Die 2014 Antidot-Liste des Giftinformationszentrums Nord weist Folsäure als Gegenmittel bei Formiat-Intoxikationen auf.[42] Harnstoff wird ebenfalls genannt.[43]

40 Auszug aus Formaldehyd der Schadstoffberatung Tübingen. (letzte Einsicht 18.3.2021)
41 Schweizerisches Toxikologisches Informationszentrum (1995). Schweizer Antidotliste, z. T. als obsolet gekennzeichnete Antidote. Zürich 1995
42 Pronczuk De Garbino J et al. (1997). Evaluation of antidotes: Activities of the International Programme on Chemical Safety - Appendix II. J Tox Clin Tox 35:4, 333-343, DOI:10.3109/15563659709043364
43 Bundesverband der Unfallkassen (1999). Informationen für die Erste Hilfe bei Einwirken gefährlicher chemischer Stoffe. München. August 1999:S.87

Polychlorierte Biphenyle (PCB)

PCBs sind giftige und kanzerogene Chlorverbindungen. Sie wurden bis in die 1980er-Jahre vor allem in Transformatoren, elektrischen Kondensatoren, in Hydraulikanlagen als Hydraulikflüssigkeit sowie als Weichmacher in Lacken, Dichtungsmassen, Isoliermitteln und Kunststoffen verwendet. Gebäudefugendichtungsmassen können die Ursache von PCB-Belastungen in Raumluft sein. Betroffen sind hier vor allem die in den Jahren 1955 – 1975 errichteten Beton-Skelett-Bauten. In der Bundesrepublik Deutschland wurde die Produktion von polychlorierten Biphenylen im Jahr 1983 eingestellt.

PCB sind in der Atmosphäre, den Gewässern und im Boden allgegenwärtig nachweisbar.

Bestimmung
Heparinblut

Polyzyklische aromatische Kohlenwasserstoffe (PAK)

Laut Umweltbundesamt entstehen PAKs bei der unvollständigen Verbrennung von organischem Material wie Holz, Kohle oder Öl. Allgemein gilt: Je niedriger die Temperatur des Feuers und je weniger Sauerstoff zur Verfügung steht, desto unvollständiger verbrennen die Materialien und desto mehr PAK entstehen. Ein großer Teil der PAK gelangt bereits durch Naturprozesse, wie Waldbrände oder Vulkanausbrüche, die nicht durch den Menschen beeinflussbar sind, in die Atmosphäre. Auch die von Menschen verursachten Emissionen stammen hauptsächlich aus Verbrennungsprozessen: aus Kleinfeuerungsanlagen, industriellen Prozessen, Feuerstellen oder Tabakrauch. Zudem ist diese Stoffgruppe ein natürlicher Bestandteil der fossilen Rohstoffe Kohle und Erdöl. Letzteres enthält zwischen 0,2 und 7 % PAK.[44] Durch Veredelungsverfahren wie der Verkokung von Kohle oder der Raffination von Erdöl durch Cracken entstehen Produkte wie Koks, Teer, Benzin, Wachse oder Öle.

Die dabei entstehenden Schlacken werden verbrannt oder als Baustoff im Straßenbau verwendet. Werden PAK aus dem Schlackenabfall oder den Kokerei- und Raffinerieprodukten nicht entfernt, gelangen sie aufgrund ihrer Langlebigkeit auch auf diesem Weg in die Umwelt. Die Teeröle und bestimmte Öle aus der Erdölverarbeitung können Gummi und Kunststoffen zum Weichmachen beigemischt werden. Der größte Anteil der PAK,

44 National Research Council (2003).

die den Verbraucher erreichen, stammt aus diesen Verwendungen. Ob in Mauspads, Spielzeugen oder Badeschuhen, PAK sind allgegenwärtig.

Für Mensch und Umweltorganismen sind PAK eine besorgniserregende Stoffgruppe. Viele PAK haben krebserregende, erbgutverändernde und/oder fortpflanzungsgefährdende Eigenschaften.[45] Einige PAK sind gleichzeitig persistent, bioakkumulierend und giftig für Menschen und andere Organismen. Bioakkumulierende Chemikalien reichern sich in Organismen an – auch im menschlichen Körper. Stoffe, die diese drei Eigenschaften verbinden, sind laut Umweltbundesamt besonders besorgniserregend.[46]

Bestimmung
Heparinblut

Insektizide/Pestizide

Therapiehinweise (allgemein)
Bei Intoxikation mit Rodentiziden (Mäuse bzw. Rattenköder) wird Vitamin K (Phytomenadion) genannt, 100 mg oral oder IV.[47]

DDT (Dichlordiphenyltrichlorethan)[48]

DDT wird seit Anfang 1940 als Insektizid genutzt. Für lange Jahre war es das am häufigsten verwendete Insektizid. Einige seiner Abbauprodukte wirken als endokrine Disruptoren, d. h. der Hormonstoffwechsel wird gestört. Außerdem wirkt DDT auf das periphere Nervensystem. Es wird auch vermutet, dass es krebsauslösend ist.

Somit wurde in den 1970er Jahren die Verwendung von DDT in etlichen westlichen Industrieländern verboten. In Westdeutschland wurde DDT seit 1972 nicht mehr eingesetzt, in der ehemaligen DDR gab es noch Ausnahmegenehmigungen bis 1989. Folglich lässt sich DDT noch heute in 55 % der Wohnungen nachweisen. Seit 2004 ist DDT weltweit nur noch zulässig zur Bekämpfung von krankheitsübertragenden Insekten wie den

45 Crone and Tolstoy (2010).
46 UBA (2016). Polyzyklische Aromatische Kohlenwasserstoffe – Umweltschädliche! Giftig! Unvermeidbar?. Quelle: https://www.umweltbundesamt.de/sites/default/files/medien/376/ publikationen/polyzyklische_aromatische_kohlenwasserstoffe.pdf (letzte Einsicht 17.03.2021)
47 Giftinformationszentrum Nord (2020). Antidota Liste 2020.
48 Mickey GH et al. (1947) Urethane as an antidote for DDT. Anat Rec 1947; 99(4):617

Malariaüberträgern. 2006 wurde von der Weltgesundheitsorganisation angekündigt, dass DDT wieder verstärkt eingesetzt werden soll.

Bestimmung
EDTA-Blut. Laut dem US Department of Health and Human Services eignen sich als Biomarker auch Serum und Fettgewebe.[49]

Lindan und PCP

Pentachlorphenol (PCP) und Lindan waren bis 1978 die am weitesten verbreiteten Holzschutz- und Insektenvernichtungsmittel. Diese weite Nutzung hat dazu geführt, dass PCP und Lindan auch heute noch nachgewiesen werden.

Ölige Holzschutzmittel können Wirkstoffe wie Lindan und Pentachlorphenol enthalten, zum Schutz gegen tierische und pflanzliche Schädlinge. Folge einer länger anhaltenden Holzschutzmittelbelastung sind Allergien.

Beschwerden einer Belastung sind unspezifisch und heterogen. Befindlichkeitsstörungen und neurologische Symptome werden genannt.

Lindan (Gamma-Hexachlorcyclohexan)
Lindan ist ein chlorierter Kohlenwasserstoff und ein weitverbreitetes Kontaktinsektizid. Es wird seit etwa 1945 in Haushalt und Garten gegen Ameisen, Schaben, Flöhe, Milben, Läuse, zum Textilschutz z. B. als Rinal Mottenhexe® zur Mottenbekämpfung im Kleiderschrank, in der Veterinärmedizin (z. B. Dermakulin®) und zur äußerlichen Anwendung beim Menschen (z. B. Jacutin®) eingesetzt. In Holzschutzmitteln war es bis Mitte der Achtzigerjahre in einer Konzentration von 0,5–2 % enthalten. Heute wird Lindan als Pflanzenschutzmittel nur noch bei spezifischer Indikation im Forstbereich eingesetzt.

In der Humanmedizin dient es weiterhin als aktives Agens in Pudern, Gels und Salben zur Behandlung von Milben (z. B. die Krätzmilbe), Kopf- und Filzläusen. Beispielsweise wird bei der Behandlung von Krätze (Skabies) Jacutin® eingesetzt, das 0,3 g Lindan pro 100 g enthält.

49 ATSDR (2002). Tox Guide™ for DDT/DD/DDE

Bestimmung
Heparinblut

Pentachlorphenol (PCP)

Pentachlorphenol gehört zur Gruppe der Organochlorpestizide und ist ein starkes Gift für Mikroorganismen (Fungizid), Pflanzen (Herbizid), Insekten (Insektizid) und Fische. Heute ist in Deutschland der Einsatz von PCP verboten. Bei Importprodukten kann die Verwendung von PCP jedoch nicht ausgeschlossen werden.

PCP wurde als Holzschutzmittel, Leder- und Textilkonservierungsmittel sowie als Desinfektionsmittel eingesetzt. In Häusern älterer Baujahre mit viel Innenholz kann PCP noch heute messbar festgestellt werden. Als mögliche PCP-Quellen kommen in Betracht:

- Holzoberflächen von Wandverkleidungen, Balken, Türen, Vertäfelungen, Böden, Fenster, Möbel
- Dachstühle, Fachwerk und andere Holzkonstruktionen
- Textilien wie Lederbekleidung, Ledermöbel, Markisen, Zelte
- PCP kann noch mehrere Wochen nach Exposition nachgewiesen werden.

Bestimmung
Serum, Urin

Pyrethroide

Pyrethroide sind als insektizide Wirkstoffe in Präparaten gegen Läuse enthalten. In Deutschland sind Allethrin und Permethrin Wirkstoffe zugelassener Präparate gegen Kopf-, Filz- und Kleiderläuse sowie gegen Krätzemilben (Krätze).[50] Seit 2004 ist zur Behandlung der Krätze auch eine permethrinhaltige Salbe zugelassen.[51]

Die Pyrethroide sind stark lipophile Kontaktgifte, die auch als Insektizid in Holzschutzmitteln sowie in Wollteppichen verwendet werden, um diese vor Motten- und Käferfraß zu schützen. Durch die Blockierung der Natriumkanäle kommt es zu einer spastischen Lähmung der Insekten und einem schnellen immobilisierenden Effekt, der noch vor dem Tod eintritt und als „Knockdown" bezeichnet wird. Pyrethroide haben, beginnend etwa

50 Richter, Müller-Stöver et al. (2005). Kopfläuse – Umgang mit einer wieder auflebenden Parasitose. In: Deutsches Ärzteblatt. 102, 9. September 2005, S. A-2395.

51 Haustein, Paasch: Krätze weiterhin verbreitet: Endemien in Pflegeheimen erfordern konsequente Synchronbehandlung. In: Deutsches Ärzteblatt. 102, 10. Januar 2005, S. A-45.

Anfang der Achzigerjahre, das Lindan im Pflanzen-, Holz- und Textilschutz sowie bei der Schädlingsbekämpfung im Innenraumbereich verdrängt.

Permethrin ist ein Insektizid und Akarizid aus der Gruppe der Pyrethroide und wird auch zur äußerlichen Anwendung gegen Kopfläuse, aber auch gegen Körper- und Kleiderläuse eingesetzt (Präparat Delix liquidum). Die Verwendung in geschlossenen Räumen gilt als gesundheitsgefährdend.

In der Veterinärmedizin werden Permethrin-haltige Halsbänder und dergleichen für Hunde verwendet. Die Wirkstoffe werden zur äußerlichen Anwendung zur Arthropodenbekämpfung am Tier sowie zur Dekontamination der Umgebung eingesetzt. Aufgrund der repellierenden Wirkung können Pyrethroide auch protektiv gegen Phlebotomen (Sandmücken) verwendet werden. Auf diese Weise kann eine mögliche Übertragung von Leishmania infantum eingeschränkt werden.

Bestimmung
Heparinblut, Urin

Wirkung
Bei Tieren wie Katzen sind klinische Symptome einer Intoxikation wenige Minuten bis Stunden nach der Exposition zu erwarten. Sie äussern sich als Depression, Salivation, Vomitus, Muskeltremor, Übererregbarkeit, Krämpfe, Ataxie, Dyspnoe, Anorexie und Tod. Beim Menschen dürften Intoxikationssymptome ähnlich, wenn auch weniger deutlich verlaufen.[52]

52 Richardson JA (2000). Permethrin Spot-On Toxicoses in Cats. J. Vet. Emerg. Critical Care, 2000;10(2:103-106)

Literatur

Blaurock-Busch E, Strey R (2017). Chronische Metallbelastungen – Toxikologie, Diagnose und Therapie. MTM 2017. ISBN: 978-3-7448-8236-1

Blaurock-Busch E et al. (2019). Evidence-based Clinical Chelation. MTM 2019 ISBN 978-3-7504-2867-6

Kaplan LA, Pesce AJ (1989). Clinical Chemistry. Theory, analysis, and correlation. 2.ed. Mosby Publ. 1989

Marshall WJ (1995). Clinical Chemistry. 3rd ed. Mosby Publ. 1995

Schulte-Uebbing C (1996). Angewandte Umweltmedizin. Diagnostik, Therapie und Prävention umweltbedinger Erkrankungen. Sonntag Verlag 1996

Thomas L (2005). Labor und Diagnose. Indikation und Bewertung von Laborbefunden für die medizinische Diagnostikl. 6.Aufl. TH Books 2005

Valkovic V (1988). Human Hair Vol I+II, Human Hair. CRC Press 1988

Versieck J, Cornelis R (1989). Trace Elements in Human Plasma or Serum. CRC Press 1989

Wallach J (1996). Interpretation of Diagnostic Tests. 6th ed. Little, Brown and Co. 1996

Williams RJ (1977). Kalita DK. A Physician's Handbook on Orthomolecular Medicine. Pergamon Press 1977

Schlusswort

Der menschliche Organismus profitiert in jedem Fall von einer optimalen und gezielten Nährstoffversorgung und jede Erkrankung kann orthomolekular-therapeutisch unterstützt werden.

Toxinbelastungen sind, im wahrsten Sinne des Wortes, für den Organismus belastend. Das gilt für jede Folgeerkrankung. Es ist somit wichtig, dass Therapeuten entsprechende Entgiftungsmaßnahmen in Betracht ziehen, vor allem dann, wenn bereits Symptome auf eine Exposition hinweisen. Dabei muss zwischen akuten und chronischen Vergiftungen unterschieden werden.

Die Behandlung jeglicher akuter Intoxikation richtet sich nach der Art (dermal, oral, inhalativ) und dem Zeitpunkt der Exposition. Die Giftzentren des jeweiligen Landes stehen Therapeuten wie auch Verbrauchern im Fall einer akuten Vergiftung beratend zur Seite. Siehe Verzeichnis der Giftinformationszentren.

Die orthomolekular-therapeutische Behandlung einer jeden chronischen Belastung richtet sich ebenfalls nach der Art (dermal, oral, inhalativ) wie auch der Schwere der Exposition. Dabei muss der Gesamtzustand des Patienten beachtet und unterstützt werden. Zu den Maßnahmen, die erfolgreich Schadstoffentgiftungen fördern, gehört die Chelattherapie. Wichtig ist dabei die Beachtung des Gesamtmineralstoffhaushaltes und der Antioxidantienzustandes, sowie die Unterstützung von Immunfunktionen und je nach Belastung und Symptomatik die gezielte Förderung gastrointestinaler, renaler wie auch respiratorischer Funktionen. Bei dermalen Erkrankungen sollte der Säure-Basen-Haushalt wie auch das wichtige Spurenelement Zink Beachtung finden.

Bei Metallbelastungen ist die Entgiftung und die Wiederherstellung des „Normalzustandes" vergleichsweise einfach. Die zur Verfügung stehenden synthetischen Chelatsubstanzen haben die Fähigkeit, Metalle chemisch zu binden oder auszutauschen. Zudem stehen den Orthomolekulartherapeuten natürliche Substanzen mit ähnlichen Funktionen zur Verfügung, sodass eine Metallentlastung erfolgversprechend durchgeführt werden kann. Evidenzbasierte Protokolle liegen vor.[1]

Die organische Schadstoffbelastung gestaltet sich schwieriger, denn der bevorzugte Speicherort der organischen Schadstoffe ist das Fettgewebe. Das Zeitfenster für den

1 Blaurock-Busch E et al. (2017). Handbuch der Klinischen Chelattherapie. MTM 2017

Nachweis der organischen, meist sehr flüchtigen Schadstoffe ist kleiner und wie unter Organische Schadstoffe erwähnt, kennen wir derzeit vergleichsweise wenig Substanzen, die organische Toxine effektiv entgiften.

Allerdings zeigt der menschliche Organismus einen starken Selbsterhaltungstrieb, gepaart mit einer unglaublichen Fähigkeit, Hindernisse zu überwinden – vorausgesetzt, er erhält die notwendige Unterstützung.

Dabei ist die Orthomolekulartherapie unersetzlich. Sobald wir den Organismus mit den notwendigen Bausteinen unterstützen und ihn zusätzlich von unnötigem und toxischen Ballast befreien, fördern wir seine Fähigkeit zu gesunden. Im Schadstoffbereich gleicht die Wiederherstellung der Gesundheit dem Häuten der Zwiebel. Wir entfernen, Schicht für Schicht, Schadstoffe. Die ersten Schichten sind allgemein die leicht erreichbaren metallischen Toxine, die in den leichter erreichbaren Organen abgespeichert wurden, wie z. B. dem renalen System. Nach und nach, vor allem wenn wir dem Organismus auch ab und zu Ruhepausen vergönnen, gelingt uns – mithilfe des Körpers und der intern ablaufenden Toxin-Umverteilung – die Entgiftung der schwierig zu erreichbaren Zentren, wie z. B. dem Fettgewebe, das wir normalerweise mit hydrophilen Chelatsubstanzen nicht erreichen.

Zusätzlich stehen dem Orthomolekulartherapeuten weitere natürliche Heilmethoden zur Verfügung. Unter anderem erlaubt die Phytotherapie die so wichtige Unterstützung von Leber, Darm, Nieren etc. Synergistische Funktionen fördern Heilungsprozesse, und weder die gezielt und vernünftig eingesetzte Orthomolekulartherapie noch die Phytotherapie blockieren oder unterminieren die Funktion und Arbeit der konventionellen Medizin.

Die Umsetzung eines synergistischen Therapiekonzepts erfordert Wissen gepaart mit Feingefühl und Geduld. Ziel der Orthomolekulartherapie ist nicht, die konventionelle Medizin oder irgendein anderes Therapiekonzept zu ersetzen. Ziel ist, im Miteinander notwendige Heilungsprozesse zu aktivieren und zu fördern. Es soll die Rehabilitation, die Heilung des Organismus, und letztlich die Wiederherstellung der biochemischen Harmonie erreicht werden.

Zu den Pionieren der Orthomolekulartherapie zählen u. a. der Nobelpreisträger Linus Pauling PhD (1901–1994), den ich noch persönlich kennenlernen durfte und dessen Forschung über die Natur der chemischen Bindung komplexer Substanzen noch immer Bestand hat. Unumstritten ist die Arbeit des Psychiaters und Pharmakologen Dr. med. Carl C. Pfeiffer PhD (1908–1988), der die Wirkung orthomolekularer Substanzen auf neurologischer Erkrankungen belegte. Der ungarisch-kanadische Mediziner, Biochemiker und Hormonforscher Dr. Hans Selye PhD (1907–1982), konnte anhand von Stressmodellen belegen, dass der Körper auch biochemisch auf Stress reagiert und ebenso biochemisch „entstresst“ werden kann. Der US-Mediziner, Zahnarzt und Captain der US-Armee Dr. med. dent. Emanuel Cheraskin (1916–2001) erinnerte uns mit seinen Schriften, dass für die Heilung einfach Verfügbares wie sauberes Wasser, Sonne, körperliche Bewegung ebenso notwendig sind wie eine ausreichende Nährstoffversorgung. Ebenso wendete der US-Biochemiker Roger J.Williams PhD, der sich insbesondere den B-Vitaminen widmete, die Pantothensäure entdeckte, Vitamin B_6, sowie u.a. die Liponsäure isolierte, viel Zeit und Energie für die Aufklärung auf. Dabei ging es ihm nicht nur um wissenschaftliche Schriften. Bücher wie A Physisian's Handbook on Orthomolekular Medicine[2] oder Nutrition in a Nutshell[3] waren und sind noch immer richtungsweisend.

Nicht zu vergessen ist der deutsche Arzt Dr. med. Hans Alfred Nieper (1928–1998), der die damals noch weit unbekannte Orthomolekulare Medizin propagierte. Seine Laetril-basierten Krebsbehandlungsmethoden galten (und gelten noch immer) als umstritten, dennoch sind wir ihm und all den anderen weitsichtigen Ärzten und Wissenschaftlern zu Dank verpflichtet.

Eine Vielzahl wissenschaftlicher Arbeiten bestätigen die Wirksamkeit der orthomolekularen Medizin. Dennoch finden sich bei Wikipedia der Satz: „Einen Nachweis der Wirksamkeit dieser Methode gibt es nicht“, verzeichnet mit Quellenangaben.[4] Unter diesen befindet sich ein nicht mehr auffindbarer Hinweis der American Cancer Society vom 28. November 2008, wiederum ein Zeichen dafür, dass das Internet nichts vergisst und dass Missinformationen bestehen bleiben – egal wie viele positive Hinweise dagegen sprechen.

Es steht die Frage im Raum, weshalb die akademische Welt die nachweislich wertvollen Forschungsberichte renommierter Wissenschaftler weder akzeptiert noch dementiert, sondern einfach ignoriert. Darauf habe ich keine schlüssige Antwort.

Häufig wird die Frage gestellt, weshalb Kassenärzte OM-therapeutische Maßnahmen selten einsetzen. Meine Antwort wäre: Der zeitliche Aufwand wird finanziell nicht honoriert. Bei Privatärzten und Heilpraktikern sieht das anders aus, doch nicht jeder Patient kann sich Extraausgaben leisten, und wo die Aufklärung fehlt, kann Vertrauen nicht entstehen. Welcher Kassenarzt hat schon die Zeit, der depressiven jungen Frau zu erklä-

2 Williams RJ, Kalita DK (1977). A Physisian's Handbook on Orthomolekular Medicine. Pergamon Press 1977
3 Williams RJ (1962). Nutrition in a Nutshell. Doubleday and Dolphin 1962.
4 Bjelakovic G. et al. (2007). Mortality in randomized trials of antioxidant supplements for primary and secondary prevention: systematic review and meta-analysis. In: JAMA. 297, Nr. 9, 2007, S. 842–857.

ren, dass es notwendig wäre zu klären, ob eine Kupfer- oder Bleibelastung Ursache ihrer Problematik ist. Schließlich kam die Dame nur, um das Rezept für ihr Antidepressivum zu erneuern.

Wir haben in vielen Bereichen das Vertrauen in die natürlichen Heilungskräfte verloren, uns aber noch nicht ausreichend Zeit genommen, um die Biochemie des Lebens zu verstehen. Wir vertrauen blind auf die Chemie oder Pharmazie, sind aber äußerst zurückhaltend, wenn es um unsere körpereigenen biochemischen Vorgängen geht.

Dennoch möchte ich Ärzte und Heilpraktiker ermutigen, sich der orthomolekularen Medizin zu widmen. Wollen wir doch Linus Pauling und seiner goldenen Regel folgen, die er 1961 nach einem Vortrag in Monteray, Kalifornien weitergab: „Tun Sie für andere 25 Mal mehr, als die es von Ihnen erwarten."

In diesem Sinne,

Ihre
Eleonore Blaurock-Busch

Giftinformationszentren der Bundesrepublik Deutschland

Standort	Adresse	Kontakt	Internet
Berlin	Giftnotruf der Charité Universitätsmedizin Berlin, Campus Benjamin Franklin Haus VIII (Wirtschaftsgeb.), UG Hindenburgdamm 30 12203 Berlin	Tel. 030 19240 (Notruf) Fax 030 450569901 giftnotruf@charite.de	giftnotruf.charite.de
Bonn	Informationszentrale gegen Vergiftungen Zentrum für Kinderheilkunde Universitätsklinikum Bonn Venusberg-Campus 1 Geb. 30 „ELKI" 53127 Bonn	Tel. 0228 19240 (Notruf) Fax 0228 28733278 gizbn@ukbonn.de	gizbonn.de
Erfurt	Giftinformationszentrum – Giftnotruf Erfurt, Gem. Giftinformationszentrum der Länder Mecklenburg-Vorpommern, Sachsen, Sachsen-Anhalt und Thüringen c/o HELIOS Klinikum Erfurt Nordhäuser Straße 74 99089 Erfurt	Tel. 0361 730730 (Notruf) Fax 0361 7307317 ggiz@ggiz-erfurt.de	giz-erfurt.de
Freiburg	Vergiftungs-Informations-Zentrale Zentrum für Kinder- und Jugendmedizin Universitätsklinikum Freiburg Mathildenstr. 1 79106 Freiburg	Tel. 0761 19240 (Notruf) Fax 0761 27044570 giftinfo@uniklinik-freiburg.de	uniklinik-freiburg.de/giftberatung.html
Göttingen	Giftinformationszentrum-Nord der Länder Bremen, Hamburg, Niedersachsen und Schleswig-Holstein (GIZ-Nord) Universitätsmedizin Göttingen – Georg-August-Universität Robert-Koch-Straße 40 37075 Göttingen	Tel. 0551 19240 (Notruf) Fax 0551 3831881 giznord@giz-nord.de	giz-nord.de
Mainz	Giftinformationszentrum der Länder Rheinland-Pfalz und Hessen – Klinische Toxikologie – Universitätsmedizin der Johannes-Gutenberg-Universität Mainz Langenbeckstraße 1 / Gebäude 601 55131 Mainz	Tel. 06131 19240 (Notruf) Tel. 06131 232466 (Info) Fax 06131 232468 mail@giftinfo.uni-mainz.de	unimedizin-mainz.de/giz
München	Giftnotruf München Abteilung für Klinische Toxikologie und Giftnotruf München Klinikum rechts der Isar der TU München Ismaninger Straße 22 81675 München	Tel. 089 19240 (Notruf) Fax 089 41404789 tox@mri.tum.de	toxikologie.mri.tum.de

Verzeichnis der Giftinformationszentren der Bundesrepublik Deutschland (von den Ländern gemäß Chemikaliengesetz 16e Abs. 3 bezeichnet), Quelle: Bundesamt für Verbraucherschutz und Lebensmittelsicherheit, www.bvl.bund.de